Manfred von Ungern-Sternberg

Vom Sinn der Kinderkrankheiten

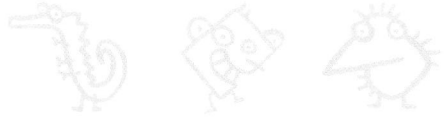

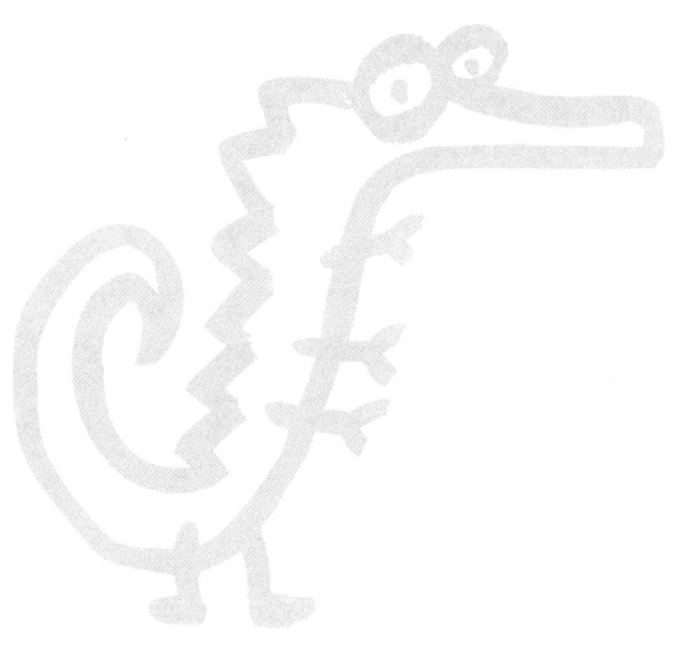

Manfred von Ungern-Sternberg

Vom Sinn der Kinderkrankheiten

Scharlach, Masern, Mumps, Röteln und Windpocken homöopathisch behandeln

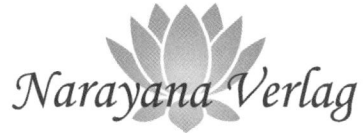

Impressum

Manfred von Ungern-Sternberg
Vom Sinn der Kinderkrankheiten
Scharlach, Masern, Mumps, Röteln und Windpocken homöopathisch behandeln

1. deutsche Ausgabe 2013
2. deutsche Ausgabe 2014
ISBN 978-3-943309-54-6

Herausgeber:
Narayana Verlag GmbH, Blumenplatz 2, 79400 Kandern
Tel.: +49 7626 974970-0
E-Mail: info@narayana-verlag.de
Homepage: www.narayana-verlag.de
© 2013 Narayana Verlag GmbH

Coverabbildung: © Claudia Paulussen - Fotolia.com

Alle Rechte vorbehalten. Ohne schriftliche Genehmigung des Verlags darf kein Teil dieses Buches in irgendeiner Form – mechanisch, elektronisch, fotografisch – reproduziert, vervielfältigt, übersetzt oder gespeichert werden, mit Ausnahme kurzer Passagen für Buchbesprechungen.

Hinweis für die Leser:

Sofern eingetragene Warenzeichen, Handelsnamen und Gebrauchsnamen verwendet werden, gelten die entsprechenden Schutzbestimmungen (auch wenn diese nicht als solche gekennzeichnet sind).

Autor und Verlag übernehmen auch keine Garantien irgendwelcher Art, dass die Informationen in diesem Buch (oder anderen hier erwähnten Büchern) medizinische, körperliche, emotionale oder sonstige Ergebnisse hervorbringen werden.

Wenn Sie sich für eine homöopathische Behandlung entscheiden, sollten Sie unbedingt einen in der Homöopathie erfahrenen Arzt oder Heilpraktiker konsultieren. Dieses Buch ersetzt keine medizinische Diagnose und Behandlung. Weder der Autor noch der Verlag können für eventuelle Nachteile oder Schäden, die aus den im Buch gegebenen Hinweisen resultieren, eine Haftung übernehmen.

Inhalt

Vorwort 9
Danksagung 11

Teil I Vom Sinn der Kinderkrankheiten

1 Vorbemerkungen zur Homöopathie 14
1.1 Homöopathischer Krankheitsbegriff 20
1.2 Homöopathische Anamnese 27
    Symptome bei akuten Erkrankungen 27
    Anamnesebogen 29
    Anamnese als ganzheitliche Sicht auf den Patienten 36
1.3 Rolle des Fiebers 37
    Verstimmung der Lebenskraft 37
    Auf- und Abbauprozesse als physiologische Vorgänge 38
    Langfristige Folgen 39

2 Kritische Betrachtung der Impfungen 42
2.1 Bestandsaufnahme – Impfkomplikationen 42
2.2 Notwendigkeit der Impfung? 44
2.3 Neuere Entwicklungen 46

Teil II Behandlung der Kinderkrankheiten

3 Kinderkrankheiten aus ganzheitlicher Sicht 48
3.1 Bewältigung der Krankheit 48
3.2 Auseinandersetzungen mit der Konstitution 49

4 Scharlach 52
4.1 Die heilsamen Mittel von A–Z 57
4.2 Allgemeinmaßnahmen 79
4.3 Fallbeispiele zur Scharlacherkrankung 81
4.4 Fallbeispiele zu Folgeschäden (Sequelae) 124
4.5 Weniger gut gelaufene, „glatte" Fälle 130

4.6 Schlussfolgerungen aus den Fallbeispielen 141
4.7 Perinatale Ursachen 142
4.8 Die drei Verteidigungsmechanismen 146
4.9 Auswertung der Fälle 148
    Statistische Daten und psychische Merkmale 148
    Genesungszeit 148
    Langzeitauswertung 149
    Homöopathie in der heutigen Zeit 150

5 Masern **154**
5.1 Masern und Homöopathie 156
5.2 Memorandum zur Masernimpfung 159
    Wie sinnvoll ist die Masernimpfung? 161
    Welche Rolle spielen die Impfungen? 164
    Die Gefährlichkeit der Masern 165
    Was ist mit der Diathese? 168
    Noch haben wir eine freie Medizin 172
5.3 Wie sieht die homöopathische Behandlung bei Masern aus? 175
    Routinebehandlung bei Masern 175
    Behandlung mit homöopathischen Mitteln 178
5.4 Übersicht über heilsame Mittel 181
5.5 Einige jüngere Masernfälle 192

6 Weitere Kinderkrankheiten **200**
6.1 Mumps 200
    Fieber 203
    Drüsenverhärtungen 203
    Komplikationen und schwere Formen 205
6.2 Röteln 206
6.3 Windpocken 209
6.4 Krupphusten 212
6.5 Keuchhusten 215
6.6 Keuchhusten und Psyche – interessante Zusammenhänge 218
    Nosode Pertussinum 232
    Symptome verstehen 233
6.7 Diphtherie 235
6.8 Dreitagefieber 239
6.9 Pocken 239

Teil III Varia

7 Homöopathie in Klinik und Praxis 242
7.1 Neurodermitis 243
7.2 Stoffwechselstörungen..245
7.3 Arbeit mit dem Repertorium..246
7.4 Organon..250

8 Kritische Überlegungen des Autors 252
8.1 Kinder und menschliche Gesellschaft...252
8.2 Kostendämpfung in der Kinderarztpraxis......................................257
8.3 Epilog..265

9 Anhang: Scharlachfälle aus der Praxis von Dr. med. G. Behnisch.........266
9.1 Dokumentation der Scharlachbehandlung....................................267
9.2 Erfasste Daten..267
9.3 Ergebnisse der Dokumentation 283
9.4 Literatur..286
9.5. Arzneimittelverzeichnis...287
9.6. Stichwortverzeichnis..288

Dieses Buch ist meinen Lehrmeistern gewidmet
– meinen Patienten

Vorwort

Überall in der Medizin beginnt die Wiedererinnerung an die ganzheitliche Betrachtung, den Menschen als Teil des Kosmos zu sehen. Was aber die klassische Homöopathie von der traditionellen Heilung unterscheidet, ist das Simileprinzip: Das, was einen krank macht, kann auch zur Heilung dienen, wenn es vom Materiezustand in den Energiezustand überführt wird, wobei die Struktur oder Information identisch bleibt.

Die mathematische Rechtfertigung dieses Gesichtspunktes kam durch die Theorie des deterministischen Chaos und der Fraktale: Jedes Wesen ist als Turbulenz zu betrachten, welches aufgrund eines Algorithmus mit unendlicher Wiederholung genau diese Gestalt verwirklicht, wenn es seinem konstitutiven Ursprung treu bleibt. So ist Krankheit ein Anzeichen, dass man die Rolle des entsprechenden Stoffes in der Natur übernehmen sollte.

Manfred von Ungern-Sternberg hat diesen Gesichtspunkt durch Jahrzehnte studiert und ergänzt, wobei er die Anamnese und die Energiestruktur zu Hilfe nimmt. Obwohl dieses Buch einer bestimmten Thematik gewidmet ist, bringt es doch theoretisch eine Menge Ansätze, die sich für andere Gebiete anregend und fruchtbar erweisen können.

Wien, 27. Oktober 1992[1]
Arnold Keyserling
Past-Präsident der Gesellschaft für Humanistische Psychologie
und Professor an der Hochschule für angewandte Kunst in Wien

---

1 Vorwort zur früheren Ausgabe *Homöopathisch behandelte Scharlachfälle*

Danksagung

Dem Narayana Verlag sei für die Unterstützung bei der Vorbereitung zur Veröffentlichung dieses Buches gedankt. Ohne seine Mithilfe wäre es neben der Praxis u.a. kaum möglich gewesen, die verloren gegangenen Texte des Abschnitts über den Scharlach (ausführlich erstmals veröffentlicht in 1. und 2. Auflage unter dem Titel „Homöopathisch behandelte Scharlachfälle") zu erstellen.

Bei deren Durchsicht kam mir der Gedanke, von meinen persönlichen Erfahrungen mit den anderen sog. Kinderkrankheiten zu berichten. An Vollständigkeit war dabei nicht gedacht. Zwischenzeitlich sind sehr gute homöopathische Bücher über die Kinderkrankheiten und die Kinderheilkunde erschienen, z.B. von Horst Hauptmann und Herbert Pfeiffer, den ich erst etwas später näher kennen und schätzen gelernt habe.

Da eine hausärztlich geprägte Praxis für Allgemeinmedizin einen anderen Blickwinkel bietet, war der Verlag an meinen Erfahrungen interessiert. Das motivierte mich, die Mühe auf mich zu nehmen, Altes und Neues zu sichten und ergänzend zu meinen bisherigen Veröffentlichungen zu schreiben. Der Gewinn war für mich erfrischend. Ich hoffe, den geneigten Lesern geht es ebenso.

Bei speziellen Computertücken waren mir Achim und Frederik Pietig eine unschätzbare Hilfe.

Mein besonderer Dank geht an Angelika Fleckenstein und Christel Hämmerle für die sehr angenehme Zusammenarbeit im Lektorat.

Nicht zuletzt danke ich meiner Ehefrau Ingrid für ihre unendliche Geduld.

Pfingsten 2013
Dr. med. Manfred Freiherr von Ungern-Sternberg

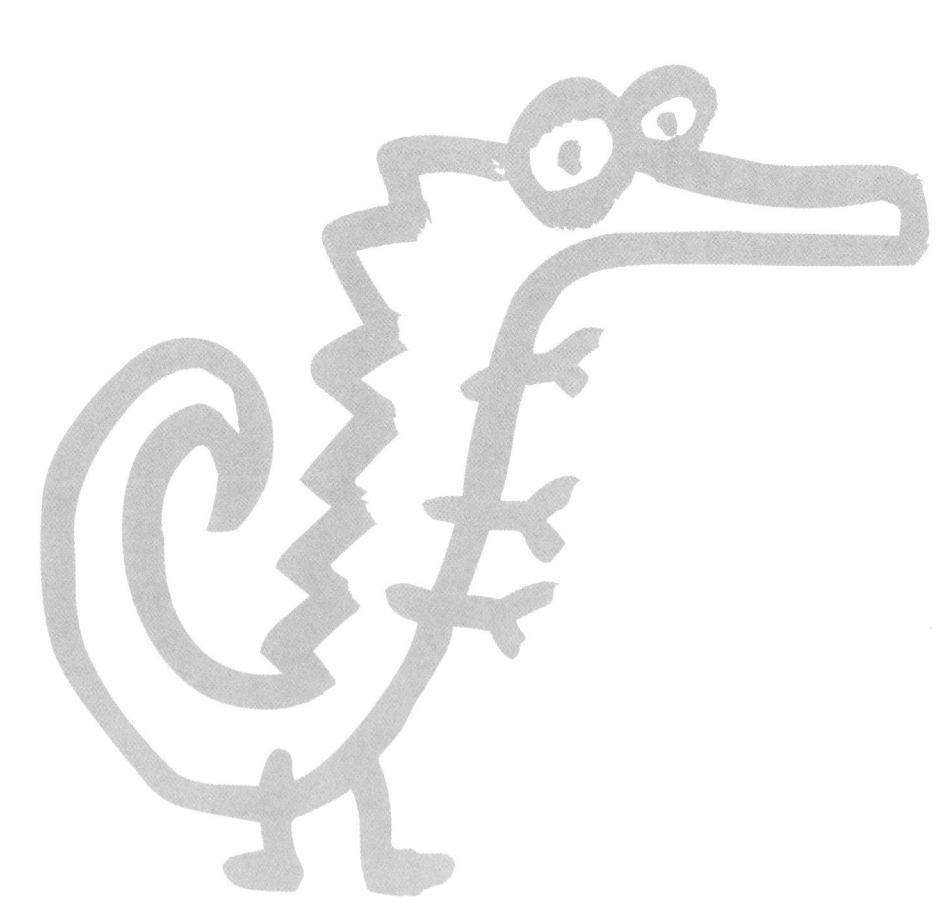

Teil I:

Vom Sinn der Kinderkrankheiten

1 Vorbemerkungen zur Homöopathie

Ursprünglich hatte ich eine Neuauflage meines Buches *Homöopathisch behandelte Scharlachfälle* geplant. Bei den Vorbereitungen dazu kam mir der Gedanke, auch etwas über die anderen Kinderkrankheiten zu schreiben. Diese lassen sich mit einiger Kenntnis relativ einfach homöopathisch tuto, cito et jucunde, d.h. sicher, schnell und angenehm (komplikationslos) behandeln. Vor allem ging es mir um die Darstellung des **Sinnes der Kinderkrankheiten**. Denn einen solchen leugnet ja die konventionelle Art ihrer Bekämpfung.

In seinem Buch *Arzneimittelsicherheit und Gesellschaft* (Schattauer-Verlag) stellt Gerhard Kienle fest, dass bei den bekanntesten und bewährtesten schulmedizinisch käuflichen Mitteln in den seltensten Fällen ein Wirksamkeitsnachweis erbracht wurde. Der heute so gern verlangte doppelte Blindversuch ist 1844 vom österreichischen Privatverein homöopathischer Ärzte in die Medizin eingeführt worden, um festzustellen, was die wahre Arzneiwirkung sei und was die „Droge Arzt" bzw. Scheinarznei (Placebo) bewirke. Außerdem sei es blinder Aberglaube, ein Mensch werde von einer Krankheit befallen, wobei er sie aus seinem Leibesorganismus hervorbringe.

Kienle hat meines Wissens das *Organon der Heilkunst* nicht gekannt. Hahnemann hat das gesamte Wissen seiner Zeit dort komprimiert. Was an Erfahrungswissenschaft hinzugekommen ist, erscheint gering, wenn wir von den Wundertaten der Intensivmedizin und den Mikrooperationen der chirurgischen Fächer einmal absehen. Dabei sollen auch die der modernen Diagnostik dienenden bildgebenden

Verfahren nicht vergessen werden. Vielfach handelt es sich hier um Reparaturen der durch mangelnde Arzneikenntnis entstandenen Schäden. Unser kassenmedizinisches System mit seiner Budgetierung und die von der Pharmaindustrie gesponserten Universitätskliniken haben eine der wahren Heilung widerstrebende Richtung eingenommen. Meine Arbeit soll einfach davon sprechen, was darüber hinaus möglich ist, weil es die Homöopathie gibt.

Es stellt sich nämlich aus der 1992 veröffentlichten Studie *Homöopathisch behandelte Scharlachfälle* die Frage nach dem volkswirtschaftlichen Nutzen der aus Sicherheitsgründen allgemein geübten antibiotischen Behandlung des Scharlachs gegenüber den Ergebnissen homöopathischer Behandlung.

Gerade die ökonomische Betrachtung einer Maßnahme und die Feststellung ihres Nutzens im Alltag bei Überprüfung der wissenschaftlichen Publikationen und des Stands der präklinischen Forschung, ihrer Wirksamkeit anhand systematischer Durchdringung ließ die Schweizer *Health Technology Assessment (HTA)* zur Homöopathie zu dem Schluss kommen, dass es ausreichende Belege für eine sichere und kostengünstige homöopathische Intervention gibt. Nun erschien 2012 ein vorwurfsvoller Artikel aus dem *Institut für Biomedizinische Ethik* an der Universität Basel mit Anschuldigungen, dass die Ergebnisse nicht objektiv recherchiert worden seien. Dadurch werfen sich zwei Fragen auf, nämlich, ob sich Autoren von der Gegnerseite mit Forschungsmethoden auskennen und durch Unwissenheit Fehler begehen – oder ob gezielt Fehlinformationen zur Diskreditierung der Homöopathie genutzt werden. In diesem Fall sollten die Autoren der HTA mit der Bemerkung diskreditiert werden, sie seien „Homöopathen" gewesen, als ob die ärztliche Zusatzbezeichnung „Homöopathie" an sich einen Interessenkonflikt im Sinne der Publikationsregeln darstellt.

Prof. Harald Walach nennt den vermeintlichen Aufstand um Daten, Wissenschaftlichkeit und „Saubermannstum" eine reine

Augenwischerei, um zu verschleiern, dass es tatsächlich um politisch-wirtschaftliche Interessen geht. Die eigentliche Thematik sei, dass die homöopathisch behandelten Patienten aufhörten, ihre Pillen zu nehmen, weil sie sie nicht mehr brauchten (www.cam-media-watch.de/?p15041).

Die Auswertung meiner damaligen Studie *Homöopathisch behandelte Scharlachfälle* leidet nun unter einigen Mängeln, die man mir vorwerfen könnte: Nämlich dem Mangel, nicht aus einer prospektiv geplanten Studie zu stammen, sondern retrospektiv aus dem Praxismaterial erstellt worden zu sein, wobei Befunderhärtungen durch Abstriche, EKGs, Blut- und Urinuntersuchungen, nicht regelmäßig und durchaus nicht immer vorgenommen wurden, sondern nach den Kriterien des Wohlbefindens und klinischer, mit den Sinnen wahrnehmbarer Befunde, wie Inspektion, Auskultation, Abtastung und Schuppung und nicht zuletzt der Kostengünstigkeit und nach Elternurteil entschieden wurde, ob wiedererlangte Gesundheit vorlag. Abgesehen davon, dass viele meiner außerhalb wohnenden Patienten von weit her für die Befundkontrollen extra nochmals kommen mussten, nehme ich Kindern ausgesprochen ungern und nur ausnahmsweise Blut ab und versuche ihre Integrität vor den oft ängstlichen Müttern zu schützen nach dem Motto: „Was Du nicht willst, was man Dir tu, das füg auch keinem andern zu."

Die Arbeit leidet zweitens unter dem Mangel der relativ kleinen Zahl, weil sie nicht aus einer Kinderarztpraxis, wo heutzutage die meisten Menschen mit ihren Kindern zuerst hingehen, sondern aus einer Praxis für Allgemeinmedizin stammt, in der inzwischen auch eine Menge Eltern mit ihren Kindern sind, die von mir schon, als sie selber noch Kinder oder Jugendliche waren, behandelt wurden. Es sind aber auch eine große Zahl von auswärtigen Patienten im Patientenstamm, die die homöopathische Behandlung für Spezialprobleme in Anspruch nehmen und dann wieder wegbleiben. Epidemien sind heute selten. So konnten nur die letzten fünf Jahre (1986–1992) berücksichtigt werden, und es wurde mancher Fall übersehen, weil er einfach in der Altkartei verschwunden und nicht mehr erinnerlich war. Es darf mir aber gern geglaubt werden, dass sich meine Erfahrungen mit Scharlach aus den ersten 30 Jahren meiner Praxis auf eine stattlichere Zahl stützen.

Die Fallsammlung leidet drittens unter dem Mangel, dass die zitierten Fälle nicht aus einem Guss sind, weil ich öfters durch einen ärztlichen Mitarbeiter vertreten wurde, der naturgemäß sich in den Gedankengang des chronischen Fallablaufes anhand akuter Ereignisse nicht immer völlig hineindenken konnte. Es ist schon schwierig genug, im täglichen Praxisgewirr selber die Übersicht zu behalten. Das geht gut, wenn von den Patienten einmal eine biografische Anamnese nach homöopathischen Gesichtspunkten gemacht wurde, wodurch sie der aufnehmende Arzt in ihrer Ganzheit, mit ihren erblichen Belastungen und in ihren Konfliktverarbeitungsmechanismen kennenlernen konnte, so wie früher der Dorfarzt, der seine Patienten 30 Jahre kannte.

Trotzdem ist die Erfassung repräsentativ, denn es geht aus der Studie einwandfrei hervor, dass gründlich mit den Vorurteilen aufgeräumt werden muss, Infektionskrankheiten ließen sich nicht homöopathisch behandeln oder es sei unverantwortlich, Scharlach anders als antibiotisch zu behandeln. Oder gar: Homöopathie sei lediglich eine Schönwettermedizin. Es ließe sich nach den Ergebnissen eher diskutieren, ob die schulgemäß propagierte Behandlung in Bezug auf ihre Effizienz, immunsuppressive Maßnahmen und dadurch veranlagte chronische Krankheitstendenzen volksgesundheitlich und volkswirtschaftlich weiter tragbar ist.

Es geht ebenfalls aus der Arbeit hervor, 1) welche Kriterien für die homöopathische Mittelwahl vorlagen, 2) wie der Verlauf der Erkrankung war, und 3) wie sich das Kind, bzw. die erwachsenen Patienten unter der Mittelwirkung weiterentwickeln konnten.

Die Arbeit ist sozusagen gleichzeitig eine Langzeitstudie, wie sie eine Klinik nur schwerlich erbringen kann.

Homöopathische Verordnungen werden nach der Symptomenähnlichkeit des zu wählenden Mittels mit charakteristischen Zeichen und Symptomen des jeweiligen Kranken getroffen und betreffen weniger die Krankheit als solche. Das heißt, die Mittel sind nach spezifischen Zuständen gezielt gegeben worden und können bei ähnlichen Zuständen eingesetzt werden, auch wenn die schulmedizinische Diagnose eine völlig andere ist. Es wird also der Kranke in seiner jeweiligen Krise, nicht die Krankheit behandelt.

Soweit möglich wurde die familiäre Ausgangssituation mit erfasst und auch versucht, festzustellen, ob ein ausgesprochener Entwicklungssprung festzustellen war. Die Kinderkrankheiten stellen nach unseren Erfahrungen eine wunderbare einmalige Chance für den kindlichen Organismus dar, eine körpereigene robuste Immunität aufzubauen, wobei spezifische ererbte körperliche Insuffizienzen überwunden und abgebaut werden können.

Wir können, um aus dem Ergebnis gleich etwas vorwegzunehmen, auch die heute so vielfach empfohlenen Impfungen nicht gutheißen, weil die damit erworbene spezifische Teilimmunität die Kinder geradezu daran hindert, die Kinderkrankheiten und damit wirklich erlösendes hohes Fieber zu entwickeln, dessen aktive Überwindung mithilfe der homöopathisch angeregten Vitalkraft alleine eine dauerhafte ausgeglichene Immunlage vermittelt. Der Versuch des Organismus, die durch Impfungen teilblockierte Immunlage durch rezidivierende Infekte wieder zu verbessern, wird allgemein, wie es in der Klinik gelernt wurde, mit entzündungshemmenden, antifebril wirkenden Substanzen und mit Antibiotika immer wieder unterdrückt, wobei der Organismus Gefahr läuft, ein chronisches Siechtum zu entwickeln, abgesehen von möglichen Impfschäden, worüber neuerliches Schrifttum berichtet. Nach unserer Auffassung ist die heutzutage immer häufiger werdende Neurodermitis zu diesen Impfschädigungen unbedingt hinzuzurechnen.

Es wird in der heutigen Medizinszene völlig übersehen, dass seit den 1950er Jahren eine Generation von Chefärzten nachgewachsen ist, die mit den Belangen und Bedürfnissen der täglichen Praxis nicht mehr Bescheid weiß. Ich hatte in meiner klinischen Weiterbildungszeit das Glück, noch solche Chefs erlebt zu haben, die eigene Praxen mit Hausbesuchstätigkeit geführt oder auch lange in Lazaretten den Erfindungsgeist ärztlichen Improvisierens gelernt hatten und dadurch in der Lage waren, über den Tellerrand ihres Fachgebietes hinauszusehen. Sie kannten die Zusammenhänge von Wetter und Mensch und konnten ihren Assistenten gezielte Hinweise geben, was sie vermutlich an diesem Tag erwartete. Heute werden in den Kliniken keine Methoden der Praxis mehr angewandt, schon allein die Anwendung diätetischer und physikalischer Maßnahmen scheitert an der mangelnden Erfahrung, Bereitschaft und Personalbesetzung. So wichtige körperliche Funktionen, wie Schlaf oder Verdauung werden, ohne dass der Arzt davon etwas erfährt, von den Nachtschwestern geregelt. Darüber hinaus werden im Gegenteil heutzutage die Methoden der Klinik, teuer und oft auch überflüssig, von den dort ausgebildeten Ärzten in die Praxis übertragen. Die Öffentlichkeit stöhnt unter den Kosten des kranken Medizin-Systems.

Die therapeutische Alternative erblicken wir in der homöopathischen Behandlung. Wenn die Kinder von Geburt an, möglichst schon im Mutterleib, mit konstitutionell wirksamen Mitteln behandelt werden können, bekommen sie aufgrund ihrer arzneilichen, die Resorptionsverhältnisse verbessernden Lenkung weniger oft interkurrente fieberhafte Infekte und können mit interkurrenten Erkrankungen im Allgemeinen schnell fertig werden, wenn sie das passende akute homöopathische Mittel erhalten. Ja, typisch ist sogar, dass sie sich nach Überwindung akuter fieberhafter Erkrankungen oftmals besser fühlen, als vor der Krankheit. Sie haben für ihre körperlich-seelisch-geistige Entwicklung diese Krankheit als Zeit des Ausklinkens und Zur-Ruhe-Kommen-Dürfens geradezu gebraucht. Dabei spielt die Absolvierung der Kinderkrankheiten eine wesentliche Rolle.

Die Aufgabe des homöopathisch denkenden Arztes besteht darin, den Patienten arzneilich mit dem passendsten Mittel bei der Überwindung seiner jeweiligen Krise zu helfen. Er muss seine Patienten nicht unbedingt immer verstanden haben, er kann sich an den Phänomenen ausrichten, die er zur homöopathischen Arzneimitteldiagnose zusammenfügt.

Es ist nicht zu leugnen, um dem Argument zuvorzukommen, es sei alles nur Plazebowirkung, dass von dieser korrekten Arzneimittelwahl des Arztes eine große moralische Wirkung ausgehen kann, doch lehrt die Erfahrung, dass unkorrekt gewählte Mittel wenig bewirken.

Andererseits ist die Wirkung des Wissens um die Vorgehensweise zur korrekten Arzneimittelwahl von ungeheurer Bedeutung für die innere Sicherheit des Arztes. Wer homöopathische Arzneimittellehre lernt und gleichzeitig mit dem Repertorium umzugehen gelernt hat, wird nach den Regeln der aus der Praxis hervorgegangenen Theorie der Homöopathie auch das notwendige Mittel finden. Er hat eigene Urteilsfähigkeit erworben, mit welchem Mittel er welchen Zustand erfolgreich zu behandeln in der Lage ist, ohne Symptomverschiebungen befürchten zu müssen.

Aus den Ausführungen über die Masern und die anderen Kinderkrankheiten gehen neuerliche Überlegungen hervor: der Hilflosigkeit der konventionellen Medizin gegenüber den Viruserkrankungen und damit einhergehend der Angst, relativ einfach mithilfe der gekonnt ausgeübten Homöopathie eine ernstzunehmende Alternative anzubieten. Denn die Homöopathie Hahnemanns ist ein in 200 Jahren ausgereiftes therapeutisches System. Sie hat nicht nur den Arzneischatz der Alten für die heutige Medizin erhalten, sondern auch anhand von Arzneimittelprüfungen nach dem Naturgesetz *Similia similibus* sichere Indikationsmöglichkeiten geschaffen.

Es wird Zeit, dass alle Medizinstudenten sich darüber orientieren und damit beschäftigen können. Denn aus dem gleichen Grunde, warum sie während des Studiums sämtliche Fachdisziplinen durchlaufen, um zu wissen, wann sie einen entsprechenden Spezialisten hinzuziehen können oder sogar müssen, sollten sie auch wissen dürfen, wann ein homöopathisch erfahrener Kollege Hilfe bringen kann. Es braucht deshalb viele gut ausgebildete Lehrer, die außer ihren eigenen Erfahrungen auch das Wissen der Älteren in sich aufgenommen haben und von den Entdeckungen auf dem eingeschlagenen Weg begeistert sind. Im Mythos wie im wirklichen Leben stehen wir wie einst Herakles am Scheidewege, ob wir ein bequemes, relativ bedeutungsloses Leben führen oder einen oftmals steinigen, mühsamen Weg beschreiten wollen, der im wahren Dienst an der Menschheit steht. Im Arztberuf ist beides möglich. Im ersten Fall erscheint uns die Arbeit dann als Fluch, im zweiten Fall ist sie etwas Begeisterndes.

Die Homöopathie kann sämtlichen Therapierichtungen fachübergreifend und fachverbindend von Nutzen sein. Sie erfordert ein eigenes lebenslanges Studium. Für die Chirurgie genügt es jedoch beispielsweise etwa 20 Mittel mit größtenteils bewährten Indikationen gut zu kennen, bei den HNO-Erkrankungen oder Ophthalmologen sind es etwas mehr. Bei den Kindern handelt es sich nicht um kleine Erwachsene, sondern um ins Leben hineinwachsende Wesen, die schon eine im Mutterleib erfahrene Geschichte mitbringen. Diese wahrnehmen zu lernen, muss die künftige ärztliche Aufgabe sein. Es geht heute um einen Paradigmenwechsel, um einen anderen Krankheitsbegriff.

1.1 Homöopathischer Krankheitsbegriff

Hahnemann spricht in der Einleitung zum *Organon der Heilkunst* von den „Zundern zu den unzähligen Krankheiten", die in der gängigen Diagnostik mit Zustandsbeschreibungen wie festständige (immer gleich ablaufende) Krankheiten behandelt werden. Dabei äußern sie sich trotz der gleichen konventionellen Diagnose (laut §106 Organon z.B. Gelbsucht, Schwindsucht, Hämorrhoiden, Apoplexie, Lähmung) bei jedem Patienten individuell.

Das akute Bild ist ein Auflodern des Zunders, sozusagen die Spitze des Eisbergs. Da das akute Geschehen durch Schädlichkeiten ausgelöst wurde, die aus der Nahrungsenergie, der kosmischen Energie oder der Partnerenergie stammen, sind Verordnungen nach den Auslösern zu treffen (▶ Abb. 1.1).

Hier halten wir uns lediglich an die aktuellen Zeichen und Symptome. Wir haben es heutzutage außerordentlich viel mit komplizierten, sogenannten verdorbenen Fällen zu tun. Alles das fällt unter den Begriff der Psora (▶ Abb. 1.2).

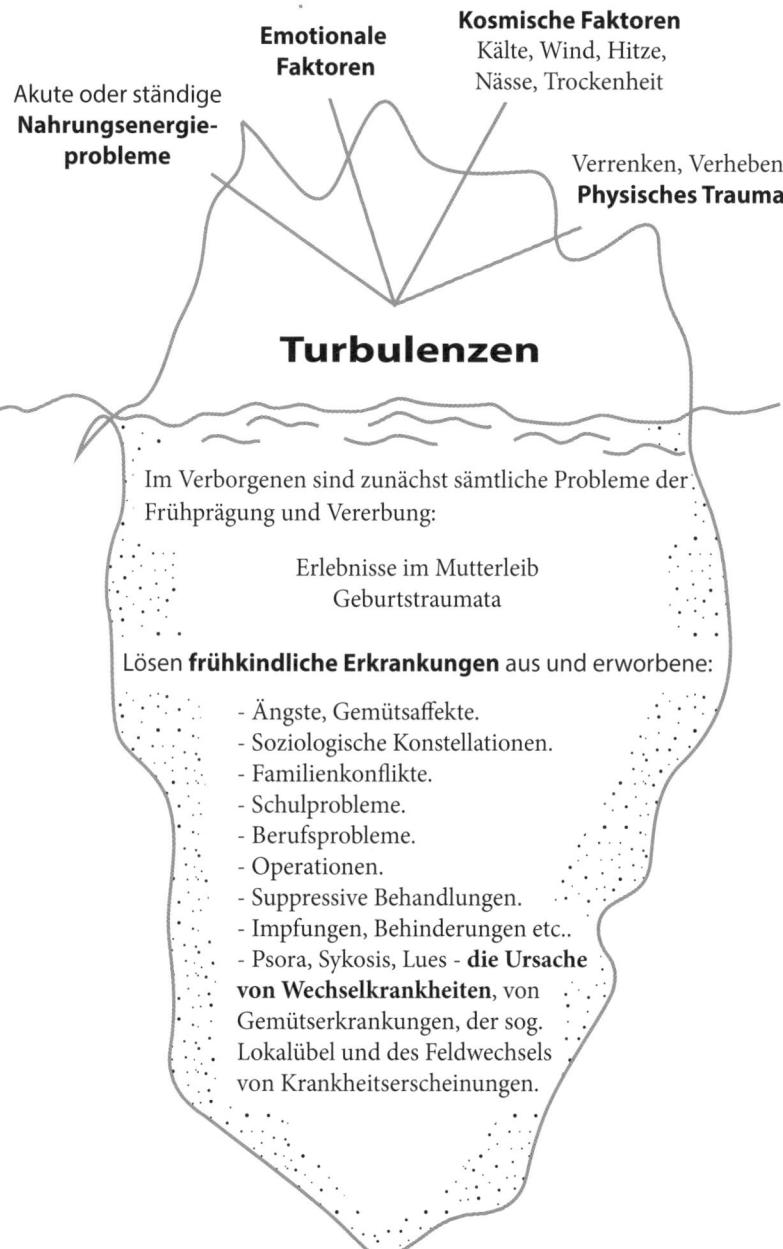

Abb. 1.1: Krankheitsauslösende Faktoren. Hier gilt es, den roten Faden zu finden und die von den Patienten vernetzt berichteten Ganzheiten logisch miteinander zu verbinden.

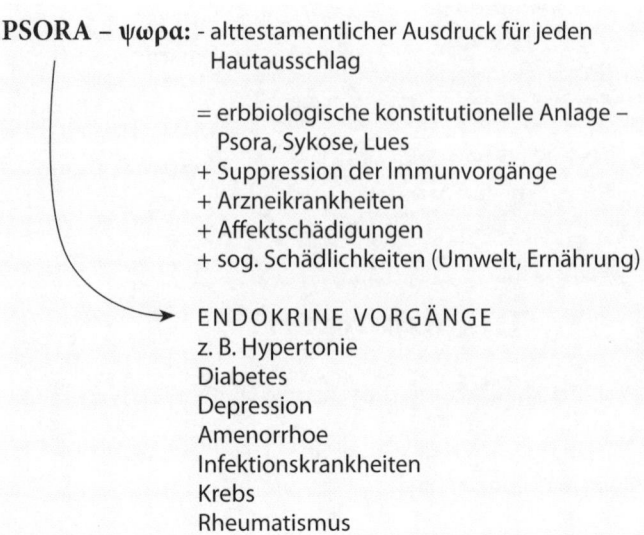

Abb. 1.2: Schema der Psora

Es ist das Verdienst von Dr. Hans-Heinrich Reckeweg, uns in seiner Homotoxin-Lehre ein Psora-Schema überlassen zu haben, wie wir den verschiedenen Keimblättern entsprechend Krankheitsphasen zuordnen können. Die in gekürzter und übersichtlicher Form dargestellte Tabelle (▶ Tab. 1.1) zeigt auf, dass die Krankheitsphasen in Sprüngen verlaufen: Es kann nachvollzogen werden, wie die Schlacken- und Giftstoffe in den Körper hineinwirken und wie sie unaufhaltsam vorzudringen drohen – ja, wenn nicht die menschliche Lebenskraft, die vis vitalis, wäre, das geistige Prinzip des Organismus, das seine Gefühle und Tätigkeiten ermöglicht und bewirkt, nicht aus ihnen besteht (§ 9 Organon). Wenn nämlich die Ausscheidung auf natürlichem Wege nicht mehr so richtig klappen will, hilft sich unsere vis vitalis mit Reaktionsphasen. Das geschieht bestenfalls mit Fieber. Je höher das Fieber, desto besser die Abwehr. Hier genügen oft die Wetter- und Befindensmodalitäten, um ein gutes homöopathisch wirksames Mittel zu finden. Je besser der Organismus sozusagen *durchgekocht* wird, desto besser fühlt sich der Patient durch die physikalische Reinigung nach Überwindung der Erkrankung. Und genau das ist der Sinn der sogenannten Kinderkrankheiten. Wird nun der Organismus durch fiebersenkende Maßnahmen an eben dieser Naturheilung gehindert oder durch die falsch verstandenen Impfungen davor *bewahrt*, entwickelt sich keine natürliche Immunität und die Vitalkraft ist genötigt, möglichst körperfern und im Bindegewebe Mülldepots anzulegen.

Die Aufnahmefähigkeit des Bindegewebes ist nicht unbegrenzt. Wenn jetzt eine Entzündungsphase eintritt, möglichst mit Fieber, ist das eine erneute Chance, die Vitalkraft auf Hochglanz zu polieren. Leider ist unsere gegenwärtige von der forschenden Pharmaindustrie gesponserte universitäre Lehre hier der konventionellen evidenzbasierten Medizin erlegen: *Contraria contrariis*. Evidence bedeutet im Englischen Beweis, im Deutschen hingegen soviel wie glasklar erwiesen. Die Methode wurde vor 50 Jahren erfunden, um die Erfahrungen der praktischen Ärzte in die Forschung einzubeziehen. Nun gibt es zwei Weisen, Wissen zu erwerben, einmal über das *Begreifen,* zum andern über das *Verstehen*. Das Kriterium des Begreifens ist das Erfassen mit vorgegebenen Begriffsmitteln, wie z.B. mathematischen Kategorien, Zahl und Maß und eine Anzahl von Unterbegriffen. Durch klare Definition entsteht ein Katalog oder ein Lexikon von Einzelheiten, die sich von bestimmten Voraussetzungen ableiten lassen. Das verstandene Wissen hingegen gründet auf dem systemischen Zusammenhang der Voraussetzungen selbst. Erst durch das Verstehen des Sinnes und der Möglichkeit ist quasi grammatikalisch eine Urteilsfähigkeit gegeben. Schließlich müssen wir uns an die Tatsachen halten. Davon ist heute kaum die Rede. Jeder vertraut auf die Selbstheilungskraft, sonst würde kein Chirurg eine Operation wagen, denn die Wunde muss ja wieder heilen. Aber die konventionell ausgeübte Therapie tut so, als gäbe es kein natürliches Reglersystem. Die Ergebnisse sind auch dementsprechend.

Die Homotoxikosen (6 Phasen-Tabelle / gekürzte Form)

Gewebe	Disposition / Krankheitsbereitschaft		
	Exkretionsphasen	Reaktionsphasen	Depositionsphasen
1. Ektodermale a) epidermale	Schweiß, Zerumen, Talg u.a.	Exantheme, Dermatitis, Ekzem, Pyodermeia u.a.	Keratosen, Clavi u.a.
b) orodermale	Speichel, Schnupfen u.a.	Stomatitis, Rhinitis, Soor u.a.	Nasenpolypen u.a.
c) neurodermale	Bläscheninhalt der Vesikel Herpes zoster u. a.	Neuralgien, Poliomyelitis u.a.	Neuralgien u.a.
d) sympatikodermale	Neurohormonale Zellabsonderung u. a.	Neuralgien, Herpes zoster u.a.	Neuralgien u.a.
2. Entodermale a) mukodermale	CO_2, Sterkobilin, Darmwände/Darmschleimhaut	Bronchitis, Enteritis, Colitis u.a.	Schleimhautpolypen Obstipation u.a.
b) organodermale	Galle, Pankreas, Salze/ Mineralstoffe, Hormone d. Thyreoidea u.a.	Parotitis, Pneumonie, Hepatitis, Cholangitis u.a.	Silicosis, Cholelithos u.a.
3. Mensenchymale a) interstitiodermale	Hyaluronsäuren u.a.	Abszess, Phlegmone, Karbunkel, u.a.	Myogelosen, Ödeme u.a
b) osteodermale	Hämopoese u.a	Osteomyelitis u.a.	Hackensporn u.a.
c) haemodermale	Menses, Blut- u. Antikörperbildung	Endocardit., Typhus, Sepsis, Embolie	Varizen, Sklerose u.a
d) lymphodermale	Lymphe u.a.	Angina, Appendizitis u.a.	Lymphatismus u.a.
e) cavodermale	Liquor, Synovia	Polyarthritis u.a.	Hydrops u.a.
4. Mesodermale a) nephrodermale	Urin mit Stoffwechselendprodukten	Pyelitis, Nephritis u.a.	Nephrolithiasis u.a.
b) serodermale	Absonderungen der serösen Häute	Pleuritis, Pericarditis, Peritonitis	Ascites u.a.
c) germinodermale	Menses, Samen, Ovulation u.a.	Ovaritis, Salpingitis, Prostatitis u.a.	Hydrozele, Ovarialzyste u.a.
d) muskulodermale	Milchsäure, Laktazidogen u.a.	Muskelrheuma u.a.	Myogelosen, Rheum u.a.

Prognose günstig

Tab. 1.1: Homotoxin-Lehre nach Reckeweg

Biologischer Schnitt

Gewebe	Konstitution / Veranlagung (zelluläre Phasen)		
	Imprägnationsphasen	Degenerationsphasen	Neoplasmaphasen
1. Ektodermale a) epidermale	Tätowierung, Pigmentierung u.a.	Dermatosen, Lupus vulg., Lepra u.a.	Ulcus rodens, Basaliom u.a.
b) orodermale	Leukoplakie u.a.	Ozaena, Rhinitis atrophicans u.a.	Ca. d. Nasen- u. Mundschleimhaut
c) neurodermale	Migräne Tics, u.a	Paresen, Opticusatrophie, Syringomyelie u.a.	Neurom Gliosarkom u.a.
d) sympatikodermale	Asthma, Ulcus duodeni u.a.	Neurofibromatose u.a.	Gliosarkome
2. Entodermale a) mukodermale	Asthma, Ulcus duodeni, Heiserkeit	Tuberkulose der Lunge u.d. Darms u.a.	Ca. d. Larnyx, Magens, Darms, Rektums u.a.
b) organodermale	Toxische Leberschäden u.a.	Leberzirrhose, Hyperthyreose u.a.	Ca. d. Leber, Gallenblase, Pankreas, Thyreoidea
3. Mensenchymale a) interstitiodermale	Vorstadien von Elephantiasis u.a.	Vergrößerung der Labiae minorae u.a.	Sarkome versch. Lokalisationen
b) osteodermale	Osteomalazie u.a.	Spondylitis u.a.	Osteosarkome
c) haemodermale	Angina pectoris, Myocarditis u.a.	Panmyelose, Perniziose u.a.	Angiosarkome
d) lymphodermale	Lymphdrüsenschwellungen u.a.	Lymphogranulomatose u.a.	Lymphosarkome
e) cavodermale	Hydrocephalus u.a.	Coxitis, Tuberkulose u.a.	Chondrosarkome
4. Mesodermale a) nephrodermale	Albuminurie, Nephrosen u.a.	Schrumpfniere u.a.	Hypernephrom
b) serodermale	Pleuritits exsudativa u.a.	Tuberkulose der serösen Häute u.a.	Ca. der serösen Häute u.a.
c) germinodermale	Adnexitis, Myome u.a.	Impotenz, Sterilität u.a.	Ca. d. Uterus, Ovarien, Testes
d) muskulodermale	Myositis ossificans u.a.	Progressive Muskeldystrophie u.a.	Myosarkom
	Prognose dubios		

Sobald die Ausscheidung von Giftstoffen und Übersäuerung stoppt, weil das Mesenchym nichts mehr aufnehmen kann und die Ventile – Niere, Darm, Lunge und Haut – es nicht mehr schaffen, werden die Zellen damit imprägniert und Degenerations- und Neoplasmaphasen sind die Folge. Das lässt uns auch verstehen, warum die Chemotherapie oft mehr schadet als nutzt. Denn es entstehen erneute Eiweißverklumpungen durch die zerstörten und abzubauenden Tumorzellen.

Die Tabelle (▶ Tab. 1.1, S. 24-25) erklärt jedoch auch, warum Tumore erwiesenermaßen durch hohes Fieber anlässlich einer Malariaerkrankung oder eines Erysipels verschwinden können. Dieses Auslöschphänomen beobachtete auch die Physiotherapeutin Maria Schlenz nach Überwärmungsbädern bereits in den 1930er-Jahren. Die Patienten lagen bis über die Ohren unter Wasser in der heißen Wanne, bis sie 39 °C Mundtemperatur hatten. Das gleiche Prinzip machte sich auch Manfred von Ardenne mit seiner Überwärmungs- und Sauerstoffmehrschritttherapie zunutze.

Die fieberhaften Kinderkrankheiten sind demnach ein Segen für die Kinder. Sie sollten genutzt werden! Stattdessen soll dieser Prozess durch Impfungen verhindert werden. Wie sollen wir das begreifen? Dieser Schutz, der oft gar kein echter Schutz ist, belastet die Kinder mehr, als er der natürlichen Entwicklung dient.

Die Impfschädigungen sind so selten nicht, dass wir sie großzügig als Kollateralschäden hinnehmen müssen. Für die Betroffenen und deren Familien stellen sie eine viel größere Belastung dar als ein paar Tage hohes Fieber zu Hause in gewohnter Atmosphäre bei homöopathischer Behandlung. Sie mögen für die Familie unbequem sein, doch bringt die liebevolle Umsorgung durch die aufgeklärten und verständnisvollen Eltern eine robuste Gesundheit und die Einstellung *Ich kann es selbst schaffen* mit sich.

1.2 Homöopathische Anamnese

In den §§ 83–104 des Organon gibt Hahnemann genaue Anweisungen zur Erforschung dessen, was (§ 71, I) der Arzt „zum Heilberufe von der Krankheit zu wissen nötig hat".

Die individualisierende Untersuchung eines Krankheitsfalles verlangt nichts als Unbefangenheit und gesunde Sinne, Aufmerksamkeit im Beobachten und Treue im Aufzeichnen des Bildes der Krankheit. Der Kranke klagt den Vorgang seiner Beschwerden, die Angehörigen erzählen seine Klagen, sein Benehmen und was sie an ihm wahrnehmen. Der Arzt sieht, hört und bemerkt durch die übrigen Sinne, was verändert und ungewöhnlich an demselben ist. Dies geschieht in der Aufnahme des Spontanberichts und des durch Nachfragen gelenkten Berichts.

Symptome bei akuten Erkrankungen

In akuten Fällen geht es eigentlich nur um das sog. vollständige Symptom (§ 86), das aus einer Sensation, einer Lokalisation und einer zeitlichen und örtlichen Empfindung besteht, wobei die Frage nach dem Auslösemoment u.U. eine Menge Takt und Spürsinn erfordert, dabei auch häufig im Dunkeln bleibt. Die diesbezüglichen Angaben Hahnemanns finden sich in der Anmerkung zu § 93 und beziehen sich auf die Psyche, Maß und Ziel, Übertreibungen, Konflikte und Affekte. Der Mensch, der in seinen Lebensumständen krank geworden ist, muss verstanden werden, wenn ihm in der Bewältigung seiner jeweiligen Lebenskrise wirksam geholfen werden soll.

Im Falle des akut auftretenden Scharlachs, wie bei jeder anderen akuten Krankheit, geht es um die ersten auffallenden Symptome, den Zeitpunkt des Auftretens, die Begleitumstände und die Modalitäten. Warum hat wer was wo? Wie und wann tritt es auf? Was begleitet und was verändert?

Dabei ist den *wörtlichen* Äußerungen der größte Wert beizumessen. Denn in den Protokollen der Arzneimittelprüfungen sind die wörtlichen Äußerungen der Prüfer beschrieben. Je besser diese vom homöopathischen Arzt gekannt werden, umso leichter fällt die homöopathische Arzneimittelwahl. Ist das vollständige Symptom in der Arzneimittellehre bereits verzeichnet, vielleicht sogar als bei einem einzelnen Prüfer im Ganzen beschrieben, sprechen wir von einer sogenannten Keynote, einem Leitsymptom. Diese Leitsymptome führen uns direkt auf ein Mittel hin. Rudolf Flury, homöopathischer Lehrer für die ganze Nachkriegsgeneration, sagte einmal: *„Wer Keynotes sucht, wird damit bestraft, dass er welche findet."* Das heißt, sie müssen einem zufallen. Meist ist die Arbeit etwas schwieriger, und wir müssen die einzelnen Bruchstücke des vollständigen Symptoms mühsam gewichtend zusammentragen aus den unvollständigen Symptomen verschiedener Prüfer. Hier sprechen wir von Konkordanz. Dafür ist das Repertorium eine unumgängliche große Hilfe. Es gibt uns die Möglichkeit, uns anhand von unter Stichworten zusammengetragenen Mitteln an das Gelernte zu erinnern und das benötigte homöopathische Mittel zu diagnostizieren. Im Repertorium finden sich außer den Stichworten für die Bruchstücke von Prüfungssymptomen auch alle aus Heilungen bekannt gewordenen Symptome, Charaktereigenschaften und Hintergrundinformationen aus den Hintergründen der Krankheit. Eine Wahl des Arzneimittels aus Kenntnis intimerer Zusammenhänge ermöglicht uns eine Verordnung auf der Ebene der Kondition.

Im akuten Fall hinter die Kulissen der Krankheit sehen zu können, ist ein Glücksfall. Möglich ist es, wenn der Arzt den Patienten oder auch seine Familie schon lange kennt oder sich anhand einer biografischen Anamnese vor der akuten Erkrankung ein Bild machen und den Patienten so kennenlernen konnte, wie der bereits zitierte Dorfarzt, der seine Patienten seit 30 Jahren kennt.

Anamnesebogen

Für das *August-Weihe-Institut für homöopathische Medizin* in Detmold entwickelte ich als damaliger ärztlicher Direktor einen Basisanamnesebogen[2] (▶ Abb. 1.3, ▶ Abb. 1.4), der alle zugänglich gewordenen Langzeitinformationen vorgewichtet enthält, die immer wieder bei jeder neuen Konsultation benötigt werden. Es ist wegen der Übersichtlichkeit wichtig, den Bogen vor Überfüllung zu bewahren. Hier gehören nur die Person charakterisierenden Notizen hin, alles andere in die fortlaufende Karteikarte.

Durch die kleinen Hochziffern und die den einzelnen Kommissuren hinterlegten Buchstaben können die jeweils wahlanzeigenden Symptome für wissenschaftliche Zwecke mit einer bis zu 15-stelligen Zahl abgespeichert werden.

Basisanamnesebogen

Auf dem Basisanamnesebogen finden sich oben links Hinweise auf Operationen, die deswegen wichtig sind, weil nicht nur fehlende Organe, sondern auch Narbenstörfelder wegen durchtrennter Meridianverläufe Heilungshindernisse bei chronischen Krankheiten sein können. Unfälle können genau wie durchgemachte Krankheiten jahrelange Nachwirkungen hinterlassen, die wiederum direkte Hinweise auf die Diathese des Patienten ergeben.

Nach den eigenen Erkrankungen folgen Hinweise auf familiäre Belastungen, woraus letztlich die Art, auf diese Weise zu erkranken, resultiert. Dann folgt freier Raum für wichtige Daten über Beginn oder Ergänzungen und gewichtet die Lokalsymptome, Modalitäten, ich-nahen Symptome, Geistes- und Gemütssymptome und soziale Daten.

---

2 Im Original ist dieser 2012 neu entwickelte Basisanamnesebogen im DIN A4-Format gedruckt und kann bei der Deutschen Gesellschaft zur Förderung naturgesetzlichen Heilens, 32756 Detmold, Felix-Fechenbach-Str. 39, bezogen werden

BASISANAMNESE				**Operationen:**[1]		
*:				**Unfälle:**[2]		
	cm		kg	**Rente:**[3]		

Eigene Vorkrankheiten

				Ausl. Ur.:[81]	Kö[82], em[83]	
Mas.[4]	Diph.[9]	(Para-) Ty[14]	Ca[17]	Haut[22]	Herp.[27]	**Medikamente:** Langzeitb.[31]
Mu.[5]	Schar.[10]	Ruhr[15]	TBC[18]	Ekzeme[23]	Warz.[28]	AB[32] Cort.[33]
Röt.[6]	Mand.[11]	Malaria[16]	v.-b.	Allerg.[24]		Antiphlog.[34]
Windp.[7]	Rheu.[12]		Geschl Kr	Heuschn.[25]	Lymph[29]	Pille[35]
Keuch.[8]	Erkält.[13]	AIDS[19]	Go[20]-Lues[21]	Asthma[26]	Wundh./Erfr.[30]	Sonst.[36]

Sonstige Krankheiten:[37]   **Früherkennung:**[38]

Impfungen: PO[40] Ma[41] Mu[42] Di[43] Pert[44] Tet[45] Röt[46]   Polio[47] BCG[48] Hepat[49] A/B[50] Tollw.[51]; AIDS[52]

Geschwisterreihe:

Familien-Anamnese:

Ca[53]	Herz[55]	Venen[59]	Haut[63]/Ekz.[64]	Mag.[68]	Nerv.-[72]	Alk.[76]	Sonst.:
	RR[56]	Diab.[60]	Allerg.[65]	Galle[69]	Anfalls[73]	Suic.[77]	
	Apo[57]	Gicht[61]	Heusch.[66]	Niere[70]	Erb-[74]	Gemüt[78]	
TBC[54]	Adip.[58]	Rheum.[62]	Asthma[67]	Leber[71]	Depress.[75]	Go[79]-Lues[80]	

	Kopf[1] Schwindel[2]	
	Augen[3]	Ohren:[4]
	Nase[5] Nnh:[6]	
	Mund[7] Zähne[8]	Tons:[9]
	Thyr:[10]	
	Herz[11] RR[12]	
	Lunge[13] Bronch.:[14]	
	Magen[15] Darm:[16]	
	Hämorrh.[17]	Varizen:[18]
	Leber[19] Galle[20] Pancr.:[21]	
	Niere[22] Blase:[23]	
	Prost.[24] Penis:[25]	
	Uterus[26] Ovar:[27]	
	Haut:[28]	
	Haare[29] Nägel:[30]	
	Muskel[31] Knochen:[32]	
	Ws[33] Gelenke:[34]	
	Blut[35] Nerv[36] Drüsen:[37]	
	App:	no[1] vi[2] wen[3] na[4]
	Verl:	sü[5] schok[6] eis[7] sau[8] pik[9] salz[10] Fl[11] Fi[12] Ei[13] mild[14] schf.[15] Brot[16] Kart.[17] Gemü.[18] Salat[19] Zwi.[20] Obst[12]; Fett[22] Milch[23] Alk.[24] Nik.[25] Kaff.[26] Tee[27] Drog[28]
	Abn:	sü[29] schok[30] eis[31] sau[32] pik[33] salz[34] Fl[35] Fi[36] Ei[37] mild[38] schf.[39] Brot[40] Kart.[41] Gemü.[42] Salat[43] Zwi.[44] Obst[45]; Fett[46] Milch[47] Alk.[48] Nik.[49] Kaff.[50] Tee[51]
	Durst:	no[56] vi[57] wen[58] gr[59] kl[60] ka[61] wa[62] na[63]
	Geschmack:	bit[64] fad[65] faul[67] met[68] salz[69] sau[70] süß[71] widerl.[72]
	Stuhl:	no[73] Obstip[74] Diarrh.[75] Würm.[76]
	Harn:	no[73] vi[78] wen[79] na[80] oft[81] vergebl.[83]
	Schweiß:[150]	Kopf[84] Brust[85] Axil[86] Hand[87] Fuß[88] Rücken[89] wa[90] klebr.[91] ka[92] übelr.[93] na[94] nerv.[95]
	Temp.:	frostig[96] ka. Hände[97] ka. Füße[98] KFB[99] Wärmfl.[100] hitzig[101] wa. Hände[102] wa. Füße[103] FAB[104]
Einschl.[154] Durchschl.[155] Aufw.:[156] -0[157] 0-2[158] 2-4[159] 4-[160]	**Schlaf:**[151]	no[105] ruhig[106] unruh.[107] -los[108] viel[109] hoch[110] Rück.[111] Abd.[112] re[113] li[114] zuged.[115] abged.[116]
	Traum:[152]	kein[117] viel[118] angen.[119] unangen.[120] Alp.[121]
	Vita Sex:[153]	no[122] Verl.[123] Abn.[124] indiff.[125] Imp.[126] Mast.[127] Frig.[128] Blutg.[129]
	Menses:[130]	MA:[133] MP:[134] Hitz.:[135] früh[131]/spät[132] schwach[136] stark[137] ausgebl.[138] schm.h.[139]
	Fluor:[140]	stark[141] wund[142] übelr.[143] bltg.[144] weiß[145] grün[146] gelb[147]
	Partus:[148]	**Abort:**[149]

Abb. 1.3: Basisanamnesebogen – Vorderseite (Doppelseite)

Stimmung:[1]		**Rel:**[1]	
Benehmen:[5]		**Soziales Milieu:**[2]	
Angst:[10]	allein[11] Gewit.[12] dunkel[13] Tier[14] Einbr.[15] Ca[16] Krht[17] Ereign.[18] Zuk.[19] Claustro[20] Höhe[21] Erwartg.[22]	**Freizeit:**[3]	
		Urlaub:[4]	
Ärger:[23]		**Sport:**[5]	
Aufregung:[27]		**Berufl. Belastung:**[6]	
Kummer:[28]		**Famil. Belastung:**[7]	
Kränkung:[29]			
Intellekt:[30]			
Charakter:[33]	eifers.[34] pedant.[35] geiz[36] ehrgeiz.[37] mitf.[38]		
Sorgen:[39]			

Lateralität:[1]	re[2] ob[3] unt[4] li[5] ob[6] unt[7]	**Elternhaus:**[0]	
Tageszeit:[8]	mo[9] vm[10] mi[11] nm[12] ab[13] vmn[14] nmn[15]		
Jahreszeit:[16]	Fr[17] So[18] He[49] Wi[20]		
Mondzeit:[21]	zu[22] ab[23] voll[24] neu[25]		
Essen:[26]	vor[27] bei[28] nach[29]	**Kindheit:**[7]	
Menses:[30]	vor[31] bei[32] nach[33] Pub[34]		
Wärme:[35]	Verl.[36] Abn.[37] Sonne[38] Hitze[39] Ofen[40] Bäder[41] heiß[42] kalt[43] Bett[44] Zim.[45] überh.[46] off.Fst.[47] Kleider[48] Kopfbed.[49]	**Schulzeit:**[14]	
Kälte:[56]	Verl.[51] Abn.[52] FK[53] TK[54]		
Wetterwechsel:[56]	vor[56] bei[57] nach[58] W→K[59] K→W[60] Regen[61] Nebel[61] Schnee[62] Wind[63] Sturm[64] Gewitt.[65] Föhn[66] Schwüle[67] Zugluft[68] schönes[69] trübes[70]		
Aufenthalt:[71]	Raum[72] Freien[73] Meer[74] Gebirge[75] fr. Luft[76]		
Druck:[77]			
Berührung:[78]		**Konstitution:**	
Beengung:[79]	Hals[80] Abd.[81] Extr.[82]		
Blaue Flecken:[83]			
Waschen:[84]		**Diagnosen:**	
Ruhe:[85]		1) _____	
Beengung:[86]	anf.[87] fortg.[88] heft/Tanz[90]	2) _____	
Anstreng.:[91]	anf.[92] fortg.[93] Steigen[94]	3) _____	
Fahren:[95]	Auto[96] Lift[97] Bahn[98] Fliegen[99]	4) _____	
Lage	Liegen[100] Sitzen[101] Stehen[102] Gehen[103] Bücken[104] Aufrecht[105] Umdreh.[106] Verheb.[107]	5) _____	
Licht:[108]			
Geräusch:[109]			
Geruch:[110]			
Gemüt:[111]	Alleins.[112] Gesell.[113] Zuspruch[114] Widerspruch[115] Musik[116] Ablenkung[117] Darandenken[118] Weinen[117]		

Legende:

s=schlechter, unvertr. b=besser a=Abn. v=Verl.
D=Diathese L=Leib I=Ich-nah G=Geist M=Modalität
S=Sozial B=Biographie z.B. M 38 = Sonne
vs=Verlangen nach Sonne bei Unverträglichkeit.

©1986 August-Weihe-Institut f. Homöopathische Medizin, Detmold.

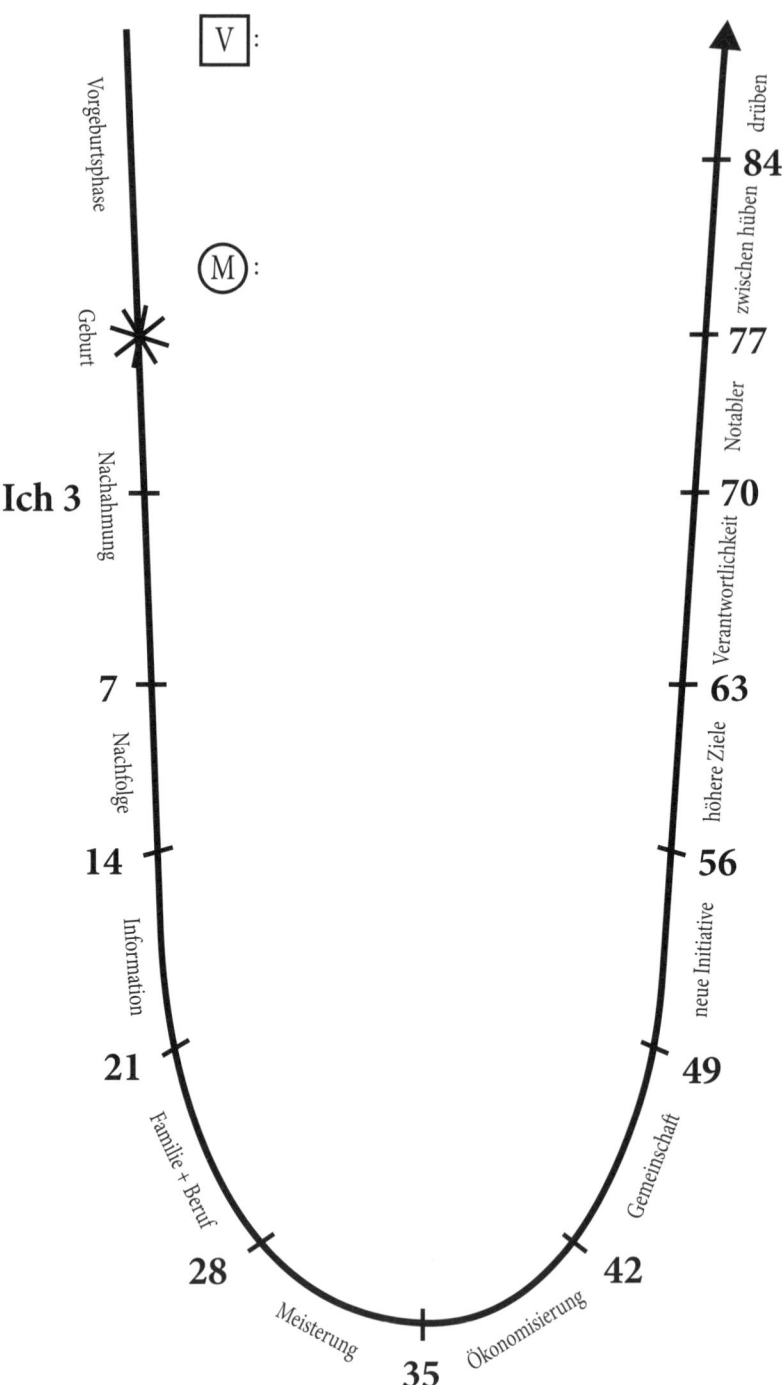

Abb. 1.4: Basisanamnesebogen – Rückseite * (Doppelseite)

VV :	VVV :
	MVV :
MV :	VMV :
	MMV :
VM :	VVM :
	MVM :
MM :	VMM :
	MMM :

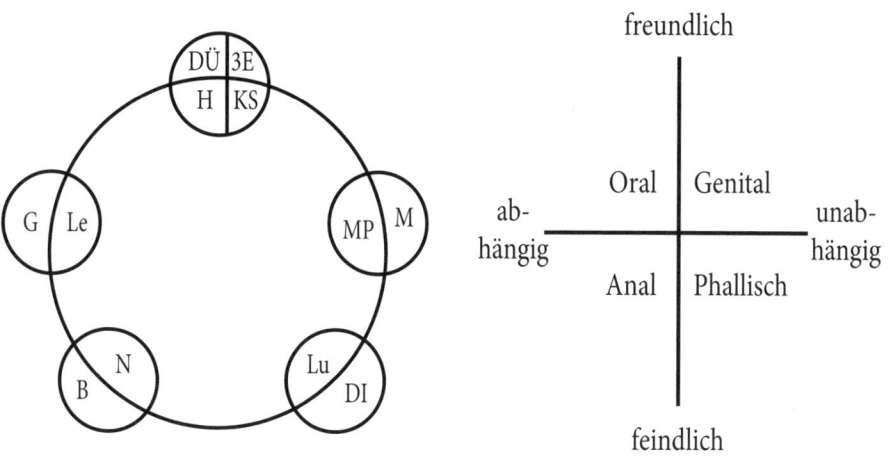

Die auffallenderen, sonderlichen, ungewöhnlichen und charakteristischen Zeichen und Symptome des Krankheitsfalles, welche besonders und fast einzig fest ins Auge zu fassen sind (§ 153) – weil vorzüglich diesen Zeichen und Symptomen sehr ähnliche in der Symptomenreihe der gesuchten Arznei entsprechen müssen – können durch Unterstreichungen und Einkreisungen hervorgehoben oder im fortlaufenden Text der Karteikarte gekennzeichnet werden.

Auf der **Rückseite** können in der vorgezeichneten Lebenskurve die Krankheiten außen und die Konflikte innen im zeitlichen Ablauf notiert werden, wie sie der Patient erzählt. Dabei sollten die wörtlichen Äußerungen, denen der größte Wert beizumessen ist, im fortlaufenden Text der Karte notiert werden, um den Überblick zu behalten.

Bei einem solchen Verfahren ist ein freies, assoziativ geführtes Gespräch möglich. Jedes soeben geäußerte wichtige Symptom findet sich an seinem vorbestimmten Platz, ohne dass eine Liste abgefragt wird. Es kommen zeitliche Zusammenhänge ins Blickfeld, die dem Patienten vorher nicht bewusst waren. Der Arzt kann sich mit dem Unbewussten des Patienten unterhalten und auf dem Papier dem Chaos, das auf ihn einströmt, eine gesetzmäßige Ordnung geben. Diese enthält, frei von Interpretationen, das vom Patienten Gesagte. Hierdurch entsteht etwas, das der philosophischen Methode der Mäeutik des Sokrates, der Hebammenkunst, sehr ähnlich ist. Ihr Ziel ist es, den Menschen zum selbstständigen Denken und Handeln zu bringen. Im freien Gespräch übt der Arzt diese Hebammenkunst aus, um spontane Durchbrüche zum Unterbewusstsein des Patienten zu ermöglichen, wodurch die Wurzeln des eigentlichen Krankseins zum Vorschein kommen.

Neu ist auf der Rückseite der Kreis der fünf Wandlungsphasen, der die Wettermodalitäten der kosmischen Energie, die Modalitäten der Nahrungsenergie und die Gemütsverfassungen analogisierend miteinander verbindet und Lokalübel als Fernsymptome erkennen lässt. Insofern sind ungeheilt bleibende Symptome oder Beschwerdekomplexe besser als gestörter Funktionskreis erkennbar. Im zweiten Teil dieser Schrift sind die Analogien gesondert auf einem Schaubild dargestellt. Eine ausführliche Besprechung über die zugrunde liegenden Philosophieansätze ist Gegenstand einer eigenen Monografie über die Organuhr und weitere Parameter.

Ebenfalls auf der Rückseite des Bogens können im vorgedruckten Achsenkreuz Verhaltensweisen beim Interview oder wörtliche Aussagen über die Konfliktinhalte im familiären oder Arbeitsbereich notiert werden, welche oftmals die wertvollsten Informationen für die Findung des Simile liefern. Auch finden hier Notizen über die Großeltern VV (Vater des Vaters), MV (Mutter des Vaters), VM (Vater der Mutter), MM (Mutter der Mutter), VMM (Vater von Mutters Mutter) usw. ihren Platz.

Bei den Modalitäten liegt die Drehscheibe, wenn das chronische Mittel sich ändert oder eine akute Situation oder Erkrankung vorliegt, denn dass das akute Mittel eine gewisse Verwandtschaft zu dem chronischen bzw. das Folgemittel zu dem vorhergehenden haben muss, ist einsehbar. Wir erkennen es an den veränderten Lokalsymptomen, vor allem aber an veränderten Modalitäten, veränderten Ich-nahen sowie veränderten Geistes- und Gemütssymptomen, d.h. besonders an der ihm innewohnenden Dramatik.

Anamnese als ganzheitliche Sicht auf den Patienten

Zusammengefasst ist die homöopathische Anamnese ein Verfahren, das einen weit über die gewohnte medizinische Diagnose hinausführenden Krankheitsbegriff ermöglicht. An diesem lassen sich die einzelnen leiblich-seelisch-geistig wirksamen Faktoren erkennen und arzneilich wie begrifflich in einer Arzneimitteldiagnose erfassen. Es gelingt mit dieser Arzneidiagnose, die einer gesuchten Person entspricht, in den meisten Fällen – mitunter erst nach einigen Anlaufversuchen – auch komplizierte psychosomatische und somatopsychische Problemfälle zu erkennen und zu lösen; einfach deshalb, weil Hahnemann uns auf 12000 Seiten bereits die gesamte Psychosomatik beschrieben hat. Es bedarf nur der gesetzmäßigen Anwendung der Regeln, welche allerdings erlernt werden müssen.

1.3 Rolle des Fiebers

Die unheilvolle Doppelrolle des Fieberthermometers hat Fluch und Segen in der Medizin gespendet: Segen, weil objektive Messbarkeit entstand. Fluch, weil die Angst vor dem Fieber den Griff zu Antipyretika, Fieberzäpfchen und Antibiotika zum Reflex werden ließ. Dabei sei keineswegs dem unkontrollierten „laissez faire – laissez aller" gegenüber dem Fieber das Wort geredet, obwohl oft auch hohes Fieber bereits am nächsten Tag ohne jede Arznei alleine überwunden sein kann, wenn Ruhe- und Schonbedingungen eingehalten werden. Mit dem homöopathischen Mittel aufgrund der wahlanzeigenden Symptome überwindet der kranke Organismus im Allgemeinen das Fieber tuto, cito et jucunde, d.h. sicher, schnell und angenehm, soweit die Unannehmlichkeiten einer akuten fieberhaften Erkrankung das erlauben. Der hohe Krankenstand beweist, dass die allgemein gebräuchliche Unterdrückungstherapie zum Nachteil der Patienten ist. Es kann keine wirklich stabile Immunität aufgebaut werden.

Verstimmung der Lebenskraft

Eine Erklärung, wie Fieber wirkt, finden wir im *Organon der Heilkunst* von Hahnemann. Er beschreibt in den §§ 9–18 ausführlich sein Lebenskraftmodell und stellt diesem in den folgenden Paragrafen die Kraft der Arzneien gegenüber, um das Menschen-Befinden zu verändern, und gibt an, wie man dieses durch Erfahrung, d.h. letztlich durch Versuche am Gesunden, erkennen kann. Im krankhaft gestörten Organismus ist die natürliche Ordnung verändert. Die gesetzmäßige Ordnung der Naturbewegung der Arzneien ist wiedererkennbar und zur Findung des ähnlichsten, d.h. heilenden Mittels identifizierbar. Doch bleiben wir beim Begriff der Lebenskraft: *„Im gesunden Zustande des Menschen waltet die geistartige, als Dynamis den materiellen Körper (Organismus) belebende Lebenskraft (Autokratie) unumschränkt und hält alle seine Teile in* *bewunderungswürdig harmonischem Lebensgang in Gefühlen und Tätigkeiten, sodass der uns innewohnende, vernünftige Geist sich dieses lebendigen, gesunden Werkzeugs frei zu dem höheren Zwecke unseres Daseins bedienen kann."*

Nur die immaterielle Lebenskraft verleiht dem Organismus Empfindungen und bewirkt seine Lebensverrichtungen. Wenn der Mensch erkrankt, ist ursprünglich nur diese geistartige Lebenskraft durch den lebensfeindlichen Einfluss eines krankmachenden Agens verstimmt. Nur die zur Anormalität verstimmte Vitalkraft kann dem Organismus die widrigen Empfindungen verleihen und ihn so zu regelwidrigen Tätigkeiten bestimmen, die wir Krankheit nennen. Die krankhafte Verstimmung äußert sich in Gefühlen und Tätigkeiten durch Krankheitssymptome (§ 9 Organon).

Der Begriff der Vitalkraft und Vitalkraftverstimmung ist in der heutigen Medizin, außer in der Homöopathie, nur noch in der Psychiatrie gebräuchlich. Aber die Äußerungen dieser Vitalkraft sind jedem Beobachter erkennbar, denn was lässt eine Wunde nach der chirurgischen Versorgung heilen? Was sorgt für die Regeneration nach Verausgabung? Was lässt Kinder wachsen? Und warum erkrankt der Mensch nur dann (§ 31), wenn der Organismus eben dazu disponiert und aufgelegt genug ist, verstimmt zu werden?

Auf- und Abbauprozesse als physiologische Vorgänge

Gefühle und Tätigkeiten werden im Organismus über das sympathische und parasympathische Nervensystem gesteuert. Abbauprozessen im Organismus stehen Aufbauprozesse gegenüber, die über Blut und Lymphe zu den Organen transportiert werden. Wie die Chinesische Medizin es ausdrückt, wird unreine Energie ausgeschieden, damit reine Energie für den Aufbau verwendet werden kann. Die der Erbenergie zugeführte Energie ist dreifach: Nahrungsenergie, kosmische (Atem- und Umweltenergie) und Partnerenergie, d.h. seelische und geistige Einflüsse.

Alles muss abgebaut und verarbeitet werden, was auf den Organismus einwirkt. Bei Irritation und Fehlfunktion der Abbauprozesse durch erbliche Belastung, mechanische Ursachen, besonders auch anhaltende Fehlernährung, Dysbakterie, Schädlichkeiten äußerer Art und Aufregungen werden die nicht ausgeschiedenen Schlackenstoffe, die „unreine Energie", im Bindegewebe des Organismus als Mülldeponie abgelagert. Das sind die Zunder der latenten Psora, von denen Hahnemann spricht. Zunächst sind sie noch keine Belastung der ernährenden Ströme.

Langfristige Folgen

Kommt es durch irgendwelche Schädlichkeiten zu fieberhaften Reaktionen, bedeutet das Ansteigen der Kerntemperatur zweierlei: Durch Laborversuche ist allgemein bekannt, dass Bakterien sehr empfindlich sind und nur bis zu einer Temperatur von 37,5 °C unter optimalen Bedingungen im Brutschrank gezüchtet werden können. Das Fieber verhindert also eine Ausbreitung der pathogenen Keime. Gleichzeitig verbrennen die Schlackenstoffe im versotteten Ofen (▶ Abb. 1.5).

Abb. 1.5: Rolle des Fiebers bei akuten Entzündungen

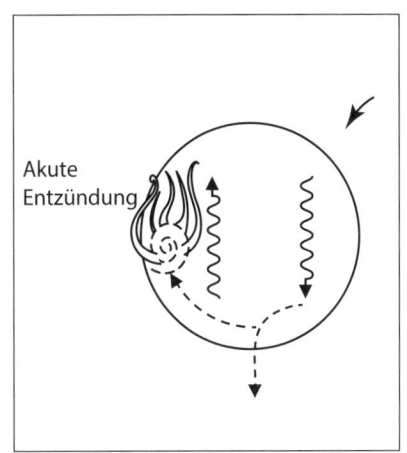

Antifebrile Maßnahmen löschen zwar das Fieber, unterhalten jedoch einen Schwelbrand und verdichten das Mülldepot. Der Organismus wird zwar durch die Vitalkraft wiederholt versuchen, sich von den Schlackenstoffen zu befreien, aber neuerliche suppressive Maßnahmen gegen das heilsame Fieber lassen ihn allmählich ermüden.

Das sind die besten Voraussetzungen für chronisches Siechtum. Die Impfungen gegen bestimmte Erkrankungen belasten den Organismus zusätzlich. Oftmals versucht der Abwehrapparat mittels Fieber sich der Belastung des Lymphsystems zu entledigen. Dann geht das Spiel von vorne los.

Zudem entstehen jene in den §§ 41, 74, 75 beschriebenen Krankheitskomplikationen, welche durch das zweckwidrige ärztliche Verfahren, nämlich langwierigen Gebrauch nicht angemessener Arzneien oder ihre anhaltende Wiederholung, zuwege gebracht werden (▶ Abb. 1.6).

Abb. 1.6: Belastung des Organismus durch zweckwidrige Therapieverfahren

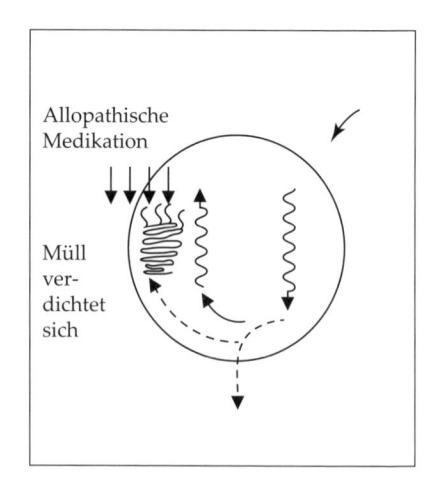

Durch die Verordnung des homöopathischen Simile nach der Totalität der Symptome wird bei fieberhaften Erkrankungen nicht allein das Fieber gelöscht, sondern es löst sich auch das Mülldepot allmählich wieder auf und die ernährenden Ströme können wieder ungehindert in den Organismus eingreifen (▶ Abb. 1.7). Blockierte Vitalenergie kann wieder fließen. Mit dieser aktiven Überwindung der akuten fieberhaften Krankheit durch körpereigene Energie ist nicht nur die augenblickliche Krise überwunden, es ist gleichzeitig ein Loslassen und Abgeben verdrängter Affekte erfolgt. Somit ist auch eine neuerliche Chance entstanden, anders an die Lebensprobleme heranzugehen.

Abb. 1.7: Reaktionen des Organismus auf die Gabe des homöopathischen Simile

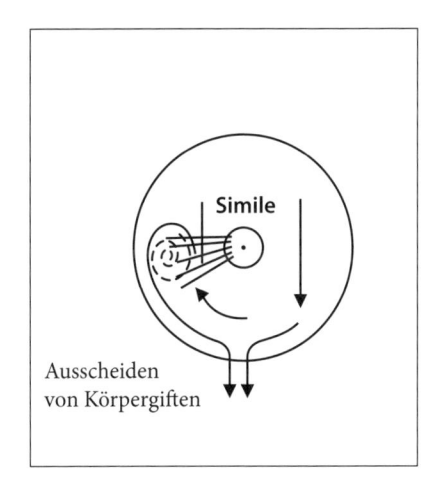

2 Kritische Betrachtung der Impfungen

Die Fragwürdigkeit der Impfpraxis beschäftigte uns bei den Spiekerooger Wochen für homöopathische Medizin in den 1970er- und 1980er-Jahren schon lange, weil die erfahrensten und engagiertesten homöopathischen Ärzte dort ihren regen Erfahrungsaustausch pflegten. Da ich in der eigenen Praxis nach Aufhebung der Pockenimpfung außer gelegentlichen und von mir als einzig sinnvoll angesehenen Tetanusimpfungen auf dringlichen Wunsch meine Patienten nicht impfte, tangierte mich das Problem kaum. Meine Patienten wurden homöopathisch behandelt. Doch ich musste mich den Beobachtungen von Impffolgen bei Geimpften stellen.

2.1 Bestandsaufnahme – Impfkomplikationen

1985 veröffentlichten Harris L. Coulter und Barbara Loe Fisher ihr Buch *DPT – a shot in the dark* („*Dreifachimpfung – ein Schuss ins Dunkle*"). In diesem Buch schildern die Autoren sehr anschaulich, wie gesunde Kinder bereits Stunden nach der Impfung schrill zu schreien begannen, mit Fieber reagierten, übermäßige Schläfrigkeit entwickelten, kollabierten und Hirnschäden (Enzephalopathien) erlitten. Sogar Todesfälle nur 33 Stunden nach der Impfung werden beschrieben. Das Buch war Julie Middlehurst-Schwartz gewidmet, die im März 1984 im Alter von drei Jahren im Status epilepticus verstarb. Sie erlitt ihren ersten Grand-mal-Anfall binnen Stunden nach der dritten DPT-Impfung. Von diesem Tage an bis zu ihrem Tod litt sie unter unkontrollierbaren Konvulsionen. Aber Julie ließ sich nicht, wie so viele impfgeschädigte Kinder, durch die Schmerzen, die sie nicht verstehen konnte, den geistigen Enthusiasmus für das Leben nehmen.

Bis 1950 waren infantile Spasmen selten, in der gesamten Weltliteratur waren seit 1841 an erst 62 Fälle bekannt geworden, zwischen 1950 bis 1963 waren es 1453 Fälle und 1964 zählte man bereits 3000, was den Wissenschaftlern erst nach Jahren auffiel und nie wirklich bekannt gemacht wurde. Fälle von Halbseitenlähmung, Kopfnickanfälle, Petit-mal-Anfälle, und zwar Hunderte Male am Tag, zerebrale Paralyse, fortschreitender geistiger Verfall, Ertaubung, Meningitis spinalis, handtellergroße rote Entzündungen an der Einstichstelle ein bis zwei Tage nach der Impfung ließen viele Eltern aus der Illusion aufwachen, die Impfungen seien gesundheitserhaltend.

Ein Säugling, Tochter eines Kinderarztes, bekam 24 Stunden nach einer Impfung eine Ausbuchtung der Fontanelle, einen sog. Clownshut, als Zeichen eines erhöhten intrakraniellen Drucks, der 40 Stunden anhielt.

Die Wirksamkeit dieser Impfung war bald höchst umstritten, weil auch viele an Keuchhusten Erkrankte dagegen geimpft waren. Andererseits bestreiten zur Impfung ratende Ärzte noch nach 35 Jahren die Zusammenhänge zwischen infantilen Spasmen und DPT, obwohl die vielen Berichte diese deutlich belegen.

Carola und Ravy Roy berichten in ihrem Buch *Selbstheilung durch Homöopathie – Kinder mit Homöopathie behandeln*, auch von mehreren Fällen von Autismus als Impfschäden. Dabei beschreiben sie sämtliche heute üblichen Impfungen, deren Impfstoffe und die Krankheiten sowie deren homöopathische Behandlung.

Auch im Buch *Homöopathie in der Kinder- und Jugendmedizin* von H. Pfeiffer, M. Drescher und M. Hirte kommen die Impfungen unter sehr kritische Beobachtung. Bereits Constantin Hering (1800–1880) warnte vor den Nebenwirkungen der Pockenimpfung. Auch der berühmte Boenninghausen (1785–1864), den August Weihe von der Schwindsucht mit *Pulsatilla* geheilt hatte, sah mehr Schaden als Nutzen, und Burnett (1840–1901) schrieb ein ganzes Buch über Vakzinose und *Thuja* (*Vaccinosis and Its Cure by Thuja*). J. T. Kent hielt die Beweise, die für das Impfen sprechen, für sehr zweifelhaft und lehnte Impfungen ab, weil er es nicht verantworten könne. Selbst Edward Jenner, der Erfinder der Impfungen, distanzierte sich im Alter.

2.2 Notwendigkeit der Impfung?

In unserer ärztlichen Ausbildung haben wir es nicht anders gelernt, als an die Notwendigkeit bestimmter Impfungen zu glauben. Zunächst weigert sich ein jeder, sein übernommenes Weltbild zu verlassen. Wir sehen das auf allen Gebieten, nicht nur bei den Wissenschaftlern. Mir sagte anlässlich eines von mir moderierten Vortrags in Lemgo der durch sein Buch *Impfen – das Geschäft mit der Angst* sehr bekannt gewordene Impfkritiker Dr. Buchwald: „*Herr Kollege, man glaubt es anfangs einfach nicht, bis man es selber erlebt.*" Er hatte bei seinem eigenen Sohn einen Impfschaden erleben müssen und anhand von ihm erstellter weit über 1000 Gutachten bei Impfgeschädigten ein unglaubliches Wissen über die diesbezügliche Weltliteratur.

Das Hauptproblem liegt heutzutage wahrscheinlich darin, dass die heutige Forschung in erster Linie in der Hand der Pharmaindustrie liegt, wobei die Vernetzung mit der STIKO (Ständige Impfkommission) und den von der Industrie gesponserten Universitäten nicht immer so ganz durchschaubar ist.

Es bedarf also immer wieder der beobachtenden Urteilsfähigkeit der einzelnen Ärzte, was sie in ihrer Praxis erleben, bis sie zu einer eigenen Anschauung kommen. Ärzte fühlen sich heute häufig unter erheblichen Druck gesetzt, die Impfungen zu empfehlen, zumal sie oft nicht gelernt haben, den virusbedingten Kinderkrankheiten Wirksames entgegenzusetzen. So kommt es dann zu Eltern-Diskussionen, die von beiden Seiten angstbetont sind. Der Arzt fürchtet den Kadi, die Eltern einerseits die Krankheiten, andererseits die akuten und chronischen Impffolgen. Mütter sind oftmals verunsichert, weil die Väter sich anhand der offiziellen Impfinformationen sachkundig gemacht haben. Ich musste erleben, dass eine junge Mutter auf Drängen ihres Mannes ihre kleine Tochter mit der Sechsfachimpfung schützen ließ. Die Mutter selbst hatte ich im Alter von zwei Jahren vor jeglichen Impfungen bewahren konnten, was ihr eine sehr gute Gesundheit bescherte. Als ihre kleine Tochter dann mit hohem Fieber reagierte, rief sie mich an, ich konnte mit *Sulfur* C30 helfen. Trotz dieser Erfahrung wurde die Impfung wiederholt, wonach das Kind irreversibel ertaubte.

Die jungen Eltern stehen oftmals unter erheblichem Druck. Es ist nicht meine Absicht, auf die Impfungen zu schimpfen, doch wie fühlen sich Eltern, wenn sie gefragt werden: „Wie können Sie es verantworten wollen, Ihr Kind nicht impfen zu lassen?" Nach Bert Brecht ist *gut gemeint häufig das Gegenteil von gut*. Die Gegenfrage müsste doch einmal erlaubt sein: *„Können Sie es verantworten, wenn das Kind einen Impfschaden erleidet?"* Abgesehen davon, dass nach dem kritischen Schrifttum der Nutzen der Impfungen nicht erwiesen ist, weil die Krankheiten und deren Gefährlichkeit schon **vor** deren Einführung deutlich zurückgegangen waren, werden mit den Impfstoffen neben den abgeschwächten Viren auch Hilfsstoffe wie hydrolysierte Gelatine aus Tierknochen, menschliches Eiweiß, Neomycinsulfat, Phenolrot, Glutamat, Sukrose, Sorbitol, Igelmedium, Medium 199 bei MMR beigegeben und dem kindlichen Körper eingespritzt. Als besonders bedenklich werden die im Impfstoff enthaltenen Nervengifte wie Quecksilber, Formaldehyd und Aluminiumverbindungen neben den verschiedenen allergieauslösenden Substanzen eingeschätzt. Beim Mumpsimpfstoff kommen Züchtungen auf Kaninchennierenzellen und Hühnerfibroblasten hinzu, bei der Polioimpfung haben wir es mit Affennierenzellkulturen, bei der Rötelnimpfung gar mit einem auf menschlichen Krebszellen gezüchteten Lebendimpfstoff zu tun.

Wenn wir uns das klar vor Augen halten, passt das genau zu einem Vortrag Arthur Brauns, der 1986 auf der Jahresversammlung des DZVhÄ die Impfungen für die Allergien verantwortlich machte. Immerhin hat es vor der Einführung der Pockenimpfungen keinen Heuschnupfen gegeben.

2.3 Neuere Entwicklungen

Seit dem 22. März 2012 ist das sog. Schulbetretungsverbot vom Bundesverwaltungsgericht in Leipzig mit Urteil BverwG 3 C 16.11 für die Nichtgeimpften aufgehoben worden, womit eine Entscheidung des Oberverwaltungsgerichts Lüneburg vom 3.2.11 (OVG 13 LC 198/08) bestätigt wurde. Kindergärten und Schulen dürfen Kindern und Jugendlichen beim Auftreten eines Masernfalles den Zutritt nicht verwehren, weil die zwangsweise geforderten Impfungen gegen die Grundrechte auf körperliche Unversehrtheit (Art 2GG) und auf ungehinderte Information aus allgemein zugänglichen Quellen verstoßen. Damit ist das Infektionsschutzgesetz IfSG in den Aspekten rechtswidrig, wo es auf die Anwendung von Impfungen abzielt.

Der von Hans U. P. Tolzin herausgegebene Impfreport spricht davon, dass der behauptete Nutzen von Impfungen ein rein statistischer Nutzen ist, wobei das geimpfte Individuum durchaus Schaden erleiden kann, was als hinzunehmendes Opfer angesehen werden soll. Dabei hoffen und beten alle insgeheim, dass das russische Roulette nicht sie, sondern andere treffen möge. Vergleichende Studien würden von den Herstellern und der deutschen Zulassungsbehörde, dem Paul-Ehrlich-Institut aus ethischen Gründen nicht durchgeführt, weil ethisch nicht vertretbar sei, Menschen im Zuge einer vergleichenden Studie bewusst *nicht* zu impfen.

Der Impfreport weist darauf hin, dass die Zulassungsbehörde erst *nach* einer erfolgreichen vergleichenden Studie von einer Wirksamkeit der Impfungen ausgehen kann, aber doch nicht vorher. Sonst müsste dieses Argument auch für Tierimpfstoffe gelten, für die es auch keine vergleichenden Zulassungsstudien gibt. Im Widerspruch dazu sind die HPV-Impfstoffe gegen den Gebärmutterhalskrebs sehr wohl auf der Grundlage von vergleichenden Studien (Impfstoff gegen Placebo) zugelassen worden.

Teil II:

Behandlung der Kinderkrankheiten

3 Kinderkrankheiten aus ganzheitlicher Sicht

Zum besseren Verständnis meiner Leser, warum ich mit der Fallsammlung über den Scharlach beginne, den Sinn und die Behandlung der Kinderkrankheiten darzulegen, braucht es einige erklärende Worte.

Die gewonnenen Erkenntnisse aus dem von mir bereits veröffentlichten Buch über *Homöopathisch behandelte Scharlachfälle* (erschienen 1992) werfen einen Blick auf die §§ 9 ff. im Organon der Heilkunst, wie bereits zitiert: *„Im gesunden Zustand des Menschen waltet die geistartige Lebenskraft (Autokratie) unumschränkt. Als Dynamis belebt sie den materiellen Körper (Organisation) und hält seine Teile – in Gefühlen und Tätigkeiten – in bewundernswert harmonischem Lebensgang. So kann sich der uns innewohnende, vernünftige Geist dieses lebendigen, gesunden Werkzeugs frei zu dem höheren Zweck unseres Daseins bedienen."*

Wichtig ist mir der Hinweis auf Gefühle und Tätigkeiten. In der chinesischen Philosophie gehören die Gefühle zum Yin, und damit zu den so genannten edlen Organen. Die Tätigkeiten sind dem Yang und damit den sogenannten Hohlorganen zuzurechnen.

3.1 Bewältigung der Krankheit

Anthroposophisch ausgedrückt würde es heißen, beim Scharlach geht es um das Astralgeschrei des Patienten, das Zerstörerische der unausgelebten Gefühle, die unter die Haut gehen. Medizinische Unterdrückung durch Antibiotika oder Aufarbeitung und Befriedung durch homöopathische Heilung sind die gegenwärtigen Alternativen. Wem dient die bequemer scheinende Anpassung? Wir sehen ja aus den Fallbeschreibungen, dass die Patienten bis zu sechs Mal den Scharlach wieder ausbrüten. Die Matrizen von Grof zeigen uns, dass alles im Mutterleib Erlebte mit in die Gene übergeht. Daraus können wir erkennen, wie es für den Patienten ist, sich Schwierigkeiten stellen zu lernen und sie selber bewältigen zu können. Er lernt etwas für das ganze Leben. Dabei kann ihm der kundige Arzt helfen.

3.2 Auseinandersetzungen mit der Konstitution

Bei den festständigen (immer gleich ablaufenden) Kinderkrankheiten geht es um die sog. Erbenergie. Um das, was an Unrat in den Genen durch die Situation (Verfassung) der Eltern während der Zeugung und auch deren Vorfahren entsprechend ihrer Vorerkrankungen in den Genen sitzt.

Eltern beeinflussen, besonders zur Zeit der Empfängnis, durch ihre allgemeine Gesundheit, ihr Alter und ihre Familienverhältnisse die Schwangerschaft und deren Verlauf. Das Qi (Energie, Atem, Fluidum) und die Essenz (nach der Wesenslehre des Aristoteles das Wesen eines „Dings", hier des Menschen) wird der kindlichen Konstitution weitergegeben als Vor-Himmels-Essenz (eben das, was bei Zeugung eines Lebewesens von den Eltern vererbt wird).

Drogenkonsum (Alkohol, Cannabis, Kokain, Medikamente), physische und psychische Erkrankungen, erschwerte Lebensumstände und Stress (Kummer, Arbeitslosigkeit, Gewalt in der Familie u.a.m.) haben erheblichen Einfluss auf das Entstehen und Werden des ungeborenen wie des heranwachsenden Individuums.

Es dürfte klar sein, dass geschwächte Organismen generell geistigseelische Belastungen schwerer verarbeiten als kräftige gesunde.

Deshalb ist eine frühzeitige Behandlung der Konstitution während des gesamten Wachstums der Kinder besonders segensreich.

Im Falle der meisten anderen Kinderkrankheiten (Masern, Mumps, Röteln, Windpocken, Krupphusten, Keuchhusten und Dreitagefieber) ist das Fließgleichgewicht (die Tätigkeit) zwischen den Organen gestört. Die Auseinandersetzung mit der eigenen Konstitution bringt die Phänomene hervor, um das verseuchte Lymphsystem reorganisieren zu können – am besten mithilfe einer fieberhaften Krankheit. Wenn die Eltern – und auch der Patient selbst – im Vorstellungsvermögen entsprechend aufgeklärt und vom Arzt ernst genommen werden, kann eine Mitarbeit an der Verwandlung der Konstitution entstehen.

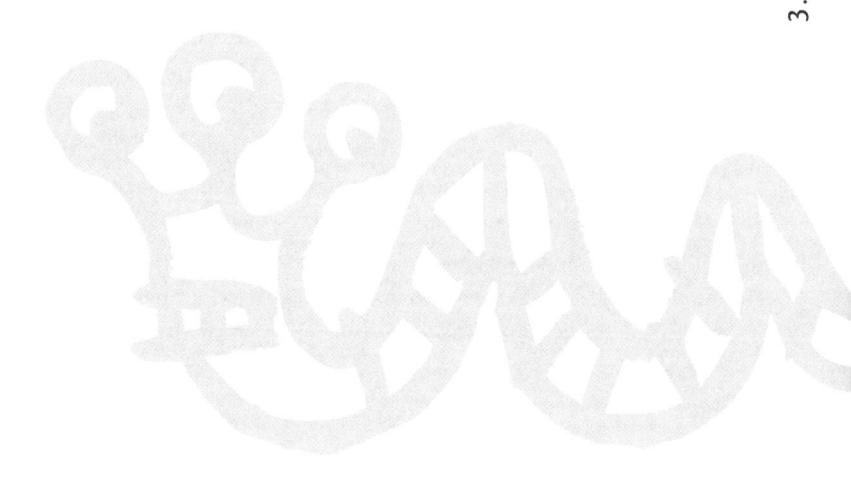

3.2 AUSEINANDERSETZUNGEN MIT DER KONSTITUTION

4 Scharlach

Steckbrief: Scharlach

Scharlach (Scarlatina): Sonderform der Streptokokkenangina mit Entzündung der Gaumenmandeln, toxinbildende Bakterien rufen den Scharlachausschlag hervor.

Erreger: β-hämolysierende A-Streptokokken, fünf derartige Streptokokkengruppen sind bekannt – daher ist es möglich, mehrfach an Scharlach zu erkranken.

Übertragung: Tröpfcheninfektion, Speichelkontakt oder seltener auch infizierte Gegenstände.

Inkubationszeit: je nach Menge und Virulenz der Erreger zwischen wenigen Stunden und 20 Tagen; im Mittel liegt sie bei **zwei bis fünf Tagen**.

Symptome: Im typischen Fall beginnt der Scharlach plötzlich mit Schüttelfrost und hohem Fieber, Kopf- und Bauchschmerzen, Erbrechen und Halsschmerzen. Gesicht und Lippen sind gerötet mit Blässe um den Mund. Die Tonsillen sind geschwollen und gerötet, meist mit Übergang der Rötung auch auf den Gaumen (Enanthem). Häufig sind sie bedeckt von gelb-eitrigen Stippchen. Es besteht unangenehmer Mundgeruch und Lymphknotenschwellung am Hals. Die Zunge ist anfangs schmierig-weiß belegt, nach zwei bis drei Tagen schält sie sich und wird glänzend rot mit prominenten Papillen („Erdbeerzunge" oder „Himbeerzunge"). Ein feinfleckiges, in der Regel tastbares papulöses **Exanthem** – wie rote Gänsehaut – breitet sich meist vom Brustkorb über Stamm, Oberarme und Oberschenkel aus.

Er kann heftig, juckend und anhaltend sein, aber auch flüchtig und unauffällig. Der Scharlach klingt bei Spontanverlauf innerhalb von drei bis fünf Tagen ab. Er hinterlässt allerdings bei vielen Kindern eine im Vergleich zu Virusinfekten deutlichere, mehrere Tage anhaltende körperliche Schwäche. In der zweiten Krankheitswoche **schält sich meist die Haut** an Händen und Füßen.

Komplikationen: Komplikationen des Scharlach und anderer Streptokokken-Erkrankungen sind heute wegen der geringeren Virulenz der vorherrschenden Streptokokkenstämme und wegen des guten Ernährungszustandes der Bevölkerung selten. In der Praxis sieht man am ehesten eine eitrige Rhinitis oder Sinusitis, eine Otitis media oder eine Impetigo. Gelegentlich kommt es zu einer verzögert auftretenden massiven Lymphadenitis colli. Sehr selten tritt als lokale Komplikation ein Peritonsillarabszess auf. Generalisierte Krankheitsbilder (toxische Form, Sepsis, Schock) gehören heute zumindest im Kindesalter zu den Raritäten. Vieldiskutierte Spätfolgen des Scharlach und anderer Streptokokken-Erkrankungen sind die Glomerulonephritis und das rheumatische Fieber.

So steht es in allen Medizinlehrbüchern. Gehen wir die Phänomene nochmals durch: Scharlach ist eine von den sogenannten festständigen (immer gleich ablaufenden) Krankheiten, die zudem noch epidemisch auftreten, von denen es im Organon § 73 heißt: „ … *auf die gleiche Art wiederkehrende (daher unter einem hergebrachten Namen bekannte), eigenartige, akute Miasmen, die entweder den Menschen nur einmal befallen, wie die Menschenpocken, die Masern, der Keuchhusten, das ehemalige glatte, hellrote Scharlachfieber des Sydenham, die Mumps usw., oder die auf ziemlich ähnliche Weise wiederkehrende levantinische Pest, das gelbe Fieber der Küstenländer, die ostindische Cholera usw. …*"

Ohne Vorangehen eines Initialstadiums und nach kurzer symptomloser Inkubation von 1–9 Tagen setzt die Krankheit plötzlich mit hohem Fieber, Schüttelfrost, Erbrechen und manchmal Durchfall ein. Die ebenfalls sofort auftretende Halsentzündung zeichnet sich vor anderen Anginen durch ein flammendes Hochrot aus. Das Exanthem beginnt am Hals und Rumpf nach 24 Stunden. Das Gesicht bleibt bis auf die gewöhnliche fieberhafte Rötung frei. Insbesondere hebt sich scharf **das blasse Mund-Kinn-Dreieck** ab, das **oft das einzige Zeichen** ist, woran der Scharlach **frühzeitig** bei fieberhaften und erbrechenden Kindern erkannt werden kann. Der Ausschlag besteht aus zahlreichen roten Tüpfelchen, die den Körper mit einer gleichmäßigen scharlachfarbenen Röte übergießen. Die anfangs dick weiß belegte Zunge bietet vom dritten bis vierten Tag an mit ihren hochrot geschwollenen Follikeln das Bild der sogenannten Himbeerzunge. Die Temperatur beginnt etwa am dritten Tag herunterzugehen und erreicht mit dem Verschwinden des Exanthems, meist am siebten Tag, normale Werte. Die z.T. erst nach Wochen auftretende Schuppung nimmt insbesondere an Händen und Füßen eine lamellöse Form an.

Scharlach ohne Exanthem ist selten. Scharlach-Diphtherie war früher häufiger und sehr gefährlich. Bisweilen gibt es typhusartige Bilder. Schwer toxische Fälle sind nicht allzu häufig. Manchmal gibt es auch von vornherein ein Versagen der Abwehrkräfte mit Untertemperatur. Das Exanthem will nicht herauskommen, und das sind die Fälle, bei denen ein Exitus am zweiten bis dritten Tag beschrieben wurde. Prognostisch ungünstig ist Azetonurie; es sind Komplikationen zu erwarten.

Die Kontagiosität ist relativ hoch. Deshalb war die Krankheit aus seuchenhygienischen Gründen bis vor wenigen Jahren meldepflichtig. Durch die Einführung der antibiotischen Therapie, so heißt es, sei der Verlauf immer harmloser geworden und auf jeden Fall abgekürzt worden. So wurde auf die Meldepflicht verzichtet. Früher kamen die Kontrolleure des Gesundheitsamtes ins Haus und schauten nach, ob die Quarantänebedingungen eingehalten wurden. Schon von daher genoss die Krankheit großen Respekt, denn am Schluss der überstandenen Krankheit, die große Anforderungen an die häusliche Pflegeperson stellte, kamen die Gesundheitsbeamten und desinfizierten die Wohnung.

Scharlach - zur Übersicht über die homöopathische Behandlung ▶ Abb. 4.1 - neigt zu Komplikationen, die sich entweder in den ersten Tagen der Erkrankung oder nicht selten in der zweiten oder dritten Woche als Folgeerkrankung einstellen. Jeder Arzt, jede Ärztin kennt die Bilder der Angina scarlatinosa maligna oder der Otitis media mit den leicht zur Nekrose der Gehörknöchelchen und Felsenbein führenden Folgezuständen. Jeder fürchtet die Gefahr einer Endokarditis oder einer Scharlachnephritis. Deshalb sind hier ständige Kontrollen angesagt. Der Arzt muss wachen über seinen Patienten.

Interessanterweise habe ich in 50 Jahren eigener Praxis keine einzige schwerwiegende Komplikation gesehen. Es gab allerdings Fälle mit längeren hochfieberhaften oder subfebrilen Perioden oder noch länger bestehenden Bakterienausscheidungen. Meine Umfrage bei Kollegen ergab Ähnliches. Anfang der 1950er-Jahre wurden die Leipziger niedergelassenen Ärzte anlässlich einer Fortbildungsveranstaltung durch die Klinik von Prof. Max Bürger geführt, wobei ihnen die Scharlachabteilung mit den schlimmsten Komplikationen gezeigt wurde. Der damals sehr aktive homöopathische Arzt Dr. Kurt Wiener bemerkte dazu: *„Hochinteressant, wieso sehen wir in unseren homöopathisch geführten Praxen solche Komplikationen nie?"*

4 SCHARLACH

Leichter Verlauf ohne Komplikationen:

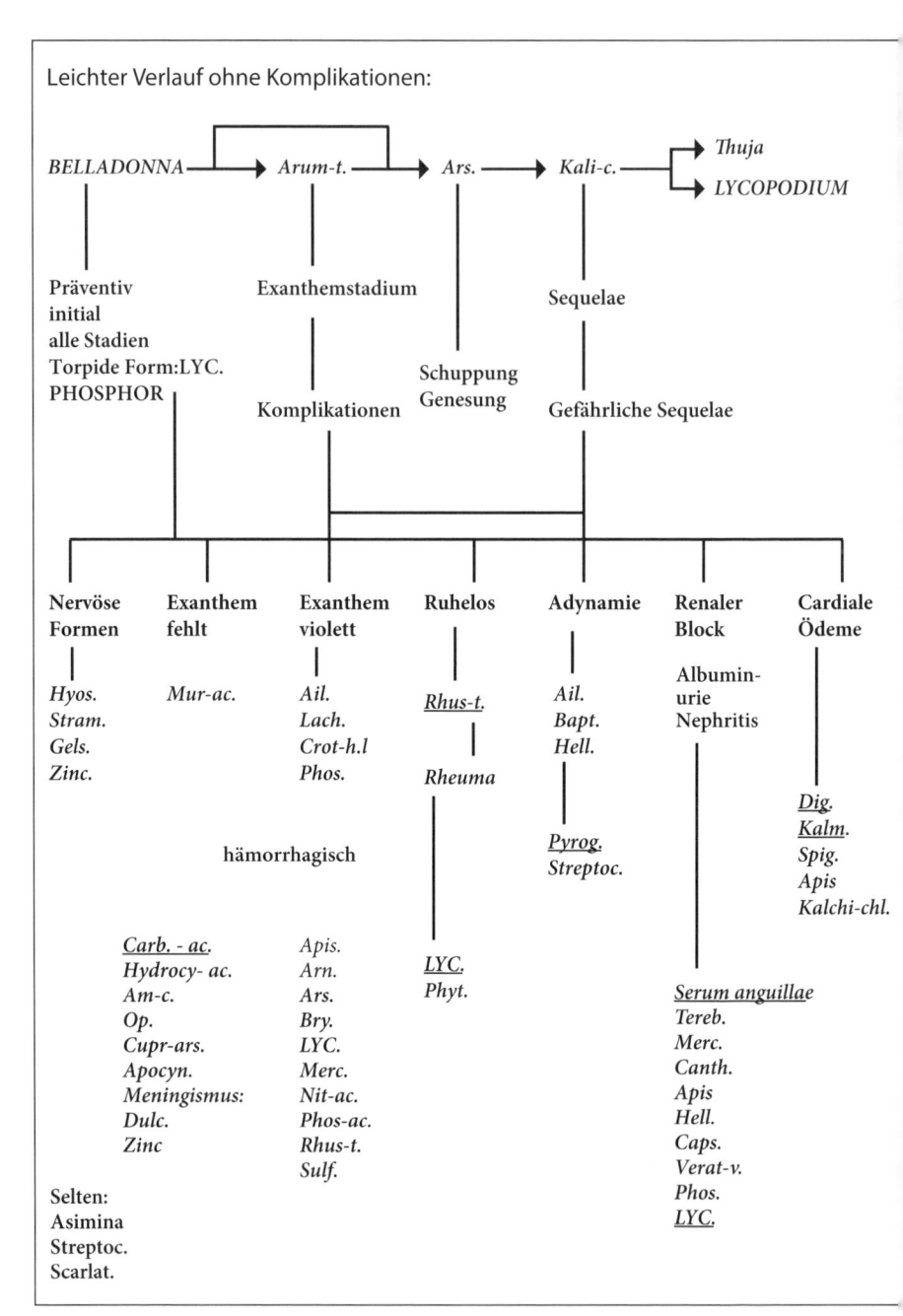

BELLADONNA → Arum-t. → Ars. → Kali-c. → Thuja / LYCOPODIUM

- BELLADONNA: Präventiv initial, alle Stadien, Torpide Form: LYC., PHOSPHOR
- Arum-t.: Exanthemstadium → Komplikationen
- Ars.: Schuppung Genesung
- Kali-c.: Sequelae → Gefährliche Sequelae

Nervöse Formen	Exanthem fehlt	Exanthem violett	Ruhelos	Adynamie	Renaler Block	Cardiale Ödeme
Hyos.	Mur-ac.	Ail.	*Rhus-t.*	Ail.	Albuminurie	
Stram.		Lach.		Bapt.	Nephritis	
Gels.		Crot-h.l		Hell.		
Zinc.		Phos.	Rheuma			Dig.
						Kalm.
		hämorrhagisch		*Pyrog.*		Spig.
				Streptoc.		Apis
						Kalchi-chl.
	Carb.- ac.	Apis.	LYC.		*Serum anguillae*	
	Hydrocy-ac.	Arn.	Phyt.		Tereb.	
	Am-c.	Ars.			Merc.	
	Op.	Bry.			Canth.	
	Cupr-ars.	LYC.			Apis	
	Apocyn.	Merc.			Hell.	
	Meningismus:	Nit-ac.			Caps.	
	Dulc.	Phos-ac.			Verat-v.	
	Zinc	Rhus-t.			Phos.	
		Sulf.			*LYC.*	
Selten:						
Asimina						
Streptoc.						
Scarlat.						

Abb. 4.1: Verlaufsformen von Scharlach und deren homöopathische Behandlung

4.1 Die heilsamen Mittel von A–Z

In Kents Repertorium werden die für **Scharlach** infrage kommenden Mittel in folgender Rubrik zusammengefasst: *Aconitum napellus,* ***Ailanthus, Ammonium carbonicum, Apis,*** *Arnica montana, Arsenicum album, Arum triphyllum, Barium carbonicum,* ***Belladona,*** *Bryonia alba, Calcium carbonicum, Carbolicum acidum, Carbo vegetabilis, Chamomilla, Crotalus horridus, Cuprum, Gelsemium, Hepar sulfuris, Hyoscyamus niger,* ***Lachesis, Lycopodium, Mercurius solubilis,*** *Muriaticum acidum, Nitricum acidum, Phosphoricum acidum, Phosphorus, Phytolacca,* ***Rhus toxicodendron,*** *Stramonium, Sulfur, Zincum metallicum.*

- in größeren Flecken: *Ailanthus*
- gangränös: *Ailanthus,* ***Ammonium carbonicum,*** *Arsenicum album, Carbolicum acidum, Lachesis, Phosphorus*
- glatt: *Ammonium carbonicum,* ***Belladonna,*** *Euphrasia officinalis, Hyoscyamus niger, Mercurius solubilis*
- verschwindend oder zurücktretend: *Ammonium carbonicum, Phosphorus, Sulfur,* ***Zincum metallicum***

Dem homöopathisch vorgebildeten Arzt sind diese Mittel geläufig. Er wird durch diese Rubrik mit den Unterrubriken lediglich an Gelerntes erinnert.

Es ist leider unerlässlich, sich genaue Kenntnisse in homöopathischer Therapie zu erwerben, wenn diese Methode erfolgreich praktiziert werden soll. Deshalb muss hier ausdrücklich auf die Materia Medica, die Fachliteratur und die Weiterbildungskurse hingewiesen werden, zumal grundsätzlich viele andere Mittel aufgrund ihrer Symptomatologie ebenfalls berücksichtigt werden müssen. Adolf Voegeli z.B. führt in seinem Buch *Homöopathische Therapie der Kinderkrankheiten* außer *Belladonna* als Hauptmittel nur noch *Ailanthus, Lachesis, Apis, Cantharis, Helleborus, Rhus toxcodendron* und die Nosoden *Syphilinum* und *Scarlatinum* an, wobei *Apis, Cantharis* und *Helleborus* nur für die Begleitnephritis erwähnt werden.

Karl Stauffer gibt in seinem Buch *Homöotherapie* eine Vielzahl von Mitteln an, wobei der septische Verlauf und Nachkrankheiten besondere Erwähnung finden.

Trotzdem sollen die Mittel aus Kents Repertorium hier für den interessierten Leser in Bezug auf die wichtigsten Indikationen, und zwar besonders bei Scharlach, besprochen werden, damit die Krankengeschichten von jedermann nachvollzogen werden können.

➤ Aconitum napellus
Sturmhut, Ranunculaceae

- Fiebermittel für Schreck- und Ärgerfolgen und nach Einwirkung von trockener Kälte, z.B. eisigem Ostwind bei schönem Winterwetter. Die Heftigkeit bestimmt das Bild.
- Plötzliches hohes Fieber bei Unruhe und Angst, ersticken zu müssen, allein zu sein, vor Menschen, im engen Raum, vor Gespenstern, vor Unheil; Todesfurcht, sagt seine Todesstunde voraus, stärkste nervöse Ruhelosigkeit, wirft sich gepeinigt herum.
- Überwiegend Verlangen nach Entblößen bei Fieber. Trockene und heiße Haut.
- Trockener Hals und Kehlkopf mit Krupphusten vor Mitternacht. Hält sich den Hals beim Husten.
- Extrem starkes Verlangen nach großen Mengen kalten Wassers im Hitzestadium des Fiebers. Röte des Gesichts wechselt mit Blässe – auch eine Seite blass, die andere rot.
- Erbrechen im Hitzestadium des Fiebers, nach dem Trinken. Die Indikation endet, sobald der Patient zu schwitzen beginnt.
- Angst wird in der Brust empfunden, starkes Herzklopfen, Angina pectoris.
- Verschlimmerung: abends und nachts, Schmerzen sind unerträglich, im warmen Zimmer, beim Erheben vom Bett, beim Liegen auf der kranken Seite.
- Besserung: an der frischen Luft.

> **Ailanthus glandulosa**
>   Götterbaum, Simarubaceae
- Mittel für maligne Form von Scharlach und Diphtherie mit typhösem Verlauf. Exanthem kommt nicht heraus oder wurde unterdrückt.
- Schnell auftretende Schwäche.
- Kann Anblick von Speisen nicht ertragen; will lieber heiße Getränke. Übelkeit. Erbricht bald nach Essen oder Trinken.
- Stöhnt im Schlaf. Murmelndes Delirium, sieht Ratten durch das Zimmer laufen.
- Puls schnell und klein, kaum wahrnehmbar, unregelmäßig. Schmerzhafte Lymphknoten. Fauces und Tonsillen entzündet, dunkelrot geschwollen, fast purpurfarbig, livide. Ulcera der Tonsillen < links. Schmerzen im Schlund beim Schlucken oder Lufteinziehen, ständiges Ausräuspern von stinkendem Schleim und Klümpchen. Beim Schlucken zieht der Schmerz ins linke Ohr.
- Parotis und Schilddrüse vergrößert und empfindlich.
- Hastige, unregelmäßige, schwierige Atmung, asthmoide Beklemmung. Brustschmerz und Schmerz in der linken Scapula. Häufiges Seufzen.
- Erysipel mit Bläschen, zuerst im Gesicht, dann am ganzen Körper, Haut dunkelrot bis bläulich verschwollen.
- Gastroenteritis: wässrige Entleerungen mit Kolikschmerzen, blutige Stühle. Taenien.
- Verschlimmerung: Schwindel durch Liegen verschlechtert. Kleiderdruck unerträglich: in freier Luft.
- Besserung: Schlafen in Rechtslage.

> **Ammonium carbonicum**
>   Ammoniumcarbonat, Hischhornsalz
- Hautausschläge kommen nicht heraus oder treten zurück. Verschlimmerung nach nasskalten Umschlägen.

- Nasenbluten, < Gesichtswaschung morgens oder beim Händewaschen.
- Krämpfe, Herzschwäche, drohende Hirnlähmung.
- Verstopfte Nase bei Scharlach oder Diphtherie, Kind kann nicht schlafen, weil es keine Luft kriegt, muss durch den Mund atmen.
- Maligner Scharlach mit tiefem Schlaf. Röchelndes Atmen. Hirsekornartiger Ausschlag oder schwach entwickelter Ausschlag durch unzulängliche Vitalkraft.
- Tonsillen vergrößert, bläulich; faulig wunder Schlund; gangränöse Geschwüre an den Tonsillen.
- Verschlimmerung: kaltes feuchtes Wetter, nasse Umschläge, vom Waschen, während der Regel.
- Besserung: Bauchlage, liegen auf der schmerzhaften Seite, bei trockenem Wetter.

> Apis mellifica
Honigbiene, Hymenoptera

- Tonsillen und Uvula blassrot ödematös geschwollen. Schleimhaut wie glasiert. Trockenheit, Zusammenschnüren. Geschwüre erysipelatös an den Tonsillen und am Gaumen.
- Stechen beim Schlucken, Glottisödem. Der Hals ist innerlich und äußerlich geschwollen.
- Durstlosigkeit bei Fieber oder unstillbarer Durst, trinkt aber nur wenig auf einmal.
- Meningitis. Schrille Schreie, Cri encephalique. Grundloses Weinen bei Fieber. Murmelndes Delirium. Eifersucht, will nicht allein gelassen werden.
- Akute Glomerulonephritis, Harnsperre. Entleerung erschwert, häufig, spärlich, unbemerkt. Urin dunkel, rot, milchig, schaumig, Eiweiß, Erythrozyten, Makrohämaturie, Zylinder, Sediment braun, wie Kaffeesatz.

- Gesicht geschwollen, blass, wachsartig; ödematöse Schwellung um die Augen und vor allem *unter* den Augen. Lippen geschwollen.
- Verschlimmerung: nach dem Schlaf, 15 – 16 Uhr, geschlossene, besonders warme und geheizte Räume sind unerträglich, nach Durchnässung, aber besser nach dem Waschen oder dem Befeuchten des Körperteils mit Wasser.
- Besserung: kaltes Wasser oder kaltes Baden; frische Luft, Abdecken, beim Aufrechtsitzen, Lagewechsel.

> Arnica
Bergwohlverleih, Compositae

- Scharlach nach Verletzungen. Kontinua bei Febris cerebralis mit Petechien, Purpura; solche Schwäche, dass er beim Versuch, sich aufzurichten ohnmächtig wird; mit faulem Atem, behauptet, ihm fehle nichts.
- Nasenbluten bei Typhoid, beim Naseschneuzen durch die Anstrengung. Kalte Nasenspitze.
- Schlaflos durch Angst mit Schläfrigkeit. Murmelndes Delirium. Kopf heiß, Körper kalt, Füße kalt. Vorherrschend bösartiger Frost mit Durst. Frost abends. Innere Hitze mit äußerem Frost. Das Aufdecken verursacht ihm Frost. Frösteln selbst beim Bewegen im Bett. Frösteln mit Hitze bei Röte einer Backe.
- Antwortet richtig, wenn gefragt, fällt aber sofort in den Stupor zurück. Schickt den Doktor weg, sagt, er sei nicht krank. Will nicht angefasst, nicht angesprochen werden. Furcht vor Personen, die sich nähern; vor plötzlichem Tod. Betet um sein Seelenheil.
- Das Bett ist ihm zu hart, alles tut ihm weh.
- Beklagt sich ständig darüber und wälzt sich fortwährend hin und her. Herzschmerz, wie gepackt. Angstgefühl in der Brust.

- Trinkt wenig. Stänkriges Aufstoßen und Winde wie von faulen Eiern. Unwillkürliche Stuhlentleerung nachts im Schlaf.
- Häufige, dünnschaumige, unverdaute, blutige Stühle.
- Verschlimmerung: in der Ruhe, beim Hinlegen, nach Wein.
- Besserung: Kontakt, Bewegung.

▶ Arsenicum album
Arsenige Säure

Große Entkräftung, rapides Sinken der Lebenskräfte; Ohnmacht. Untertemperatur. Kreislaufkollaps, Puls klein und schnell, klebrigkalter Schweiß mit Frösteln. Höchste Unruhe. Facies hippocratica. Rutscht im Bett hinunter.

- Septisches Fieber mit Akne um 13 Uhr und 1 Uhr. Periodisch wiederkehrende Beschwerden. Verlangen nach Entblößen.
- Widerliche Schweiße. Aashaft fauler Atem. Diphtherischer Belag im ganzen Hals, sich ausbreitende gangränöse Geschwüre, trocken und runzelig aussehende Membranen. Paralytischer Zustand des Pharynx und Ösophagus.
- Rissige Landkartenzunge, je nach Stadium wechselnder Belag. Glatt glänzend, Papillen aufgerichtet.
- Große Angst und Unruhe. Möchte gehalten werden, nicht allein sein. Todesangst. Will von einem Bett ins andere. Ruhelosigkeit, aus dem Bett treibend. Fieberdelir, Neigung auf den Löffel zu beißen; Flockenlesen.
- Verschlimmerung: nach Mitternacht (1-2 Uhr oder 13-14 Uhr).
- von Kälte, kalten Getränken, kaltem Essen, beim Liegen auf der schmerzhaften Seite oder in Kopftieflage.
- Besserung: im allgemeinen von Hitze – außer Kopfschmerz.

› Arum triphyllum
Aronstab, Araccac

- Wundheit in Mund und Nase ist Leitsymptom bei bösartigem Scharlach und Diphtherie.
- Typhoider Scharlach mit Apathie, wenig oder ausbleibendem Urin; drohende Urämie. Poly- und Pollakisurie.
- Kinder weisen Speise und Trank zurück wegen Wundheit in Mund und Kehle; sind schlaflos. Beim Einschlafen ist ihnen, als würden sie ersticken, sie fahren wie erschreckt auf.
- Wunde Mundwinkel, rissig, blutend; Bluten und Risse der Zunge. Ätzende, jauchige Absonderung macht die Innenseite der Nase, die Nasenflügel und die Oberlippe wund.
- Ständiges Nasenzupfen bis zum Bluten. Bohrt mit dem Finger in der Nase an der Seitenwand. Zupft an den Lippen, bis sie bluten. Nägelkauen, bis die Finger bluten. Bohrt den Kopf in die Kissen.
- Abschuppung in großen Hautfetzen – zum zweiten oder dritten Mal bei Scharlach.
- Verschlimmerung: im Liegen, durch Wärme. Nordwestwind.
- Besserung: nach dem Essen.

› Barium carbonicum
Bariumcarbonat

- Lymphknoteninduration bei und nach Scharlach. Der Hals tut bei Berührung weh.
- Tonsillarhypertrophie, verhärtet. Varizen an den Tonsillen.
- Chronische Mandelentzündung und adenoide Wucherungen Empfindung, als säße ein Pflock im Schlund. Rezidierende Mandelentzündung bei jeder leichten Erkältung oder nach unterdrücktem Fußschweiß.
- Schmerz im Schlund durch Schlucken, < beim Leerschlucken.

- Die Tonsillen neigen zur Eiterung, besonders die rechte, geschwollener Gaumen; dunkelbrauner Urin.
- Schlaflosigkeit. Körperlich und geistig schwache Kinder. Merzt häufig die Neigung zur Angina aus.
- Verschlimmerung: beim Denken an seine Krankheit, durch die geringste Kälte, beim Liegen auf der schmerzhaften Seite, nach den Mahlzeiten, beim Waschen der affizierten Körperteile.
- Besserung: Kopfschmerz > frische Luft.

> Belladonna
Atropa Belladonna, Tollkirsche, Solanaccae

- Fieber plötzlich und hoch, mit heißem Kopf und kalten Füßen nach Luftzug im verschwitzten Zustand bei Sonnenwetter oder nach Einwirkung feuchter Kälte, nach dem Haareschneiden oder nach kalt gewordenen Füßen. Von Hahnemann als Spezifikum gegen Scharlach empfohlen, als Prophylaktikum gebräuchlich (eine Dosis C200).
- Gleichmäßige, glatte, glänzende, scharlachartige Rötung der Haut, trocken heiß und brennend, strahlt auf die untersuchende Hand eine brennende Empfindung aus.
- Kopfschmerzen im Gehirn und in den Schlagadern.
- Verschlimmerung durch das leiseste Geräusch, Erschütterung, Bewegung, Licht, Hinlegen, geringste Anstrengung.
- Schläfrig, aber schlaflos. Benommenheit bei intensiver Hitze. Fieberdelir. Sieht Geister, Insekten, Hunde, Wölfe. Will beißen und schlagen. Versucht zu entfliehen. Zähneknirschen. Konvulsionen.
- Schlund wie zusammengeschürt, roh und wund; sehr rot und glänzend. Aphthöse Geschwüre auf den Tonsillen, die sich schnell bilden, intensiver Blutandrang. Klopfende Karotiden. Schlimmer beim Schlucken von Flüssigkeiten. Scharlachzunge.

- Verschlimmerung: Berührung, Bewegung, Geräusche, Luftzug, Blick auf hellglänzende Objekte, nach 15 Uhr, nachts, nach Mitternacht, während des Trinkens, beim Entblößen des Kopfes, beim Hinlegen.
- Besserung: Ruhe, warmes Zimmer, Abdunkelung, aufrecht sitzen.

> Crotalus horridus
Gift der Klapperschlange, Crotalidae

- Ängstlicher Gesichtsausdruck, betäubt, dumm, erschöpfte Lebenskraft, Puls kaum fühlbar.
- Murmelndes Delirium beim Typhoid, verzagt, weint, ängstlich oder bissig.
- Maligner Scharlach oder Diphtherie, Ödeme oder Gangrän an Rachen oder Tonsillen.
- Schmerzen < beim Leerschlucken, wenn Erbrechen oder Diarrhö auftreten.
- Zunge feuerrot und glänzend, stark geschwollen.
- Purpura hämorrhagica; tritt plötzlich auf an allen Körperöffnungen; Blut fließt aus Augen, Ohren, Nase und jeder Körperöffnung.
- Hämorrhagische Otitis. Netzhautblutungen. Intestinalhämorrhagie. Herzschmerz strahlt in den linken Arm, wechselnde Blutdruckwerte.
- Atemnot beim Einschlafen.
- Hämatogener Ikterus. Unstillbarer Durst.
- Verschlimmerung: frische Luft, abends und morgens, nach dem Erwachen, sobald er einschläft, warmes Wetter, Alkohol, Feuchtigkeit, Frühlingswetter.
- Besserung: Licht, Bewegung.

› Cuprum
Metallisches Kupfer

- Schlimme Folgen von zurückgetriebenen Ausschlägen; Hirnaffektionen, Spasmen, Konvulsionen, Erbrechen; Folgen unterdrückten Fußschweißes.
- Meningitis mit Krämpfen und Spasmen. Blaurotes, zyanotisches Aussehen. Krampfig geballte Fäuste mit eingeschlagenem Daumen.
- Delirium, fürchtet sich vor jedem, der ihm nahe kommt, schreckt vor ihm zurück, versucht zu entfliehen; spuckt Fremden, die sich nähern, ins Gesicht und schlägt nach ihnen.
- Angina tonsillaris, dumpfer durchdringender Schmerz in der linken Tonsille, < durch äußere Berührung.
- Getränke fließen mit gurgelndem Geräusch die Speiseröhre hinab. Husten mit gurgelndem Geräusch, als ob Wasser aus einer Flasche gegossen wird.
- Brechdurchfall mit Leib- und Wadenkrämpfen. Abdomen hart wie Stein.
- Toxische Nephritis mit Eiweiß und Epithelzylindern.
- Verschlimmerung: unterdrückter Ausschlag, kalter Wind, kalte Luft, nachts.
- Besserung: Nausea, Erbrechen und Husten > durch einen Schluck kalten Wassers.

› Gelsemium
Gelsemium sempervirens, falscher Jasmin, Loganiaceae

- Kataleptische Unbeweglichkeit; die Pupillen sind erweitert, die Augen geschlossen, aber der Kranke ist bei Bewusstsein. Delirieren im Schlaf. Halbwach spricht er unzusammenhängend; unfähig, aufmerksam auf etwas zu achten, was Nachdenken erfordert.

- Katarrhalische Taubheit mit Schmerz vom Rachen nach dem Mittelohr hin. Zunge und Glottis sind teilweise gelähmt; schwere Sprache; Zunge zittert so, dass er sie kaum herausstrecken kann.
- Beim Schlucken plötzlich durchschießender Schmerz im Ohr. Toxischer Scharlach oder Diphtherie, beginnende Lähmung, verminderte Sehkraft. Mastoiditis; Cerebrospinalmeningitis im Kongestionsstadium; Incontinentia urinae; Albuminurie.
- Extrasystolie. Herzbeklemmung mit Seufzen, Gefühl, als sei die Bettdecke zu schwer. Fürchtet, das Herz könne aufhören zu schlagen, wenn er sich nicht bewegt.
- Fieberfrost ohne Durst, besonders entlang der Wirbelsäule, den Rücken hinauf und hinunter laufend, vom Kreuzbein bis zum Hinterkopf.
- Verschlimmerung: Gemütsbewegung und Aufregungen, schlechte Nachrichten, beim Denken an seine Beschwerden, wenn auf seinen Verlust angesprochen, Abwärtsbewegung, 9-10 Uhr, Tabakrauch, feuchtes, schwüles Wetter, vor einem Gewitter. Besserung: reichliche Harnausscheidung, Schweiß, Kopfschütteln, Trinken, geistige Anstrengung.

> Hepar sulfuris calcareum
Kalkschwefelleber, Calciumsulfid

- Außerordentlich empfindlich gegen kalte Luft, muss bis zum Gesicht warm eingepackt sein.
- Mürrisch und ärgerlich über die kleinste Bagatelle.
- Rezidivierende Anginen, abszedierende Angina, stechende Halsschmerzen beim Schlucken erstrecken sich ins Ohr. Empfindung eines Klumpens oder wie von einer Fischgräte oder einem Knochensplitter. Phlegmonöse Entzündung.
- Mittelohrentzündung bei akuten Exanthemen, Scharlach, Jucken im Ohr, Absonderung eitrig, blutig, wundmachend, übelriechend,

wie verdorbener Käse, unterdrückt. Mittelohreiterung, Abzess im Gehörgang, Karies des Prozessus mastoideus.
- Hautaffektionen, sehr empfindlich gegen Berührung, der Schmerz erzeugt oft Ohnmacht. Geschwüre, Herpes, umgeben von kleinen Pusteln, breiten sich durch Verschmelzung aus.
- Die Mitte der unteren Lippe ist eingerissen. Bläschen und Krusten in den Mundwinkeln. Schwellung, Verhärtung und Eiterung der Halslymphknoten. Gelbe, blasse Hautfarbe.
- Chronische Tonsillarhypertrophie mit Schwerhörigkeit.
- Verschlimmerung: geringste Berührung der affizierten Körperteile, kalte Luft, Aufdecken, kalte Speisen und Getränke, Liegen auf der schmerzhaften Seite.
- Besserung: Wärme, warmes Einhüllen – besonders des Kopfes, feuchte Witterung.

➤ Hyoscyamus
Bilsenkraut, Solanaceae

- Scharlach wird schnell typhös. Kontinua bei typhösen Fiebern. Benommenes Sensorium, stierer Blick, kann seine Verwandten nicht wiedererkennen. Antwortet richtig, wenn angesprochen, fällt jedoch sofort wieder in den Stupor zurück.
- Geschwätziges Delirium, unterhält sich mit Abwesenden, sieht Personen, Tiere, Schlangen. Furcht und Speiseröhrenkrämpfe beim Anblick von Wasser und Hören von fließendem Wasser.
- Flockenlesen, zupft an der Bettdecke, wischt sich über das Gesicht. Zähne schmutzig, belegt, Zunge trocken und unbeholfen, Mundschleimhaut trocken und blutet leicht. Harnverhaltung, unfreiwilliger Stuhl- und Harnabgang.
- Verlangen, sich zu entblößen. Liegt nackt im Bett und schwatzt. Hyperästhesie, besonders ausgeprägt an Larynx und Trachea.
- Das Einschlafen ist gestört oder unmöglich. Aufschreien und Muskelzuckungen im Moment des Einschlafens.

- Verschlimmerung: nachts, während der Regel, beim Liegen, nach Trinken, durch Kälte, leiseste Bewegung, warme, feuchte Südwinde, Winter und trockenes Wetter.
- Besserung: Bücken, Vorbeugen des Kopfes im Sitzen, Wärme, frische Luft.

> Lachesis
Lachesis muta, Buschmeister, Surukuku, Cratlidae

- Tonsillitis, Scharlach, Diphtherie. Beginn auf der linken Seite, breitet sich nach der rechten aus. Dunkelpurpurrotes Aussehen, phlegmonöse Entzündungen.
- Schlimmer durch heiße Getränke und nach Schlaf. Flüssigkeiten beim Schlucken schmerzhafter als Festes.
- Unverhältnismäßig starke Entkräftung gegenüber dem Erscheinungsbild im Hals. Toxisches Bild. Hämorrhagische Diathese.
- Typhöses Fieber, Stupor oder murmelndes Delirium, eingefallenes Antlitz, Herunterfallen des Unterkiefers, Zunge trocken, schwarz, zittert, kann nur mit Schwierigkeiten herausgestreckt werden oder steckt an den Zähnen beim Herausstrecken fest.
- Konjunktiven gelb oder orange verfärbt, kalter Schweiß, färbt gelb und blutig. Große Empfindlichkeit gegen Berührung an Hals, Magen, Bauch – Betttücher oder Pyjama, jede Kleidung verursacht ein unbehagliches Gefühl und macht nervös.
- Argwohn, unbegründete Eifersucht, große Geschwätzigkeit. Rheumatische Endocarditis. Erwacht mit Herzklopfen und Angst. Herz wie gepackt, Taubheit im linken Arm.
- Verschlimmerung: nach Schlaf, beim Erwachen, Berührung, Einengung, Umschläge, Temperaturextreme, Saures, Alkohol.
- Besserung: alle Körperausscheidungen, Lösen der Kleidung, Rückwärtsbeugen, Lagewechsel.

> Lycopodium clavatum
Bärlappsporen/Lycopodiacee

- Wichtigstes Mittel bei Scharlach mit geringen Temperaturen, torpidem Verlauf und mäßigen Beschwerden, aber Lymphknotenschwellungen und Schwäche.
- Auch Kontinua bei Scharlach, hektisches, septisches, intermittierendes Fieber. Rezidivierende Anginen, Scharlach und Diphtherie. Meist rechtsseitiger Beginn, Fauces bräunlichrot, Belag steigt von der Nase zur rechten Tonsille hinab.
- Absonderung zäh grünlich. Mittelohrentzündung mit dickem gelb-eitrigem, serös blutigem, übelriechenden Ausfluss als Folge akuter Exantheme.
- Halsschmerzen schlimmer durch kalte Getränke. Verlangt nach warmen Getränken bei Fieber. Verschlimmerung von 16-20 Uhr.
- Übermäßige Gasansammlung. Guter Appetit, aber nach wenigen Bissen steht es ihm bis zum Hals. Gärungsprozesse im Bauch mit Gluckern und Quaken im Unterbauch. Der Anblick von Speisen verschlechtert. Unverträglichkeit von Kohl, Hülsenfrüchten und Zwiebeln.
- Harnwegsinfekte mit rotem Sand im Urin. Der rechte Fuß ist kalt, der linke warm.
- Verschlimmerung: 16-20 Uhr, durch Schlaf.
- Besserung: Entblößen, Bewegung, Lockern der Kleidung, warme Speisen und Getränke.

> Mercurius solubilis
Quecksilber

- Tonsillitis, Mumps, Scharlach und Diphtherie mit reichlichem übelriechenden Speichel; Zunge groß, schlaff mit Zahneindrücken, Landkartenzunge.

- Mandeln follikulär – auch phlegmonös – eitrig entzündet, Zäpfchen geschwollen, verlängert, ständiger Drang zu schlucken, dicke graue Membranen, zerfetzte Ränder, anhaftend oder frei.
- Lähmung, verschluckt sich, Flüssigkeiten kommen aus der Nase. Reichliches Schwitzen begleitet beinahe alle Beschwerden, aber es schafft keine Erleichterung. Schweiß klebrig und kalt, färbt die Wäsche gelb, säuerlich, süßlich, widerlich stinkend. < nachts, beim Essen, nach Trinken, im Schlaf, beim Erwachen, vor und nach dem Stuhl, durch Schmerzen. Entzündungsfieber, hektisch, remittierend, septisch.
- Lymphknotenschwellung, schmerzhaft, drohende Eiterung. Eitrig-gelbgrüne Absonderung aus der Nase, blutig, mit Krusten, übelriechend, Stirnhöhlenentzündung.
- Tubenkatarrh, Mittelohrentzündung mit Ohrenschmerzen nachts, in der Bettwärme, brennend, drückend, reißend, Absonderung aus dem Mittelohr, dünn, wässrig, eitrig, wundmachend, stinkend, schmerzhaft.
- Verschlimmerung: nachts, durch Bettwärme, Bewegung, kalte Luft, Schwitzen, feuchtes regnerisches Wetter, liegen auf der rechten Seite.
- Besserung: durch Ruhe.

> Muriaticum acidum
Salzsäure

- Septisches Fieber mit Petechien und großer, lähmungsartiger Schwäche, rutscht im Bett herunter; Unterkiefer hängt nach unten.
- Kontinua mit Stupor bei Exanthemen oder Typhus, tiefer benommener Schlaf, bewusstlos in wachem Zustand, lautes Stöhnen und Murmeln, Zunge belegt an den Rändern, zusammengeschrumpft, lederartig, rissige Landkartenzunge.

- Mund und After sind hauptsächlich angegriffen, die Zunge und der Afterschließmuskel sind gelähmt. Urin und Stuhl gehen unwillkürlich ab.
- Bösartige Affektionen des Mundes, besetzt mit Ulcera, tief, perforierend, mit schwarzem oder dunklem Grund, stinkend, fauliger Atem, starke Erschöpfung bei Diphtherie, Scharlach, Krebs.
- Puls schnell, klein und weich, setzt jeden 3. Schlag aus. Herzklopfen wird im Gesicht gespürt.
- Verlangen nach Entblößen. Verschlimmerung durch Berührung, kalte Getränke.
- Verschlimmerung: Berührung, feuchtes Wetter, Gehen, kalte Getränke, Baden, Sitzen, menschliche Stimme.
- Besserung: Bewegung, Wärme, Liegen auf der linken Seite.

> **Nitricum acidum**
  Salpetersäure

- Chronisch intermittierendes Fieber, mit vergrößerter Leber. Übelriechende blutige, wundmachende Krusten und Schorf in und an der Nase. Übelriechende, schmerzhafte phagedänische Geschwüre im Mund, an Uvula, Fauces und Tonsillen, Plaques muqueuses, Gangrän. Splitterschmerz. Zahnfleischbluten, Speichelfluss, süßlich, salzig. Das Wasser schmeckt salzig. Zunge weiß, gelb, grün, mit roten Rändern, rot, rissig.
- Verlangen nach unverdaulichen Dingen, Erde, Kreide, Bleistift, Verlangen nach Fett.
- Diphtherie, Krupp, Scharlachnephritis. Geschwollene Lider. Schmerzen in der Harnröhrenmündung, wie von einem Splitter, Empfindung, als wäre der Urin kalt. Urin braun, eiweißhaltig, blutig, ammoniakalisch, übelriechend, wie Pferdeharn. Abzess hinter dem Ohr, Karies des Processus mastoideus. Schwerhörig nach Scharlach, Knacken in den Ohren beim Kauen. Schleim-

hautpolypen. Fisteln, Fissuren, Kondylome, große Krankheits- und Todesfurcht und enorm reizbar beim Denken an seine Beschwerden. Sehr empfindlich auf schrille Geräusche.
- Verschlimmerung: abends und nachts, nach Mitternacht, Berührung, nasskaltes Wetter, Temperatur- und Wetterwechsel, während Schweißstadium, beim Gehen. Quecksilbermissbrauch.
- Besserung: beim Fahren im Wagen.

> Phosphoricum acidum
Phosphorsäure

- Typhöse Kontinua mit Stupor, liegt da wie ein Klotz, vollkommene Apathie, ohne der Umgebung irgendwelche Beachtung zu schenken.
- Delir, unverständliches Murmeln; wenn er geweckt wird, ist er voll bei Bewusstsein, antwortet langsam und korrekt und fällt in Stupor zurück.
- Zahnfleischbluten.
- Zunge trocken, roter Mittelstreifen, Schleimbelag, Schwellung. Stuhlentleerung reichlich, unverdaut, dünn, wässrig, schmerzlos, unwillkürlich, im Schlaf, bei Windabgang.
- Patient zittert vor Schwäche, Beine schwach, stolpert beim Versuch, zu gehen.
- Nephritis, Urin reichlich, wässrig, milchig, wie geronnene Milch, Eiweiß, Zucker, Phosphate enthaltend, Entleerung unwillkürlich oder vergeblich, Pollakisurie, indiziert bei gleichzeitigem Diabetes.
- Verschlimmerung: psychische Alterationen, Säfteverluste, Anstrengung, aufrechte Haltung, Geräusche. Reden erzeugt Schwäche in der Brust.
- Besserung: Bettwärme, Einhüllen, kurzer Schlaf, gehen.

> Phosphorus
Weißer Phosphor, das Element

- Große Unruhe, Schwäche und Entkräftung. Mangel an Lebenswärme mit Hitzegefühlen, nachts, beim Essen von warmen Speisen, Entzündungsfieber, cerebrospinal, mit Stupor, bei Typhus, Pneumonie, hektische Kontinua, trockene Hitze. Schweiß reichlich, nachts, klebrig, kalt, auch heiß, stinkend. Aussehen kränklich, eingefallen, hippokratisch, blass, wachsartig, mit roten Flecken auf den Wangen bei Erregung, Augenumgebung verschwollen, haloniert.
- Scharlachendocarditis, Pektangina mit Ausstrahlung in den rechten Arm, Herzklopfen mit Angst < beim Erwachen. Gewitter und Schwüle verschlimmern deutlich das Allgemeinbefinden. Übelkeit beim Eintauchen der Hände in warmes Wasser.
- Verlangt kalte Getränke, Milch, kalte Speisen, Eis, Eiswürfel, liebt sonst erfrischende Dinge, salzige, gewürzte, saure Sachen, Fisch. Heißhunger bei Fieber, Kopfschmerzen, bald nach dem Essen, mit Schwäche.
- Scharlachnephritis, Harnsperre, Pollakisurie, Polyurie, Entleerung unwillkürlich. Neigung zu Blutungen aus allen Schleimhäuten, Haut blau-fleckig. Urin vermindert oder vermehrt, ammoniakalisch, wie Pferdeharn, wässrig, dick, schillerndes Häutchen auf der Oberfläche, schaumig, wolkig, dunkel, braun mit Gallenfarbstoffen, Eiweiß, Blut, Zucker, Zylinder, Fettzylinder, Phosphate mit rotem Sand.
- Verschlimmerung: abends, in der Dämmerung, vor Mitternacht, beim Liegen auf der linken bzw. der schmerzhaften Seite. Während eines Gewitters, Wetterwechsel zu warmem oder kaltem Wetter.
- Besserung: kalte Speisen, kaltes Wasser, bis es im Magen warm wird. Massage, Schlaf.

> **Phytolacca**
> Kermesbeere, Phytolaccaceae
- Dunkelrote, purpurfarbene Schwellung der Tonsillen, dann erscheinen auf ihnen kleine, weiße Punkte, die ineinander fließen und diphtherieähnliche Beläge bilden können; follikuläre Entzündung, Geschwüre mit dicker, fauliger, zäher Absonderung. Exsudat, grau, wie Waschleder.
- Die Schmerzen schießen beim Schlucken vom Hals in die Ohren, < warme Getränke, starker Schmerz an der Zungenwurzel, < Herausstrecken der Zunge. Brennen wie von glühender Kohle. Trockenheit.
- Scharlach, schuppig, kleieartige Krusten. Unwiderstehliches Verlangen, die Zähne zusammenzubeißen.
- Hohes Fieber mit schnellem Puls, Hitze auf Kopf und Gesicht beschränkt, Körper eiskalt.
- Zerschlagenheit im ganzen Körper mit heftigen Kopf-, Rücken- und Gliederschmerzen, muss sich fortwährend bewegen.
- Rheumatismus nach Diphtherie, Scharlach, Anginen, Gonorrhö, Syphilis und Quecksilber; Gliederschmerzen nachts, wandernd bei Bewegung, in der Bettwärme. Fliegender Schmerz wie elektrische Schläge, schießend, durchbohrend.
- Parotitis. Kitzelhusten im Kehlkopf.
- Verschlimmerung: nach feuchtem, kalten Wetter, Regenwetter, Schwäche und Schwindel beim Aufrichten, bei Bewegung, Druck, Schlucken, heiße Getränke, Hitze, Nachtkälte.
- Besserung: im Liegen, Bauchlage, kalte Getränke.

> **Rhus toxicodendron**
> Giftsumach, Anacardiaceae
- Große Ruhelosigkeit, Angst und Besorgnis. Kann nicht im Bett bleiben, muss häufig die Lage wechseln, um Erleichterung von

den Schmerzen zu finden. Glieder- und Rückenschmerzen, möchte auf harter Unterlage liegen.
- Akute Fieber nehmen eine typhöse Verlaufsform. Kontinua. Murmelndes Delir, Wahnidee, hart zu arbeiten, beschäftigt zu sein, Todesfurcht. Körperliche und geistige Unruhe.
- Kopfschmerz betäubend, als wäre das Gehirn lose oder schwappt. Heftiger Blutandrang zum Gesicht > durch Nasenbluten. Fleckiges Exanthem, Lähmungen bei Wechselfieber oder typhösen Zuständen.
- Herpes, Erysipel. Harndrang häufig, plötzlich, unwillkürlich, Harnverhaltung, Urin blass, wolkig, Eiweiß, Blut, weißes Sediment.
- Zunge gelb-weiß, einseitig, am Zungengrund. Rotes Dreieck an der Zungenspitze. Rissige Landkartenzunge.
- Tonsillen mit gelben Membranen bedeckt. Bläschen, gelblich, im Rachen. Halsschmerz stechend beim Beginn des Schluckens im Rachen. Abdomen aufgetrieben mit Empfindlichkeit im rechten Unterbauch und in der Milzgegend.
- Verschlimmerung: durch Ruhe, anfangs der Bewegung, nachts, nach Mitternacht, beim Liegen auf der schmerzhaften Seite, Zugluft nach Schwitzen, vor einem Sturm, feuchtkaltes Wetter, kaltes Baden. Hustet beim Herausstrecken der Hände aus dem Bett.
- Besserung: Einhüllen, trockene Wärme, fortgesetzte Bewegung, Lagewechsel.

> Stramonium
Stechapfel, Solanaceae

- Schlaflos bei typhösem Fieber. Singt im Fieber. Klammert sich an Eltern und Möbel. Kinder beschimpfen ihre Eltern.
- Geschwätziges Delirium, singt, unaufhörliches unzusammenhängendes Reden, spricht in Versen, betet, fleht, tobt, stammelt.

- Halluzinationen, Verlangen zu entfliehen, sieht Tiere, Hunde, das Haus brennt, ist doppelt, Körperteile sind zu groß. Verlangt nach Licht und Gesellschaft. Furcht vor Spiegeln.
- Schläft mit offenen Augen, Pupillen stark geweitet.
- Gesicht heiß und rot, bei kalten Händen und Füßen. Rollt den Kopf, wirft ihn von hinten nach vorn, der Kopf schnellt hoch vom Kissen, bohrt sich in das Kissen.
- Scharlach mit sehr großer nervöser Erregung, Krämpfen, Zittern und Unruhe, unterdrückter Scharlach.
- Kontinua, nachts, mittags, Schlucken erschwert, besonders bei Flüssigkeiten, Hydrophobie, Lähmung, Strabismus.
- Verschlimmerung: im Dunkeln, beim Alleinsein, beim Anblick heller und glänzender Gegenstände, nach Schlaf, beim Versuch, zu schlucken.
- Besserung: bei hellem Licht, in Gesellschaft, durch Wärme.

> Sulfur
Schwefel, Schwefelblüte

- Folgen von suppressiver Therapie, wenn fieberhafte Infekte mit Antibiotika behandelt wurden, nach Unterdrückung von Ausscheidungen und Hautausschlägen.
- Reaktionsmangel, wenn ein sorgfältig ausgewähltes Mittel keine Besserung bringt, besonders bei akuten Krankheiten, hilft *Sulfur* häufig, die Reaktionskräfte anzufachen, es demaskiert den Fall.
- Wenn die Rekonvaleszenz sich zu lange hinzieht.
- Bringt die Symptome der ursprünglichen Störung wieder hervor und gestattet dadurch die Wahl des heilenden Mittels.
- Leiden mit ständigen Rückfällen, dem Patienten scheint es beinahe gut zu gehen, dann fängt die Krankheit immer wieder an.
- Zur Resorptionserleichterung seröser oder entzündlicher Exsudate. Sehr spezifisches Arzneimittelbild mit 4000 Symptomen, das eingehend studiert werden muss.

- Entzündungsfieber bei Scharlach, Kontinua. Tonsillen vergrößert, eitrig.
- Verschlimmerung: in der Ruhe, beim Stehen, in Bettwärme, beim Waschen, Baden, wechselhaftes Wetter, um 11 Uhr, um 17 Uhr.
- Besserung: liegen auf der rechten Seite; trockenwarmes Wetter.

> Zincum
Zink, Element

- Bei zerebralen Affektionen, drohender Gehirnlähmung; wenn die natürliche Heilkraft zu schwach ist, um Exantheme zu entwickeln. Konvulsionen nach Unterdrückung von Hautausschlägen und Exanthemen.
- Entzündung der Hirnhäute. Opisthotonus. Zähneknirschen.
- Unaufhörliches und heftiges Unruhegefühl in den Füßen und unteren Extremitäten, muss sie ständig bewegen.
- Antwortet langsam, wiederholt alles, was zu ihm gesagt wird.
- Kind schreit im Schlaf auf, der ganze Körper zuckt im Schlaf, wacht erschreckt auf, schreckt hoch, rollt den Kopf von einer Seite auf die andere.
- Schwinden des Sehvermögens, Farbensehen.
- Gesicht abwechselnd blass und rot, kränklich, eingefallen, rissige Mundwinkel, Hautausschläge am Kinn.
- Fieber mit Frösteln, mehr abends als morgens. Fieberfrost beginnt draußen im Freien und verschwindet im Zimmer. Starke Hitze des Kopfes und Röte der Wangen, saure Schweiße die ganze Nacht.
- Harnabgang unwillkürlich, kann nur urinieren, wenn er Wasser laufen hört. Kann nur im Sitzen und rückwärts gebeugt oder mit übergeschlagenen Beinen urinieren.
- Verschlimmerung: kleinste Menge Wein, Stimulantien, Berührung, 17-18 Uhr.
- Besserung: Ruhe, durch Ex- und Sekretionen, durch Auftreten eines Ausschlages.

4.2 Allgemeinmaßnahmen

Selbstverständlich gehört zur Allgemeinbehandlung die Beachtung der äußersten Kälteempfindlichkeit der Scharlachkranken. Aus diesem Grund sind Kaltwasseranwendungen strikt zu vermeiden, und zwar sowohl bei bestehendem Exanthem im Fieber, als erst recht in der Rekonvaleszenzphase. Die Haut ist selbst dann noch gegen Kältereize sehr empfindlich.

- Die berühmten **kalten Wadenwickel** bei Fieber werden vom homöopathisch denkenden Arzt nie verordnet, wenn der Patient noch kalte Füße hat, was in der Aufheizphase lange der Fall ist. Es werden im Gegenteil warme Anwendungen verordnet, um den Patienten zum Schwitzen zu bringen. Warme Bäder sind statthaft. Ebenfalls lauwarme Dreiviertelpackungen und lauwarme Waschungen.
- Stauffer empfiehlt tägliche **Einreibungen** mit einem **Fett** wie z.B. Kokosfett, Schweineschmalz.
- Die Einsprühung der **Tonsillen** mit **Kaffeekohle** nach Heiseler reinigt die Beläge, gibt sofortige Erleichterung und regt die Entgiftung über den Darm an. Persönlich habe ich die wohltuende Wirkung der Kaffeekohle schon als Kind erfahren können, als ich selbst Patient war und von meiner Mutter wegen Anginen behandelt wurde. Besonders zu Beginn meiner Praxistätigkeit wurde das Verfahren sehr von mir favorisiert. Später und mit zunehmender Sicherheit in der Homöopathie griff ich nur noch selten darauf zurück, obwohl das homöopathische Mittel durch die Kaffeekohle nicht gestört wird. Dafür gab es zwei Gründe: Erstens möchte sich jeder Arzt überzeugen, was ein Verfahren leistet und das kann er nur, wenn er es ausschließlich anwendet.

Wenn die Arbeit der homöopathischen Arzneimitteldiagnose getan ist, soll das Mittel wirken. Wenn nur dieses eine Mittel beobachtet wird, lernt der Arzt mit jedem weiteren Fall, in dem das Mittel passt, immer mehr über dieses Mittel. Der zweite Grund war ein ganz trivialer: Das Mittel im Sprayapparat steht in meinem Untersuchungszimmer und müsste extra ins Sprechzimmer geholt werden. Im Notfallkoffer habe ich es nur noch mitgenommen, wenn der Fall die Anwendung zur Erleichterung dringend benötigte. Trotzdem möchte ich es als Fondmittel dem jungen praktisch tätigen Arzt bei Anginen und Durchfallerkrankungen dringend empfehlen.

- Nach den Erfahrungen von Otto Buchinger ist es ratsam, in jedem Fall fieberhafter Erkrankungen eine **vegetarische Ernährung** einzuhalten. Das bedeutet, auf Fleisch, Fisch und Eier zu verzichten. Vollmilch wird ebenfalls als nachteilig angesehen, während gesäuerte Milchprodukte, Buttermilch, Bioghurt, Sanoghurt – ohne Industriezucker – gut vertragen werden und die Herstellung der natürlichen Darmflora unterstützen.

4.3 Fallbeispiele zur Scharlacherkrankung

Nachstehend werden homöopathisch behandelte Scharlachfälle phänomenologisch beschrieben. Größtenteils sind es Langzeitstudien, sodass die akute Erkrankung in dem Gesamtbild der Entwicklung des Lebens mehr oder weniger erkennbar wird.
Bei den verwendeten Potenzen handelt es sich vorwiegend um sog. Hochpotenzen, die in einmaliger Gabe eine Langzeitwirkung entfalten. Wir rechnen als Hochpotenz alle Potenzen über der C30. Während unsere Gegner sich noch immer mit dem alten Vorurteil aufhalten, dass in den Potenzen jenseits der Loschmidt-Zahl kein wirksames Molekül mehr vorhanden sein könne, haben die homöopathischen Ärzte gelernt, damit umzugehen, bevor die Physik allmählich Modellvorstellungen über die Strukturveränderungen des Arzneiträgermediums durch den Verschüttelungsprozess des Potenziervorganges zu entwickeln in der Lage war. Heute sehen wir die Hochpotenzen als energetische Information an. Je nachdem, wie die Vitalenergie angesprochen werden muss, können wir Tief- oder Hochpotenzen anwenden. Wenn die Vitalenergie direkte stoffliche Unterstützung benötigt, werden Potenzen von der Urtinktur bis zur D6 und D12 verwendet. Kann oder muss sie energetisch angesprochen werden, stellen die Hochpotenzen die beste Möglichkeit dar.
Eine Zwischenstellung nehmen die von Hahnemann im hohen Alter in seiner Pariser Zeit entwickelten Q- oder auch noch LM-Potenzen ein. Sie sind durch Verreibung in lösliche Form gebrachte Arzneistoffe, die über einen speziellen Potenzierungsprozess im Verhältnis 1:50000 von Stufe zu Stufe potenziert werden. Dadurch wird eine niedrige Potenzierungsstufe mit einem hohen Informationswert durch die Oberflächenvergrößerung ausgestattet. Das

bedeutet, dass die Wirkung den Hochpotenzen ähnelt, aber den Vorteil hat, täglich wiederholt werden zu können.

Dadurch ist die Q-Potenz vor allem bei geschwächter Vitalkraft oder bei Defekten besonders gut anwendbar.

(Kodierung: Die persönlichen Daten der Fallauswertung (wie im Fall 1 angegeben *T., C. 10 20 04 1982*) wurden aus Datenschutzgründen nach dem Geburtsdatum kodiert; das männliche Geschlecht mit 10 und das weibliche mit 20 gekennzeichnet. Um heute häufig gewordenen feministischen kurzschlüssigen Unterstellungen zuvorzukommen: die Begründung für 10 und 20 liegt darin, dass das männliche Geschlecht für sich alleine steht, das weibliche hingegen wegen der Fähigkeit zur Schwangerschaft für zwei.)

> Fall 1: 5-jähriger Junge
T., C. 10 20 04 1982

Biografische Angaben Vater: Lehrer; Mutter: Lehrerin, berufstätig, hat eine Kinderfrau. Die Mutter wurde schon vor und während ihrer Schwangerschaft homöopathisch betreut.

Anamnese und homöopathische Vorbehandlung Der Junge steht in homöopathischer Behandlung seit der fünften Lebenswoche mit konstitutionell wirksamen Einzelmitteln, bekam kurz vor seinem dritten Geburtstag ein Schwesterchen und hat seitdem Geschwisterneidprobleme. Er macht einen sehr braven, lieben, wohlerzogenen Eindruck. 1986 hatte er mehrfach Ohrenschmerzen und Nabelkoliken gehabt und erhielt wegen Sinubronchitis mit Tubenkatarrh und nächtlichen Ohrenschmerzen, Tränenfluss bei Husten am 09.12.1986 *Silicea* C30.

Scharlach: Symptome und Verordnungen Am 22.01.1987 Ohrenschmerzen und Erbrechen und mittags 39,5 °C Fieber mit fauligem Mundgeruch, Pusteln im Gesicht, Bauchschmerzen, kein Appetit. Im Kindergarten gibt es Scharlachfälle. Eine Dosis *Belladonna* C200 lässt das Fieber langsam zurückgehen, ab dem 25.01. ist die

Temperatur 36,5 °C. Der Junge schuppt sich seit dem 27.01., erhält bei der Nachuntersuchung am 23.02. wegen rezidivierender Infektneigung, Inappetenz, Abneigung gegen enge Kleidung und Ängsten im Dunkel und vor Einbrechern eine Einmaldosis *Lycopodium* C200, die im Oktober 1987, im Januar 1988, im Juni 1988 und im Januar 1989 wiederholt wird. Der Junge hat sich sehr gut entwickelt, hat keine Nabelkoliken, keine Lymphome, keine Ängste mehr.

EPIKRISE

Glatt überstandener Scharlach bei konstitutionell vorbehandeltem Jungen innerhalb einer Woche.

> Fall 2: 2-jähriges Mädchen

T., C. 20 28 03 1985

Biografische Angaben Geschwisterkind zu *10 20 04 1982*. Vater: Lehrer, Mutter: Lehrerin, berufstätig, hat eine Kinderfrau.

Anamnese und homöopathische Vorbehandlung Die Mutter wurde bereits während der Schwangerschaft homöopathisch betreut. Das Mädchen benötigte wegen Infektneigung bei Nabelbruch *Lycopodium*, bei Zahnungsinfekten *Chamomilla* und machte, als die Eltern ohne sie im August 1986 verreisten, mit 1½ Jahren den Keuchhusten durch, der in drei Wochen mit Hilfe von je einer Einmaldosis der Mittel *Belladonna, Phosphor, Hepar sulfuricum, Drosera, Pertussinum* in C30 absolviert wurde. Es wollte, als die Eltern zurückkamen, lieber bei Omi bleiben, als zu den Eltern zurück. Es weinte dann viel, klammerte an der Mutter, wollte getragen werden, hatte Husten und Atemnot, wollte nicht gestreichelt werden. Dieser als Zahnungsinfekt mit somatisierter Angst gedeutete Zustand wurde schlagartig besser auf *Ignatia* Q6.

Scharlach: Symptome und Verordnungen *Chamomilla* und

Lycopodium waren noch mehrmals nötig, bis die Kleine fast zweijährig am 02.03.1987 an Scharlach erkrankte. Sie hatte starke Halsschmerzen, bei dunkelrotem Hals, hohes Fieber von 39 °C, wollte getragen werden, hatte sich tags zuvor übergeben, die ganze Nacht geweint, aufgeschrien im Schlaf und über Bauchschmerzen geklagt. Es wurde *Belladonna* Q6 gegeben, das die Eltern zu Hause hatten. Am 06.03. war das Exanthem verschwunden, sie schrie aber wieder im Schlaf, stopfte die Fingerchen in den Mund, wollte nicht angefasst werden. Auf *Chamomilla* C30 ging es dem Kind phantastisch, guter Appetit und quicklebendiges Wesen. *Chamomilla* C200 war im Juni 1987 wegen Brechdurchfall und *Lycopodium* jeweils als Einzelgaben in C200, außerdem bei Nabelkoliken, einer Angina im Oktober und Dezember 1987, sowie im Juni und Oktober 1988 wegen Gastroenteritis und Nabelkolik notwendig. Wegen rezidivierender Otitiden wurde im Januar 1989 *Tuberculinum avis* C200 verabreicht.

EPIKRISE

Innerhalb einer Woche glatt absolvierter Scharlach bei konstitutionell vorbehandeltem Mädchen.

> Fall 3: 7-jähriges Mädchen

R., C. 20 09 02 1984

Biografische Angaben Vater: Lehrer, Diabetes; Mutter: Erzieherin, jetzt Hausfrau, überfordert.

Anamnese und homöopathische Vorbehandlung Das Mädchen ist mit vier Jahren am 05.05.1988 in homöopathische Behandlung gekommen, nachdem es zuvor vom Kinderarzt gegen alles Erdenkliche geimpft worden war, was zu ständigen Infekten führte. Mit drei Jahren hatte es ein durch Sectio geborenes Schwesterchen bekommen. Wegen Scharlachverdacht war das Kind im Winter 1987/88 mit Antibiotika behandelt worden. Es bestand ein ganz erhebliches Geschwisterneidproblem. Das Kind kränkelte mit Sinubronchitiden, wollte auch einmal Baby sein und hatte mehrfach hochfieberhafte Infekte. Wir vermuteten im Januar 1989 schon einmal eine Wiederholung des Scharlach, was sich durch Abstrich jedoch nicht erhärten ließ.

Scharlach: Symptome und Verordnungen Mit sieben Jahren wünschte sich das Mädchen Ohrringe. Am 20.02.1991 stellte sich das Kind mit einem eingewachsenen Ohrstecker bei Ohrlocheiterung vor. Auf *Silicea* Q6 war die Eiterung in fünf Tagen beendet, und der Stecker konnte wieder verwendet werden. Aber das Kind hatte am 25.02. Fieber, und der Scharlachabstrich war positiv. Auf *Belladonna* C200 nach drei Tagen subfebrile Temperaturen, am 28.02. Abstrich noch positiv. Das Kind ist wie aufgedreht, hat viel Durst. Verordnung von *Lycopodium* Q6. Am 03.03. ist das Kind fieberfrei, am 04.03. ist der Abstrich negativ. Harnuntersuchung am 21.03. klar, hellgelb, o.B. Am 15.07. Wachstumsschub und Entwicklungssprung. Das Kind setzt sich jetzt durch und wehrt sich.

ⓜ EPIKRISE

Innerhalb einer Woche komplikationlos absolvierter Scharlach bei konstitutionell vorbehandeltem Mädchen.

➤ Fall 4: 7-jähriges Mädchen
R., A-K. 20 22 04 1987

Biografische Angaben Geschwisterkind zu *20 09 02 1984*. Vater: Lehrer, Diabetes; Mutter: Erzieherin, jetzt Hausfrau, überfordert.

Anamnese und homöopathische Vorbehandlung Das Mädchen kam wegen Neurodermitis, Rachitis und Infektanfälligkeit einjährig in Behandlung und war gegen Masern, Mumps, Diphtherie, Pertussis, Tetanus, Polio und Tuberkulose geimpft worden. Wie die meisten

Fälle von Rachitis, die ich zu sehen bekomme, hatte es eine Vorbehandlung mit Vitamin D gehabt. Die Behandlung der Neurodermitis gestaltete sich langwierig, wobei *Calcium carbonicum, Lycopodium und Sulfur* als Einzelmittel mit Langzeitnachwirkung nacheinander und in der Hauptsache gegeben wurden, sowie zwischendurch die angezeigten akuten Infektmittel. Das Kind litt unter Geschwisterneidproblemen und der Eifersucht der Schwester und quengelte viel.

Scharlach: Symptome und Verordnungen Als die Schwester an Scharlach erkrankte, bekam das Kind am 06.02.1991 eine Dosis *Belladonna* C200 als Prophylaxe, was sich als zuverlässigste Vorbeugungsmaßnahme in langen Jahren Praxis erwiesen hat. Offensichtlich war das diesmal zu spät, denn anderntags erkrankte sie selber abends und wurde am 28.02. mit 39 °C Fieber vorgestellt. Der Abstrich war positiv. Das Kind war schläfrig, hatte Husten und stinkende Blähungen, war unruhig im Bett, schwitzte nicht. Am nächsten Tag, dem 01.03. guter Appetit bei 38,7 °C, am 03.03. Epistaxis, fieberfrei, am 05.03. Abstrich negativ. Urin klar, gelb, o.B. In den Folgetagen des 21.03.1991 war das Kind quengelig mit Sinusitis. Es wurden von meiner Vertretung mehrere Mittel nacheinander gegeben. Nachbeobachtung am 04.06.1992: enormer Entwicklungssprung.

EPIKRISE

Im Rahmen einer konstituionellen Behandlung glatt innerhalb einer Woche überstandener Scharlach.

> Fall 5: 7½-jähriges Mädchen

K., N. 20 03 02 1984

Biografische Angaben Jüngste Schwester von drei Mädchen. Vater: Lehrer, Mutter: Hausfrau.

Anamnese und homöopathische Vorbehandlung Ernstes, stilles, schwächliches Kind, das seit 1989 viel mit Sinubronchitiden und

Ohrenschmerzen zu tun hatte, erkrankt am 01.07.1991 an Scharlach, Abstrich positiv. Exanthem am ganzen Körper, hohes Fieber. Einzeldosis *Belladonna* C200. Glatter Verlauf, Entfieberung. Schält sich am 08.07. Abstrich am 08.07. und 15.07. negativ, EKG, Sinusarrhythmie, sonst normal. Nachbehandlung *Lycopodium*.

EPIKRISE
Innerhalb einer Woche glatt überstandener Scharlach.

> Fall 6: 4-jähriger Junge
P., S. 10 05 07 1985

Biografische Angaben Eltern in Scheidung, Kind lebt getrennt vom Vater und von den 3 älteren Geschwistern bei der Mutter, Psychologin. Vater der Mutter herzkrank, Mutter der Mutter Morbus Parkinson. Sie wohnt eine halbe Autostunde weit weg.

Anamnese und homöopathische Vorbehandlung Schwächlicher, kleiner, dabei energischer Junge. Viele vorausgegangene Impfungen. Kommt am 22.12.1988 wegen akuter Angina bei Infektanfälligkeit und rezidivierenden Otitiden in Behandlung. Gesicht blass bei 39 °C Fieber. Glatte Abheilung nach *Lycopodium* C200.

Scharlach: Symptome und Verordnungen 09.06.1989: gestern erbrochen, Scharlach, Abstrich positiv. Geringe Temperatur: *Lycopodium* Q6, tgl. 5 gtt. Wegen der schwächlichen Konstitution in diesem Fall wurde zum Schutz vor Streuung *Cardiodoron* (Weleda) gleichzeitig gegeben. Nach 3 Wochen Nachkontrolle: Abstrich neg.; EKG: unvollständiger Rechtsschenkelblock. In der Folgezeit immer krank, wenn Wiedersehen mit dem Vater und Trennung von der Mutter anstand. Entwicklungssprung kam erst nach den im Februar 1992 mit Hilfe von *Pulsatilla* Q6 innerhalb einer Woche glatt durchgemachten Masern zustande.

⊚ EPIKRISE

Glatt verlaufener Scharlach bei schwächlichem Jungen mit geringen Temperaturen, der erst nach drei Wochen nachuntersucht wurde.

> Fall 7: 13-jähriges Mädchen

W., Cl. 20 02 09 1971

Biografische Angaben Zwei ältere Brüder, eine jüngere Schwester. Vater: leitender Beamter, sehr pflichtbewusst. Mutter: Hausfrau, ständige Konflikte in Schul- und Erziehungsfragen.

Anamnese und homöopathische Vorbehandlung Am 07.06.1984 nächtliche Ohnmacht, Übelkeit, Halsschmerzen, Fieber, anderntags Scharlach.

Scharlach: Symptome und Verordnungen Verordnung von *Belladonna* Q6, 1× 5 gtt. täglich, wegen Kreislaufschwäche dazu *Cardiodoron*. Am 08.06. weiß-gelblicher Schnupfen, Nase verstopft, am 14.06. geht der Halsschmerz zum Ohr, sie hustete gelbliche Pfropfen von Bohnengröße aus, starkes Exanthem, Speichelfluss. Einzeldosis *Kalium bichromicum* C200. Abstrich pos. 25.06. schält sich. Drüsenschwellung, Liderschwellung, Eiterung am Kinn. Interkurrente Katzenkratzverletzung mit eiternder Wunde am Kopf, Phlegmone: *Mercur* Q6. Vorgemerkte Verordnung von *Sulfur* – 28.06. Urin o.B. Abstrich pos. 16.07. neuer Ausschlag! Wunde eitert noch: Einzeldosis *Sulfur* C200. Nach 3 Tagen alles abgeheilt, quicklebendig. In der Folgezeit benötigte die Patientin wegen pubertärer Probleme, multiplen Warzen, Dysmenorrhö, Sinusitis mit Rückzugstendenz in der Familie am 27.12. *Sepia* C200, am 04.03.1985 wegen nagelnaher Warze und Dysmenorrhö *Lycopodium* Q6, im Mai wegen Stielwarzen an der Nase *Thuja*, das ebenfalls in Q6 gegeben wurde. Daraufhin vertrug sie die Milch wieder. Wegen Interdigitalmykose *Thuja* C200.

⊚ EPIKRISE

Komplikationslos überstandener Scharlach. Der Fall ist typisch für Organon § 35 ff., wo es um das Zusammentreffen von einander unähnlichen Krankheiten geht. Ist die ältere Erkrankung stärker, bleibt die neue durch die alte vom Körper abgehalten. Ist die neue unähnliche Krankheit stärker (Katzenkratzverletzung), wird die bestehende (Scharlach) solange suspendiert, bis die neue geheilt ist.

❯ Fall 8: 26-jährige Frau
L., S. 20 03 11 1965

Anamnese und homöopathische Vorbehandlung Eine junge Musikerin, die mit 22 Jahren nach retoxischer dermatologischer Suppressionstherapie einer Dermatomykose eine Gelbsucht mit Hyperbilirubinämie von 2,6 bei normalen Leberproben bekam und mit *Lycopodium* Q6, danach Q12 und einer Einzeldosis C200 in Bezug auf Leber- und Hautbefunde innerhalb von 2 Monaten geheilt wurde, erkrankte vier Jahre danach am 01.04.1992 an Scharlach. Wegen trockenem Husten beim Luftholen, eitriger Angina mit ausgedehntem Exanthem, wässrigem Schnupfen, lichtempfindlichen Augen, schmerzhaft durch Licht mit subfebrilen Temperaturen wurde zunächst *Lycopodium* Q18 gegeben, anderntags hatte die Patientin abends 39,9 °C. Hausbesuch: Der ganze Mund war wund und entzündet. Verordnung Einzeldosis *Belladonna* C200. Sie war zu ihrem etwa 30 Jahre älteren, väterlichen Freund gezogen, der sie rührend besorgt pflegte.

Scharlach: Symptome und Verordnungen Am 03.04. hat sie Husten beim Aufsitzen und 39 °C schon morgens, fühlt sich dabei aber wohl, wird sozusagen richtig durchgekocht. Ich gebe zur Herz- und Kreislaufstützung *Crataegus* Ø, öfters 10 gtt. Auf Konfliktstoff befragt, kommt heraus, dass ihr erstmals seit ihrer Orchesterprüfung eine A-Stelle angeboten worden war, aber in einer süddeutschen

Stadt. Das würde eine Trennung von dem Freund bedeuten, der aber ohnehin viel auf Konzertreisen sei, und sie könnten sich weiterhin sehen. Abends 39,9 °C. Ihre Eltern riefen an und setzten sie unter Druck, sie sollte in eine gescheite Behandlung gehen, evtl. ins Krankenhaus. Der Freund will wissen, wie gefährlich die Krankheit ist. Ich sage, sie hätte hohes Fieber, das sei gut, es ginge ihr gut, er könne ohne Sorge sein, sie brauche lediglich etwas Zeit zum Ausklinken, um sich von alten Mustern zu befreien. Der Freund sagt erstaunt, das sei in der Tat der Fall. Es kommt heraus, dass die junge Dame von ihrer Mutter stets abgelehnt worden war, besonders wenn sie krank wurde. Kranksein ist unästhetisch, „iiih!, so was kann man nicht liebevoll pflegen". Der Vater wäre homosexuell und habe nur zur Tarnung geheiratet.

Da wäre auch nie eine Beziehung zustande gekommen. Die Eltern suchen nur ein Alibi für ihre vermeintliche Verantwortung. Die junge Dame sagt, sie genieße es, so liebevoll umsorgt zu werden, so etwas habe sie noch nie erlebt. Am 04.04. zeigt die Zunge Zahnabdrücke, ist schmutzig-gelb. Die Patientin hat Verlangen nach Sauerkraut und Erdbeeren. Der Mund ist weiterhin wund. Ich gebe jetzt *Mercurius solubilis* Q6, 1× tgl. 5 gtt. Die Regel ist eine Woche zu früh gekommen. Patientin ist schnell satt, Husten locker, Temp. 38,04 °C. Am 05.04. zweimal Nasenbluten bei 37,09 °C, anderntags fieberfrei. Abstrich am 09.04. o.B., Jucken ist besser, die Haut noch gesprenkelt. Schält sich. Normales Blutbild bei 4,6 % Eosinophilen und BSR 11/37. Wegen Untertemperatur von 35,7 °C wieder *Crataegus Ø*. Am 28.04. normales EKG, Sinusrhythmus.

ⓐ EPIKRISE

Die Patientin übersteht glatt und folgenlos eine erst auf ihr konstitutionell wirkendes Mittel *Lycopodium* hochfieberhaft reagierende Scharlacherkrankung in einer Woche auf *Belladonna*, dem *Mercurius solubilis* folgt.

> Fall 9: 7-jähriges Mädchen

G., L. 20 25 06 1982

Biografische Angaben Die Patientin hat eine vier Jahre ältere Schwester. Vater: Lehrer, Reserveoffizier, Mutter: Lehrerin, hat eine Kinderfrau. In der väterlichen Familie Vorbelastung durch Krebserkrankungen und Alkohol, in der mütterlichen durch Diabetes, Leberkrankheit und Migräne. Die Eltern sind beide in erster Ehe geschieden und leben unverheiratet zusammen. Der Vater hat Neurodermitis. Die Mutter leidet an Migräne und wurde schon vor und während der Schwangerschaft homöopathisch behandelt.

Anamnese und homöopathische Vorbehandlung Das Kind wurde voll gestillt und zunächst mangels klarer Symptome mit der anthroposophischen Rachitisprophylaxe *Conchae/Quercus S* und *Apatit/Phosphor S* behandelt. Es hatte dann mit drei Monaten einen Soorinfekt, mit vier Monaten eine Bronchopneumonie, die *Sulfur* Q6 benötigte. Wegen eines generalisierten Hautausschlags erhielt das Mädchen im 5. Lebensmonat *Carcinosinum* C30, worauf es eine fieberhafte Reaktion hatte mit Husten und bald danach *Calcium carbonicum*, das sie erst als Q6, dann mit acht Monaten als Einzeldosis C200 bekam, wonach sie ein Jahr stabil blieb und keine Behandlung benötigte. Mit 20 Monaten bekam sie eine Einzeldosis C1000 wegen des Leitsymptoms: *Verlangen nach unverdaulichen Dingen*. Das Kind hatte Tipp-Ex-Streifen gegessen! Durch die Gabe von *Calcium carbonicum* blieb das Kind bis 2½ Jahre gesund, bekam dann im Winter nach antibiotisch verseuchter Milch, die extra vom Bauern bezogen worden war, Bauchschmerzen mit Erbrechen, danach eine Sinubronchitis, die *Sulfur* Q12 erforderte. Eine nachfolgende Otitis benötigte *Kalium bichromicum* Q6, wonach dann mit 3 Jahren endlich *Lycopodium* C200 den Zyklus *Sulf.-Calc.-Lyc.* abschloss. Das Kind hatte sich zu einem wahren Wonneproppen entwickelt, das Mittel wurde drei Monate später wegen einer Sinusitis wiederholt und blieb nach einem hochfieberhaften Virusinfekt, der

Phosphor brauchte, ihr Hauptmittel, womit sie auf eine Einzeldosis *Lycopodium* C200 mit 5½ Jahren eine Angina mit Lymphadenose und Impetigo mit Verlangen nur nach süßen Speisen, deren Initialfieber mit 39,5 °C schon abgeklungen war, in einigen Tagen überstand.

Scharlach: Symptome und Verordnungen Am 07.09.1988 bekam sie ein jüngeres Schwesterchen. Am 05.01.1989 erkrankte sie, nachdem sie schon im Dezember Antizipationsängste wegen der Schule geäußert hatte, morgens früh mit 38,4 °C Fieber an Scharlach, Abstrich positiv, hämorrhagisch infiltrierter Rachen, Verlangen sich zu entblößen. Durst auf warme und kalte Getränke. Verordnung: *Lycopodium* Q6, wonach das Kind brav entfieberte. Die Mutter stellte sie erst drei Wochen später wieder vor, der Abstrich war dann auch o.B. In der Folgezeit kam es, da sie von dem inzwischen geborenen Schwesterchen vom Mutterschoß verdrängt worden war, zu Infekten mit unterschwelligen Ängsten. Zwei Jahre später steckte sie sich bei ihrer jüngeren Schwester, die zu Weihnachten die Masern mit Hilfe von *Pulsatilla* schnell überstanden hatte, mit Masern an und bekam am 04.01.1991 ebenfalls *Pulsatilla* C200, dem *Phosphor* folgte, als sie aus der durstlosen in die durstige Phase kam, am 28.01. folgten dann die Windpocken, die mit *Sulfur* Q6 behandelt wurden.

EPIKRISE

Komplikationslos mit *Lycopodium* Q6 in drei Wochen überstandener Scharlach, das Geschwisterneidprobleme, erhebliche Konflikte zwischen den Eltern und Schulängste zu bewältigen hatte, bei erblichen Vorbelastungen.

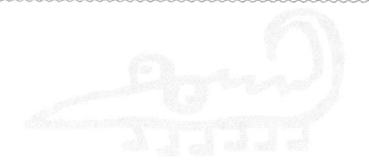

> Fall 10: 11-jähriges Mädchen
G., C. 20 26 02 1978

Biografische Angaben ältere Schwester von *20 25 06 1982*. Vater: Lehrer, Reserveoffizier; Mutter: Lehrerin und Hausfrau, hat eine Kinderfrau. Die Familie wohnt eine gute Autostunde entfernt.

Anamnese und homöopathische Vorbehandlung Das Mädchen ist im Alter von 13 Monaten am 17.12.1979 erstmals zur gesundheitlichen Vorsorgeuntersuchung gekommen, sah gut gediehen, gesund und vital aus, spielte lustig und an allem interessiert im Untersuchungszimmer und bekam wegen verstopfter Talgdrüsen, seiner ich-nahen Symptome und der Erbmasse zunächst eine Einzeldosis *Sulfur* C200, die zwei Monate später bei einem Infekt wiederholt wurde. Danach ging sechs Wochen später ein Spulwurm ab. Im Juli 1980 wurde eine Einzeldosis *Sulfur* M verabreicht, danach war ein Jahr lang keine Behandlung notwendig. Dann war wegen absteigenden Schnupfens mit Husten bis zum Erbrechen, < nachts und Schreiens im Schlaf, Verlangen nach Berührung und Gesellschaft eine Einzeldosis *Phosphor* C200 angezeigt. Diese wurde wegen Heiserkeit nach Schlafen in einem frischlackierten Zimmer nach zwei Monaten wiederholt. Am 14.01.1982 wegen Dysbakterie nach fachärztlich mit Antibiotika behandelter Otitis erfolgte wieder eine Einzeldosis *Sulfur* C200 und am 26.08. wegen Dysbakterie nach einer antibiotisch behandelten Angina eine Dosis *Sepia* C200 (gerade war eine kleine Schwester geboren); außerdem wurde über die die nachteiligen Folgen einer solchen antibiotischen Behandlung aufgeklärt. Das Kind machte einen etwas aufsässigen Eindruck, drängte sich sofort in den Vordergrund, zeigte neben einer Tonsillarhypertrophie Furcht im Dunkeln, Angst alleine mit dem Vater zu sein und Furcht vor Krebs, hatte nächtlichen Kopfschweiß und ungern Kleidung am Hals. Sie zeigte Durchsetzungswillen: Auf dem Töpfchen wollte sie ungestört privat sitzen können. Nach dem Keuchhusten, den sie nach Vorverordnung von

Coccus cacti D3 mit einer Einzeldosis *Kalium carbonicum* C30 in einer Woche überwand, ging es ihr lange gut, wobei von 1984-1987 jeweils eine Einzeldosis *Lycopodium* C200 die gestörte Ordnung wiederherstellte, egal, ob es sich um eine periorale Dermatose bei Tonsillarhypertrophie, Sinubronchitis, Konjunktivitis, Nabelkoliken oder Plantarwarzen bei Infektneigung handelte. Ein Konkurrenzproblem zu ihrer jüngeren Schwester 1988 konnte mit dem Stillen-Kummer- und Wutmittel *Ignatia* schnell überwunden werden, eine Allergie nach Johannisbeerenpflücken erforderte *Rhus toxicodendron*. Am 07.09.1988 bekam sie ein zweites Schwesterchen.

Scharlach: Symptome und Verordnungen Das solchermaßen vorbehandelte Kind erkrankte – beinahe elfjährig – am 18.01.1989 an Scharlach mit 39,5 °C Fieber. Der Abstrich war positiv. Sie zeigte anderntags weitgehende Entfieberung, große hochrote Mandeln mit Eiterpfropfen. Der Hals und der Bauch waren sehr berührungsempfindlich.

Meine Assistenzärztin gab *Lycopodium* C200. Es erübrigt sich, zu mutmaßen, ob *Belladonna* alleine ausgereicht hätte. Das Mädchen war in einer Woche gesund.

In der Folgezeit nach fünf Wochen eine rechtsseitige Supraorbitalneuralgie wie ein Stromschlag, beim Gehen < 10-11 Uhr, > kalte Applikationen mit hartem Husten < beim Lachen, die auf *Phosphor* C200 verschwand, wie sie gekommen war. Das Kind entwickelte sich gut weiter, wobei nochmals Plantarwarzen, Oxyuriasis, Windpocken und eine Sinusitis sowie eine Angina immer schnell und folgenlos mit einer Verordnung des jeweiligen Einzelmittels überwunden wurden.

EPIKRISE

Schnell und komplikationslos innerhalb einer Woche geheilter Scharlach bei einem elfjährigen Mädchen.

> ## Fall 11: 5-jähriges Mädchen

K., J. 20 28 04 1983

Biografische Angaben Vater: Bankbeamter; Mutter: Beamtin, halbtags berufstätig, Hausfrau.

Anamnese und homöopathische Vorbehandlung Das vierjährige Kind kommt am 28.09.1987 wegen Neurodermitis seit dem 4. Lebensmonat im seit einem Jahr bestehenden Feldwechsel mit asthmoider Bronchitis. Sie leidet darunter, seit sie wegen Otitiden und während der Scharlacherkrankung ihres Bruders mehrfach Antibiotika bekommen hatte. Sie hatte Impfungen gegen Tb, Polio, Masern, Mumps, Diphtherie und Tetanus. In der Familie gibt es väterlicher- und mütterlicherseits Krebserkrankungen; die eine Großmutter (v) hat sich in einer Depression umgebracht, der Vater hat Heuschnupfen. Sie war anderthalb Jahre alt, als der Großvater (m) an Herzversagen starb und noch keine vier, als sie die Großmutter (m) wegen Mammakarzinom verlor. Sie war eine ausgesprochene kleine Eva, die sich bereitwillig auszog ohne jeden Widerstand, mit Unruhe im Sitzen, sie turnte umher und fasste alles an, legte es aber artig mit und ohne Ermahnung wieder zurück. Sie sei wehleidig, heult leicht vor Wut, hatte Dunkelangst, war eher warm als kalt, mochte gerne Milch, vertrug sie jedoch nicht und hatte wenig Durst. Wegen der vorausgegangenen Unterdrückungen und der miterlebten familiären Trauersituation begann ich die Behandlung mit *Pulsatilla* C200, worauf die Haut auch schön reagierte. Sie hatte sich jedoch bei der stark erkälteten Mutter angesteckt und hustete am 15.10. seit morgens wieder, seit mittags war es immer stärker geworden. Deshalb erfolgte die Umstellung auf *Lycopodium* Q6, 1× tgl. 5 gtt. wodurch sie sich glänzend entwickelte. Am 30.11. erhielt sie wegen einer akuten Bronchitis mit viel Durst auf kalte Getränke eine Einzeldosis *Phosphor* C30 von meiner Assistenzärztin, weil sie nicht aufhören konnte, zu husten. Sie schlief danach gut, war aber sehr heiß. Am 03.12. hatte sie nachts weinen müssen wegen des Hustens, sie bekam jetzt *Lycopodium* Q12, 1×　tgl. 5 gtt., die Milchallergie war jetzt eindeutig geworden. Sie lehnte Milch ab, hatte nach Quark Nasenlaufen und neue Neurodermitisherde nach Eierpfannkuchen mit Milch am Unterschenkel bekommen.

Scharlach: Symptome und Verordnungen Sie überstand dann einen Halsinfekt und eine Bronchitis ohne weitere Therapie. Am 03.02.1988 wurde sie mit Himbeerzunge und 40 °C Fieber vorgestellt. Sie entfieberte schnell auf das von meiner Assistenzärztin gegebene *Belladonna* Q6 und absolvierte den vormals unterdrückten Scharlach ohne weitere Probleme. Am 18.02. benötigte sie wegen Bronchitis spastica wieder *Lycopodium*, diesmal Q18, der Abstrich war bereits negativ. Sie bekam am 09.06.1988 und am 08.05.1989 eine Einzeldosis *Lycopodium* C200, überstand am 03.07. einen hochfieberhaften Infekt an einem Tag und kam erst am 13.04.1992 wieder, weil sie bis dahin nichts weiter benötigt hatte.

EPIKRISE

Während der Neurodermitistherapie komplikationslos rekapitulierte, vormals suppressiv behandelte Scharlachinfektion bei einem Mädchen. Es kann diskutiert werden, ob die Verordnung von *Belladonna* überflüssig war, da 15 Tage später die Bronchitis spastica wieder *Lycopodium* forderte. Das ist gut möglich, aber de facto war anders entschieden worden.

➤ Fall 12: 6-jähriger Junge
K., C. 10 06 05 1981

Biografische Angaben Älterer Bruder von *20 28 04 1983*; Vater: Bankbeamter; Mutter: Beamtin, halbtags berufstätig, Hausfrau.

Anamnese und homöopathische Vorbehandlung Der Junge hatte seine Mutter und Schwester bei den Konsultationen meist begleitet, sodass ich sein Arzneimittel bereits am Verhalten diagnostizieren konnte. Er bekam am 14.10.1987 wegen einer Tonsillitis *Lycopodium* Q6. Wie wir bereits wissen, war er 1986 wegen Scharlachs mit Antibiotika behandelt worden. Wegen Kryptorchismus war eine HCG-Behandlung gemacht worden. Er hatte als Folge einer MCD eine Störung der Feinmotorik mit Hyperkinesie. Auffallend war sein Blähbauch mit Unverträglichkeit von Kohl aufgrund der Dysbakterie. Sonst war er mager trotz guten Appetits. Das Lernen fiel ihm schwer. Er hatte auch Probleme mit der Orthografie. Das Mittel wirkte so gut, dass es dem Lehrer auffiel und die Mutter ihn deshalb zu einer größeren Untersuchung anmeldete. Am 27.02.1988 wurde *Lycopodium* Q12 verabreicht, wonach er Ende April die Röteln hatte, was sehr juckte, sodass die Mutter es für eine Hitzeallergie hielt und erst später auf die Röteln kam. Im Gegensatz zu seiner Schwester genierte er sich sehr, als er sich für die Untersuchung ausziehen sollte. Die Entwicklung in der Schule war ausgesprochen positiv.

Scharlach: Symptome und Verordnungen Am 25.04.1989 ließ die Mutter einen Scharlachabstrich machen, weil ihr der Zustand ihres Sohnes so merkwürdig vorkam. Der Abstrich war aber negativ. Der Junge bekam am 08.05.1989 wegen Sinusitis mit gelblicher Absonderung bei Lymphatismus eine Einzeldosis *Lycopodium* C200. Wiedervorstellung erst drei Jahre später. Es war ihm so gut gegangen, dass kein Arzt nötig war. Er ging jetzt aufs Gymnasium und lernte Latein. Nur der Deutschlehrer sei so blöde, dass ihm dauernd Flüchtigkeitsfehler unterliefen. *Lycopodium* C200 wurde deshalb wiederholt.

ⓠ EPIKRISE
Zustand nach suppressiv behandeltem Scharlach.

› Fall 13: 9-jähriger Junge

R., A. 10 25 10 1981

Biografische Angaben Die Eltern ließen sich scheiden, als er vier Jahre alt war. Die alleinerziehende Mutter ist Kindergärtnerin und voll berufstätig. Der Junge ist seit dieser Zeit tagsüber bei der Großmutter. Er wohnt eine Autostunde entfernt.

Anamnese und homöopathische Vorbehandlung Er war ein erwünschtes Kind. Die Mutter arbeitete während der Schwangerschaft im Kindergarten, bis sie im 5. Monat eine Blutung bekam und liegen musste. Die Entbindung war schwierig und wurde nach extracardialer Herzdiagnostik durch Forceps beendet. Der Junge bekam sämtliche Impfungen und schrie jede Nacht, bis um das 2. Lebensjahr. Nach der 3. Keuchhustenimpfung bekam er einen Fieberkrampf und ziemlich lange Penicillin. Nach dem Absetzen von Penicillin nach vier und acht Wochen erneut Krämpfe. Im EEG wurde in der linken Hirnhälfte ein Krampfherd festgestellt.

Der blondschopfige, blauäugige Junge neigte zu Anginen und Otitiden und hatte viermal Scharlach, sodass er nach Aussagen der Mutter etwa dreimal jährlich Antibiotika bekommen hatte. Er steht unter Timonil retard und wirkt, als er zum ersten Mal am 31.01.1991 vor mir steht, sehr lieb und sehr traurig und etwas dumpf. Er redet viel im Schlaf, hat nächtliche Konvulsionen und Automatismen. Seit der Scheidung leidet er an Heuschnupfen. Er liebt seinen Vater und ist traurig, wenn er von ihm versetzt wird, was wohl häufiger passiert. Er weint schnell und ist nicht gern allein. In der Schule ist er gut, bis auf eine Rechenschwäche. Er schwitzt leicht am Kopf, ist gierig auf süße Speisen, mag kein Fleisch und keinen Kohl, ekelt sich vor Fett. Die Vorgeschichte ließ mich aufgrund der rezidivierenden Mandelentzündungen das Stille-Kummer-Mittel *Ignatia* wählen, wovon ich ihm eine Einzeldosis C200 gab. Am 24.02. hat er einen fieberhaften Infekt mit 38,2 °C. Die Mutter macht sich große Sorgen wegen

Fieberkrämpfen. Der Junge bekommt eine Einzeldosis *Sulfur* C200 wegen der vielen vorausgegangenen Antibiotika.

Scharlach: Symptome und Verordnungen Vier Tage später stellt sich heraus, dass er zum fünften Male Scharlach hat, d. h. er rekapituliert die suppressiv behandelten Bewältigungsversuche seiner Immunkräfte. Er hat noch erhöhte Temperatur, 37,3 °C, rotweiße Bläschen auf der Zunge, hatte in der Nacht vom 24. auf den 25. mit Armen und Beinen gezuckt, aber keinen Fieberkrampf gehabt. Er zeigt Unruhe im Sitzen, sein Appetit ist schlecht, er kann nichts Enges um den Leib haben, und er hatte Nasenbluten. Ich bin nicht überzeugt, dass *Sulfur* richtig gewählt war und gebe jetzt *Lycopodium* Q6. Am 07.03. ist der Abstrich negativ. Seine Nase ist zu, er hat Mundwinkelrhagaden, noch Nasenbluten, keinen Appetit, mag nur Süßes und schläft wegen abendlichen Ängsten schlecht ein. Am 13.03. und 21.03. ist der Abstrich positiv und erst am 28.03. und 04.04. endgültig negativ. Mit *Lycopodium*, das ich über die Q12, Q18, Q24 und Q30 allmählich steigend bis zum Juli wirken lasse, kuriert er seine Scharlacherkrankung und gleichzeitig sein Lymphsystem gründlich aus. Er kommt auch über seinen Heuschnupfen gut hinweg, bis er wegen einer Sonnenallergie ein anderes Mittel braucht, weil seine besorgte Mutter inzwischen eine Desensibilisierungsbehandlung ohne mein Wissen hatte durchführen lassen. Die Weiterbehandlung ist insofern problematisch, weil sich kein Neurologe finden lässt, der bereit ist, das EEG zu überwachen und neugierig eine homöopathische Behandlung zu kontrollieren, ohne dabei seine eigenen Ängste der ängstlichen Mutter auch noch aufzubürden, obwohl der Junge sich so offensichtlich gesundheitlich stabilisieren konnte und keine großen Anfälle mehr hatte.

EPIKRISE

Ein hirngeschädigter Junge rekapituliert unter homöopathischer Behandlung den viermal antibiotisch unterdrückten Scharlach ohne Probleme.

> Fall 14: 5½-jähriges Mädchen

P., Va. 20 10 12 1985

Biografische Angaben Vater und Mutter: Angestellte bei einer Krankenkasse. Tb in der väterlichen Familie.

Anamnese und homöopathische Vorbehandlung Das blonde, blauäugige, auffallend gut erzogene und adrett gekleidete Mädchen hatte fast sämtliche Impfungen der modernen Medizin erhalten und entwickelte im Januar 1987 ein atopisches Ekzem. Sie wurde dann zweieinhalb Jahre homöopathisch nach konstitutionellen Gesichtspunkten behandelt, weil die Eltern in der Krankenkasse Beispiele von den Erfolgen klassischer Homöopathie als Sachbearbeiter erlebt hatten. Dann kam die Familie mit ihr am 02.12.1989 anlässlich einer Notfallvertretung zu mir. Damals hatte das Kind ein akutes, plötzlich hohes Fieber mit Erbrechen und Tonsillitis, das *Belladonna* erforderte. Ihr individuelles Arzneimittel war in erster Linie bis dahin *Calcium carbonicum* gewesen, abgesehen von interkurrenten Infektmitteln. Das wiederholte ich wegen Erkältungsneigung bei Lymphadenose, Nackenschweißen und Daumenlutschens als C1000 am 14.12.1989. Daraufhin entwickelte sich das Kind sehr gut und konnte einen Monat später einen hochfieberhaften Infekt ohne weitere Therapie abschütteln. Dann kam ein Infekt mit Husten und Schnupfen und eine zornige Phase mit einer roten Wange, wobei sie Sachen umherpfefferte und deshalb *Chamomilla* C200 bekam. Ihr Folgemittel war nun wegen des geweckten, widerspruchsbereiten Temperaments, Ängsten beim Alleinsein und ständigem Weinen bei der geringsten Unannehmlichkeit, bei fortbestehender Adenopathie und nächtlichen Kopfschweißen *Lycopodium*, wovon ich eine Gabe C200 am 09.07.1990 verordnete. Dies blieb ihr Mittel und wurde noch zweimal, nämlich am 15.10. und am 07.01.1991 wiederholt.

Scharlach: Symptome und Verordnungen Am 02.05.1991 kam sie, weil sie seit einem Tag Halsschmerzen mit großer Unruhe und am

Morgen erbrochen hatte. Sie hatte eine Scharlachzunge bei geschwollenen Mandeln. Der Abstrich war positiv. Die Temperatur war 37,3 °C. Wegen der Reaktionsschwäche gab ich *Lycopodium* Q6, 1× tgl. 5 gtt., womit sie sich sehr wohlfühlte und den Scharlach glatt überstand. Es dauerte jedoch bis zum 10.06.1991, dass der Abstrich endgültig negativ blieb und eine vorübergehende Eiweißausscheidung im Urin wieder verschwand. *Lycopodium* blieb ihr weiteres Mittel, das sie in ansteigenden Q-Potenzen bis zur Q30 und dann in der C200 bekam. Es ging ihr phantastisch und sie entwickelte sich hervorragend, bis sie nach einer Diphtherie-Tetanus-Auffrischungsimpfung eine reaktive Armschwellung hatte, die *Apis* benötigte. Die besorgte Mutter hatte – nach dem ihr früher eingehämmerten kinderärztlichen Programm – diese Impfauffrischung vornehmen lassen, ohne sich vorher bei mir Rat zu holen. Dann trat eine neuerliche Lymphadenose auf, deretwegen sie *Silicea* Q18 am 09.03.1992 und am 1.6. als C200 erhielt.

EPIKRISE

Glatt überstandener Scharlach bei reaktionsschwachem 5½-jährigem Kind mit Neurodermitis.

> Fall 15: 7½-jähriges Mädchen

P., Ve. 20 23 02 1984

Biografische Angaben Ältere Schwester von *20 10 12 1985*. Die Eltern sind beide Krankenkassenangestellte.

Anamnese und homöopathische Vorbehandlung Während der Schwangerschaft hatte die Mutter Übelkeit bis zum 4. Monat, 20 kg Gewichtszunahme, eine Zwischenblutung in der 7. SSW. und starke Depressionen. Geburt normal, das Kind war 56 cm groß, und 4580 g schwer. Die Mutter hatte eine Wochenbettdepression. Das Kind wurde fünf Monate gestillt, bei Zufütterung entwickelte sich eine Neurodermitis in den Gelenkbeugen. Seit dem 3. Lebensjahr homöopathisch betreut, kam sie am 01.12.1989 in meine Weiterbehandlung, nachdem ich an einem Sonntag anlässlich einer Notfallvertretung bei einer Otitis *Chamomilla* C30 verordnet hatte.

Die Reaktion der vorbehandelnden Ärztin hatte die Eltern geärgert, insbesondere als die 6-Jährige trotz des von ihr als Folgemittel gegebenen *Lycopodium* nur eine Woche beschwerdefrei blieb und wieder Hals- und Ohrenschmerzen bekam. Das wohlerzogene blauäugige Mädchen mit feinem blonden Haar hatte dicke Lymphdrüsenpakete am Hals, schwitzte im Schlaf mittags und nachts am Kopf, wirkte insgesamt ein bisschen pomadig und weinte leicht; sie wehrte sich nicht trotz ihrer Größe von 132 cm bei 26 kg, wenn ihr z.B. die kleinere Schwester ins Bein kniff und lutschte abends intensiv am Daumen. Auf eine Dosis *Calcium carbonicum* kam Ordnung in den Fall, ich wiederholte das Mittel anlässlich nächtlichen Hustens am 20.04. und 17.07.1990 als C1000. Wegen Nabelkoliken bei Schulsorgen mit Kopfschmerzen, die plötzlich kommen und wieder verschwinden, > durch Schlaf, erhielt sie am 15.10. *Ignatia* C200, woraufhin die Mutter eine Woche später erzählte, dass sich das Kind nicht mehr die Haare ausreiße und besser rechnen könne: *Ignatia* hatte die zugrundeliegende Affektschädigung von Indignation, Opposition und Antizipationsangst offenbar aufgelöst. Am 14.01.1991 ließ ich mich wegen Muskelhartspann und Torticollis mit Analfissur bei Neurodermitisherden zu einem Kurswechsel verleiten und gab *Rhus toxicodendron* C200, das auch in drei Tagen alles Akute beseitigte. Dem Kind ging es dann bis zum 18.03. gut. Es hatte dann etwas Husten, aus dem sich am 15.04. eine spastische Bronchitis entwickelte. Sie konnte nicht liegen bleiben, musste aufsitzen, klagte über eine Enge im Hals. *Phosphor* C30 zog nicht durch. Am 16. sagte die Mutter, das Kind sei ängstlich, weine viel und habe auch im Schlaf geweint. Die Zunge zeigte aufgerichtete rote Papillen im belegten Untergrund. Sie sei schon länger obstipiert und hätte immer im April denselben allergischen Husten. Deshalb gab ich jetzt *Lycopodium* C30.

Scharlach: Symptome und Verordnungen Am 02.05. kam die Schwester mit Scharlach und sie erhielt als Prophylaxe eine Dosis *Belladonna* C200, was wohl zu spät war. Am 13.05. wurde sie mit Scharlach vorgestellt, Abstrich positiv. Seit dem 09.05. Schnupfen, Halsschmerzen bei geröteten Mandeln, Hustenanfälle nachts im Liegen mit spastischer Bronchitis, als säße etwas im Kehlkopf, Nackenschweiß bei leichtester körperlicher Anstrengung. Der untersuchende Kollege gab *Sepia* C30, setzte wegen weiterbestehendem nächtlichem Husten bei 38,6 °C am 16.5. *Phosphor*, erst als Q6 und am 21.05. als C200 hinterher, womit das Fieber und die Lymphdrüsenpakete verschwanden. Der Abstrich wurde negativ. Die kleine Patientin fühlte sich ausgesprochen wohl. Am 28.05. im Urin vereinzelte Leukozyten. Im Blutbild 10 Eos. Die Abstrichkontrolle am 10.06. war wieder positiv. Allgemein geht es dem Kind gut, das rechte Auge tränt und brennt, Scheide ist rissig und wund. Das EKG war o.B. Ich gebe jetzt *Calcium carbonicum* C200, womit wieder Ordnung in den Fall kommt, es wird am 30.09. wiederholt. Im Februar/März/April 1992 wieder Infekte, wobei sie ihre armen Eltern mit Sexphantasien erschreckte. Dieses Symptom hat bei einem aufgeweckten Kind, das gerade lesen gelernt hat, was in den Illustrierten steht, keinen Krankheitswert.

EPIKRISE

Komplikationslos überstandener Scharlach bei Mädchen mit Neurodermitis.

> Fall 16: 1½-jähriges Mädchen

B., M. 20 24 10 1987

Biografische Angaben Die Familie wohnt eine Autostunde weit weg. Vater: Student, nach dem Examen stellungsloser Lehrer, der sich später zum Krankenpfleger umschulen lässt, Allergiker; Mutter: Pädagogin. Psoriasis. In der Schwangerschaft vorzeitige Blutung durch Placentalösung.

Anamnese und homöopathische Vorbehandlung Geburt durch Sectio, lag als Frühchen über drei Monate in der Klinik. Am 07.09.1988 sehe ich das kleinköpfige Kind erstmals. Es steht schon, krabbelt, ist vergnügt. Abschalten ist unmöglich, das Kind isst tags vor Aufregung nichts. Es nuckelt, will stets getragen werden, schwitzt beim Essen. Ich gebe *Pulsatilla* C30, da ich einen Vitamin-D-Schaden vermute. Dann sehe und höre ich nichts mehr von ihm. Am 11.04.1989: seit fünf Tagen anhaltendes Fieber von 40 °C. *Belladonna* Q6 war schon verabreicht worden. Vorgestern wegen Unruhe und Zucken Fieberzäpfchen, gestern beim Kinderarzt. Heute eindeutig Scharlach.

Scharlach: Symptome und Verordnungen Das Kind nimmt mehr Anteil, sagt die Mutter, seit sie *Belladonna* erhalten hatte. Das Kind ist wütend und schreit bei Enttäuschungen. Ich gebe *Belladonna* C200 und vier Placebos, um die Eltern zu beruhigen. Das Fieber sinkt rasch und der Scharlach ist am 21.04. mit negativem Abstrich gut überstanden. Erst am 29.08. höre ich wieder von ihr wegen einer Darmgrippe, die mit Perenterol schnell überstanden wird. Wegen einer Bronchopneumonie, die sich infolge der Dysbakterie entwickelt, braucht sie am 15.09. eine Dosis *Sulfur* C200.

EPIKRISE

Glatt überstandener Scharlach bei einem Kleinkind.

> ### Fall 17: 3-jähriges Mädchen

B., M.-C. 20 30 01 1986

Biografische Angaben Ältere Schwester von *20 24 10 1987*. Vater: Allergiker, Mutter: Psoriasis.

Anamnese und homöopathische Vorbehandlung Das Kind wie seine jüngere Schwester durch Sectio in der 32. Woche zur Welt gekommen und vier Wochen im Brutkasten gelegen, kränkelte viel an Atemwegsinfekten, Windeldermatitis und Neurodermitis und wurde erst nach den im März 1988 mit *Pulsatilla* Q6 schnell überstandenen Masern stabiler. Sie brauchte wegen Erkältungsneigung bei Geschwisterneidproblem im September das Mittel noch einmal.

Scharlach: Symptome und Verordnungen Am 18.04.1989 Scharlach, 40 °C seit gestern. Das Kind hat erbrochen, viel Durst auf Kaltes: *Belladonna* C200. Am 21.04. mittags hohes Fieber und nachts, sehr aufgedreht, rennt umher, weint nachts, will trinken, ungern allein, war schon selbstbewusster gewesen, kann nichts Enges um den Leib vertragen, atmet laut und durch den Mund. *Arsenicum album* Q6 beendet die Krankheit bald. Erst am 31.07. sehe ich das Kind wieder, es hat sich gut entwickelt. Seit zwei Wochen hat es neuerliche Neurodermitisherde, weswegen es *Calcium carbonicum* C200 und am 15.12. *Lycopodium* C200 erhält.

🏵 EPIKRISE

Glatt in einer Woche überstandener Scharlach.

> ### Fall 18: 6 ½-jähriger Junge

M., A. 10 08 11 1985

Biografische Angaben Vater starb durch Unfall in der 8. Schwangerschaftswoche. Die Mutter arbeitet halbtags in einem Labor. Ihr ist die Trauer heute noch anzusehen.

Anamnese und homöopathische Vorbehandlung Nach komplikationsloser Geburt hat der Knabe viel geweint, hat viel gebrochen, ließ sich ungern auf dem Arm herumtragen, war oft krank, hauptsächlich Bronchitiden. Er fing früh an zu sprechen, hatte jedoch eine verzögerte Sprachentwicklung. Im 3. Lebensjahr entwickelte sich eine Allergieneigung mit Heuschnupfen, zwischen 4. und 6. Lebensjahr hatte er sechsmal Scharlach und bekam jedes Mal Antibiotika. Bei der ersten Konsultation am 28.01.1992 erzählt die Mutter, die Allergie, die seit 1990 und 1991 mit spastischer Bronchitis vor allem im Frühjahr auftrete mit Verschlimmerung in der Sonne, bestehe vor allem gegen Getreide, Bäume und Tiere. Der Junge sitzt unruhig, während sie berichtet: Er schmust nur widerstrebend, stottert mitunter, hat Angst allein, tritt, beißt und zerstört im Jähzorn, schlägt Türen und ist schnell enttäuscht. Als ich den blonden, blauäugigen, zarten Jungen freundlich anspreche, spricht er nasal und kommt gern auf meinen Schoß zur Untersuchung, lässt sich streicheln. Er hat dicke Lymphknotenpakete am Hals. Er ist 126 cm groß. Da er gern Fisch, Obst und salzige Speisen mag, gebe ich *Phosphor* C200, wobei ich differentialtherapeutisch noch an *Tuberkulinum* und *Staphisagria* denke. Am 02.03. kommt er wieder und die Mutter berichtet, er sei erkältet gewesen mit Husten im Schlaf. Vor allem aber mache er Theater für Nichtigkeiten, habe mehr geschrien und gehauen als vorher. Inzwischen sei er ruhiger. Sein Sprachverhalten war stockend. Er war zurückhaltend und ängstlich, weine schnell. Jetzt entschließe ich mich für das Kummer-Erwartungsangst-Oppositionsmittel *Ignatia*, das ich in der C200 verordne. Da ich vermute, dass jetzt etwas geschieht, gebe ich für den Fall akuten hohen Fiebers *Belladonna* Q6 mit.

Scharlach: Symptome und Verordnungen Am 09.03. Anruf: seit gestern mit hohem Fieber der siebte Scharlach. Ich beruhige die Mutter, es sei alles gut, sie kriege jetzt einen neuen Jungen, sie solle *Belladonna* Q6 1× tgl. 5 gtt., geben. Der Scharlach wurde in einer Woche folgenlos absolviert. Der Knabe ist zwei cm gewachsen. Am 01.04. hatte er nächtliches Husten und Schnarchen, die Bronchien säßen zu. Seine Art sei verändert. Er sei weinerlich und liebebedürftig, habe wenig Durst. Er bekam jetzt *Pulsatilla* Q6, tgl. 5 gtt., damit ging es gut bis zum 27.04., wo er wegen einer akuten allergischen Reaktion nach Spielen mit Meerschweinchen kam. Er war jetzt ein richtiger Schmusekater geworden, der die Liebesbezeugungen seiner Mutter annehmen konnte. Die Behandlung dauert noch an.

EPIKRISE
Glatt in einer Woche überstandener rekapitulierter Scharlach bei 6½-jährigem Jungen.

> Fall 19: 4-jähriger Junge
H., T. 10 02 01 1986

Biografische Angaben Vater ist Zeitungsmann, Mutter Journalistin. Die Eltern heirateten im Sommer 1985 während einer Reise durch die USA. In der Schwangerschaft gab es viel Ärger und Aufregung, weil die Mutter des Vaters wegen Cerebralsklerose durchdrehte und sich verlief, sodass sie mit der Polizei gesucht und schließlich in ein Heim verbracht werden musste. Die Großmutter mütterlicherseits ist Asthmatikerin.

Anamnese und homöopathische Vorbehandlung Die Geburt erfolgte in Periduralanästhesie, wobei es zum Wehenstillstand kam, sodass die Entbindung mit der Saugglocke beendet werden musste. Der Junge wurde vier Wochen gestillt, erkrankte dann an einer Dermatose, die als Neugeborenenallergie bezeichnet wurde. Mit sechs Monaten hatte er Pylorospasmus. Wegen Infektanfälligkeit und Otitisneigung bekam er Antibiotika. Geimpft war er gegen Diphtherie, Tetanus und Polio. Entwicklung normal, Laufen mit einem Jahr.

4 SCHARLACH

Als er am 30.06.1987 zu mir kam, war er 1½ Jahre alt, hatte eine Milchallergie und an der rechten Wange einen Hautausschlag, der wässriges Sekret absonderte. Mit seiner Mutter allein, zeigte er sich gereizt und öfter quengelig. Wenn Besuch da ist, ist er sofort freundlich und lebhaft. So spielt er auch freundlich vor sich hintönend im Sprechzimmer. Morgens ist er müde, um 11 Uhr hat er ein Tief. Um diese Zeit haben viele Kinder in dem Lebensalter ein natürliches Schlafbedürfnis – ich messe dieser Aussage wenig Bedeutung bei. Auf *Antimonium crudum* C30 heilt das Ekzem in wenigen Tagen ab. Im Oktober kommt er wieder und trotzt schon, obgleich noch keine zwei Jahre alt. Deshalb wurde *Antimonium crudum* in C200 wiederholt. Ein Jahr später, am 24.11.1988, ist die Neurodermitis mit wechselnden Symptomen wieder da. Der Junge lässt seine Mutter keine Sekunde aus den Augen. Die Mutter ist beruflich sehr viel unterwegs, arbeitet auch zuhause, geht aber sehr liebevoll mit dem Sohn um. Wegen Husten nachts mit Schnupfen bei dünnem Stuhl wird von meiner Assistenzärztin *Arsenicum album* C30 verordnet. Am 29.11. kommt er mit einem akuten Mittelohrkatarrh und Otitis media und weint sehr. Ich denke gerade über *Pulsatilla* nach, denn er liegt gern auf dem Bauch und hat nachts Durst bei einer geröteten Wange, als er unwahrscheinlich zu schreien beginnt. Er will auf den Arm der Mutter und dann wieder nicht, kurz: „dies irae dies illa", dieses Kind braucht *Chamomilla* C200. Dann kam er am 13.02.1989 wegen fraglichem Keuchhusten, der ihn vor allem nachts weckte. Jetzt brauchte der Knabe *Phosphor* C200. Er hatte große Angst vor Tiefliegern, also vor Lärm, schlief aber bei geschlossener Tür, d.h. seine Angst blieb zu Hause im Rahmen. Er griff sich sofort Dinge von meinem Schreibtisch, blieb dabei brav, ein lieber zutraulicher kleiner Kerl. Damit ging es ihm gut bis 24.11.1989, wobei er wieder wegen nächtlichem Husten mit Gespensterangst *Phosphor* C200 benötigte.

Scharlach: Symptome und Verordnungen Am 15.03.1990 bekam der Knabe wegen Hals- und Ohrenschmerzen *Sulfur* C200, schlief dann den ganzen Tag. Die Nacht war unruhig, er hatte 38,3 °C Fieber, Furcht im Dunkeln, wollte nicht allein sein und nuckelte am Daumen. Der Rachen war gerötet, die Ohren o.B., das Exanthem kam heraus, er hatte Scharlach und brauchte *Phosphor* Q6. Am 02.04. war der Abstrich negativ, er pellte sich, hatte aber noch dicke Lymphknotenschwellungen am Hals und war schnell erschöpft. Auf *Lycopodium* Q6 schnelle Gesundung. Die nächste Konsultation erfolgte erst wieder am 04.09.1990. Die Tonsillen und die Ohren blieben seine Schwachstelle, die sich erst auf *Tuberculinum aviare* D15, drei sonntägliche Einzeldosen, nachhaltig besserte. Interessant sind aus der Folgezeit vielleicht zwei Konsultationen wegen Zeckenstich. Am 14.06.1991 wurde deswegen *Ledum* C3, 3× 5 gtt. und äußerlich einzureiben verordnet. Am 08.05.1992 hatte der Junge acht Tage nach einem erneuten Zeckenstich plötzlich abends hohes Fieber mit Nackensteifigkeit. Auf *Belladonna* Q6 war die Sache anderntags schon besser und nach zwei Tagen vergessen.

EPIKRISE

Glatt überstandener Scharlach bei 4-jährigem Jungen mit Neurodermitis und Otitisneigung, der mit *Phosphor* Q6 behandelt wurde.

> Fall 20: 5-jähriger Junge

B., M. 10 17 03 1986

Biografische Angaben Die Familie wohnt zwei Autostunden weit weg, der Vater macht eine Psychoanalyse durch, die Mutter ist psychovegetativ übererregt.

Anamnese und homöopathische Vorbehandlung Der Junge hat eine chronische Dermatose. Er hat im Februar 1991 eine Angina tonsillaris gehabt, die mit Meditonsin behandelt worden war.

Vor einer Woche plötzliches Fieber mit Streptokokkennachweis. Der Kinderarzt sprach von Immunmangelsyndrom und rezidivierendem Scharlach. Jetzt sitzt er am 16.04.1991 zum ersten Mal vor mir. An sich ist er ein durchsetzungsfähiger Knabe, kräht dazwischen, kaspert, im Kindergarten will er Hauptmann sein, widerspricht grundsätzlich gern, wenngleich er harmoniebedürftig ist. Er hat heiße Ohren, die er nachts zum Kühlen an die Wand legt, verlangt nachts ein neues Kissen. Der Abstrich ist positiv. Die Mandeln groß, rot, Himbeerzunge, im Gesicht weißer Mund-Kinnbereich, Wangen rot. Er liebt Süßes sehr, auch salzig, Abneigung gegen Milch und Hülsenfrüchte, schwitzt am Kopf. Er hat wenig Durst.

Scharlach: Symptome und Verordnungen Ich gebe *Lycopodium* Q6, 1× tgl. 5 gtt. Das Mittel wirkt gut, das Fieber klingt in zwei Tagen ab. Nach vier Tagen noch einmal telefonischer Kontakt. Er kommt erst am 05.06. wieder, ist fröhlich, verschmitzt, spielt intensiv, möchte etwas zu essen. Stimmung und Appetit sind viel besser, die Dermatose ist fast abgeheilt. Der Abstrich ist auch negativ. *Lycopodium* bleibt sein Mittel und wird als Q12, dann am 19.07. und am 02.09.1991 als C200 wiederholt.

EPIKRISE
Komplikationslos überstandener Scharlach.

> ## Fall 21: 11-jähriges Mädchen
F., N. 20 01 06 1978

Biografische Angaben Vater ist Fernmeldetechniker, Mutter ist Hausfrau. Einziges Kind überbehütender Eltern. Bislang bei einer Heilpraktikerin in Behandlung gewesen, kommen die Eltern am 04.02.1989 als Notfall außerhalb der Sprechstunde. Seit drei Tagen, ab dem 01.02., hat das Kind 39 °C Fieber mit Bauchschmerzen und Kopfschmerzen, es hat erbrochen. Die Eltern hatten schon *Belladonna* C200 gegeben.

Scharlach: Symptome und Verordnungen Sie isst seit gestern wieder, hat noch Schluckbeschwerden, der Hals und die Zunge sind feuerrot, sie spricht nasal, schwitzt an den Händen, sieht gelblich-blass aus. Ich gebe *Lycopodium* C200. Am nächsten Tag, sonntags, müssen die Leute nochmal kommen, weil sie nachts einen schmerzhaften Husten bekam, der sie zum Aufsitzen zwang mit fadenziehendem, zähen Auswurf, anfangs gelb, jetzt weißlich, mit dem Verlangen nach geöffnetem Fenster. Beim Husten werden die Lippen blau, sie muss erbrechen. Sie spricht nicht wegen Halsschmerzen, sie hat noch 38,6 °C. Ich gebe *Kalium bichromicum* Q6, 1 – 2× tgl. 5 gtt. Am 06.02. ist sie fieberfrei. Der Scharlachnachweis ist nicht mehr zu erbringen, der Abstrich ist negativ. Die Weiterbehandlung des lymphatischen, allergisch reagierenden Mädchens, das sich aus der überbehütenden elterlichen Umklammerung befreien will, bestand aus mehreren, nacheinander zu gebenden Mitteln, wobei *Phosphor* die wesentlichste Rolle spielte. Da die Eltern ebenfalls in Behandlung kamen, konnte für eine allgemeine Harmonisierung gesorgt werden.

◉ EPIKRISE

Komplikationsloser Verlauf eines im akuten Stadium übernommenen, vorbehandelten Scharlachfalles.

❯ Fall 22: 6-jähriges Mädchen

G., I. 20 30 11 1984

Biografische Angaben Vater Masseur, Mutter Hausfrau. Das Mädchen hat zwei ältere Schwestern. Die vier Jahre ältere spielt gern mit ihr, die neun Jahre ältere neckt sie gern.

Anamnese und homöopathische Vorbehandlung Das fast 6-jährige Kind wird mir am 07.11.1990 wegen rezidivierenden Pseudokrupps bei lymphatischer Diathese mit Immunmangelsyndrom vorgestellt. Es neigt zu spastischer Bronchitis und Geschwisterneid. Es weint leicht bei Kleinigkeiten, sammelt gern, ist sehr ordentlich und durchsetzungsfähig, redet dazwischen, wenn die Mutter erzählt, entblößt sich gern, liebt sehr Süßigkeiten und Sahne. Sie hat Masern-, Diphtherie-, Tetanus- und Polioimpfungen erhalten, drei Anginen und Antibiotika relativ gut verkraftet. Sie hat Ängste beim Alleinsein und bei Gewitter, panische Angst bei Böllerschüssen, aber sie kommt gern auf meinen Schoß zur Untersuchung und lässt sich streicheln, wobei ich die Lymphknoten taste. Enges um den Bauch mag sie gar nicht. Sie neigt zur Obstipation. Der Pseudokrupp war immer durch feuchte Kälte veranlasst, sie schnaubt dann und will weinen. Sie bekommt *Lycopodium* C200, und für den Fall eines Kruppanfalls wird *Belladonna* Q6 und, falls es nicht durchziehen sollte, danach *Hepar sulfuris* C6 vorgesehen. Am 10.01.1991 spielte sie mit einer Freundin, die Scharlach bekam – ich gab prophylaktisch *Belladonna* C200. Wiedervorstellung am 21.01.: Angst vor Regentropfen, Stuhl etwas weicher, keine Köttel mehr. Sie hat einen Pickel auf der Pobacke. *Lycopodium* C200 wird wiederholt. Am 15.02. hat sie Ringelröteln, die Wangen sind kreisförmig rot, innen weiß, die Ohren sind heiß und rot und jucken < nach dem Waschen, Landkartenzunge, an der rechten Pobacke auf dem 50. Punkt des Blasenmeridians nach Bachmann ist jetzt ein Wärzchen, das Kind ist fünf cm gewachsen, jetzt 125 cm groß. „Ich komme ja auch in die Schule!" Ich gebe nur *Absinthium* C1, 3× 3 Globuli zum Ableiten. Am 01.03. hat sie Bauchschmerzen, das Wärzchen heilt ab, die Haut juckt am Schamberg, sie hampelt herum, ist verlegen, insgesamt macht sie einen gestrafften Eindruck, der Stuhl ist jetzt 2-3× tgl., keine Köttel mehr, die Krankheitsphase hat sich auf die Haut verlagert. Wegen der Neurodermitis gebe ich nur eine nicht arzneiliche Salbe aus Olivenöl, Eucerinum anhydricum und Wasser und lasse das Mittel weiterwirken.

Scharlach: Symptome und Verordnungen Am 10.03. hat sie dann doch Scharlach, seit zwei Tagen 38,5-40 °C Fieber, sie bekommt *Belladonna* Q6, tgl. 5 gtt. Schon in der ersten Nacht war der harte Husten lockerer, am 14.03. war sie fieberfrei, der Schnupfen wurde gelb, im Liegen musste sie husten, im Schlaf war es aber gut, erst beim Aufwachen hustete sie wieder. Ich gab *Kalium bichromicum* Q6. Am 19.03. war der Abstrich negativ, der Scharlach überstanden. Die Weiterentwicklung des Kindes war sehr gut, sie benötigte im Herbst wegen Schulproblemen bei fieberhaften Infekten 2× *Ignatia* C200.

EPIKRISE

Glatt in einer Woche überstandener Scharlach, der einen konstitutionellen Entwicklungssprung ermöglichte.

> Fall 23: 8-jähriger Junge

N., L. 10 14 11 1978

Biografische Angaben Vater ist Lehrer, Mutter schult Handelsvertreterinnen, in ihrer Aszendenz sind Krebserkrankungen. Eltern stammen beide aus Berlin, wohnen 30 Autominuten weit weg.

Anamnese und homöopathische Vorbehandlung Am Tag der Geburt werde ich bereits konsultiert, der Junge hat einen Säuglingsikterus. Er wurde sein ganzes Leben homöopathisch behandelt, wobei er sich, wie seine Eltern es nannten, zur ausgesprochenen „Wuchtbrumme" entwickelte.

Scharlach: Symptome und Verordnungen Am 21.07.1986 wird er mit Scharlach gebracht und erhält eine Dosis *Belladonna* C200, am 28.07. ist der Abstrich negativ, Urin o.B., Herztöne rein.

Am 14.08. Darmgrippe, wie schon öfter, wenn ein neuer Impfdurchgang gegen Polio die Nicht-Geimpften mit Durchfall die Tröpfcheninfektion abreagieren ließ. Verordnung von *Potentilla anserina* D3 und *Podophyllum* C4. Der Junge entwickelte sich weiter gut mit gelegentlichen Infekten und Warzen, Nasenbluten u.a.m. Bei seinen Schulproblemen mit Legasthenie und Antizipationsängsten konnte ihm homöopathisch konstitutionell entscheidend weitergeholfen werden.

EPIKRISE
Glatt innerhalb einer Woche überstandener Scharlach.

> Fall 24: 7 ½-jähriger Junge
R., M. 10 21 01 1981

Biografische Angaben Eltern beide Lehrer. Zwischen beiden gibt es ein unterschwelliges Duell, weil sich beide in ihren Leistungen für die Familie nicht genügend anerkannt fühlen. Der Junge hat einen ein Jahr jüngeren Bruder und eine drei Jahre jüngere Schwester, alle drei haben sie mit Neurodermitis und Allergien zu tun. Die Familie wohnt eine gute Autostunde weit entfernt.

Anamnese und homöopathische Vorbehandlung Er wurde seit dem 12.01.1987 von einer Ärztin vorbehandelt, die ihre dreijährige Fortbildung im August-Weihe-Institut für homöopathische Medizin absolvierte. Er landete dann nach ihrem Fortgang am 05.02.1988 mit einem akuten Ohrtrompetenerguss bei mir in der Praxis, für den ich *Kalium chloratum* D6, 3× 5 gtt. verordnete. Am 20.03. ist sein Heuschnupfen wieder aktiv, er niest vor allem morgens. Ihm sind inzwischen die Adenoide operiert worden. Er liebt vornehmlich Mineralwasser, spricht ungenau, fragt öfters nach, er hat Lymphknotenschwellungen, masturbiert auf dem Bauch liegend. Deswegen bekommt er *Phosphor* C200.

Scharlach: Symptome und Verordnungen Am 27.04.1988 Scharlachverdacht, es gibt Scharlachfälle in der Schule, er hatte gestern hohes Fieber, weshalb er *Belladonna* Q6 von der homöopathisch instruierten Mutter bekam, hat nachts erbrochen und jetzt nur noch leichtes Fieber. Auf das Mittel klingt die Sache schnell ab. Der Scharlach ist nicht durch Abstrich nachgewiesen. Der Junge entwickelt sich gut. Seine Allergieneigung wurde von Jahr zu Jahr geringer, die letzte Verordnung war im Januar 1992 *Sulfur* C200, worauf er im Juli 1992 bei Niederschrift des Falles noch symptomfrei war.

EPIKRISE

Glatter Verlauf einer hochfieberhaften Erkrankung, die aufgrund der Begleitumstände als Scharlach angesehen wurde.

> Fall 25: 5-jähriges Mädchen

L., J. 20 02 05 1983

Biografische Angaben Vater Lehrer, leidet an Psoriasis. Bei Infekten sehr langsame Genesungstendenz. Mutter Lehrerin.

Anamnese und homöopathische Vorbehandlung Geburt per Vakuumextraktion. Mit 15 Monaten laufen gelernt. Erstmals mit vier Jahren in homoöpathischer Behandlung wegen Zustands nach Mittelohrreizung, bekam dann während eines Urlaubs in Frankreich wegen hochfieberhafter Cystitis von einem dortigen Arzt *Mercurius solubilis* in Tiefpotenz verschrieben. Ich verordnete am 08.08.1987 *Calcium carbonicum* C1000. Wegen Neigung zu Pseudokrupp wurde sie mit *Belladonna* Q6, *Spongia* C2 und *Hepar sulfuris calcarea* C6 ausgestattet. Am 04.02.1988 wurde wegen Ohrenschmerzen bei Mittelohrerguss *Calcium carbonicum* C1000 wiederholt.

Scharlach: Symptome und Verordnungen Am 12.02. Bericht: hatte noch in der ersten Nacht Ohrenschmerzen gehabt, am folgenden

Tag war es dann gut. Aber die Hörschwäche bestand noch. Wir warten ab, was die Hochpotenz noch leisten wird. Am 15.02.1988 Scharlach mit 38,5 °C am Tag zuvor, jetzt kleinfleckiges Exanthem, munter, guter Allgemeinzustand, Abstrich positiv. Wir warten weiter ab. Am 19.02. prima, hört aber genau so schlecht. Am 26.02. müde, war spät ins Bett gekommen, Otitis media, hört schwer. Abstrich: hämolysierende Streptokokken. Ich gebe eine Dosis *Pulsatilla* C200. Damit ist das Ohr endlich in Ordnung. Am 29.02. sagt die Mutter, das Kind habe abends immer Temperatur, morgens sei es gut. Der Appetit sei vor allem auf Süßes ausgerichtet. Jetzt gebe ich *Lycopodium* Q6, 1× tgl. 5 gtt. mit augenblicklicher Wirkung. Der Urin ist am 01.03. hellgelb, klar, o.B., der Herzbefund bei der Nachuntersuchung am 10.03. auch o.B. Die Entwicklung des Kindes war gut, sie wuchs aus ihrer etwas pummeligen Figur heraus und brauchte am 17.10. als nächstes Mittel *Calcium phosphoricum* C200. Während einer Scharlacherkrankung heilt die Tendenz zu Mittelohrentzündung aus. Verlauf unter dem chronischen Mittel etwas verlangsamt, aber nach Mittelwechsel wegen Otitis schnelle Heilung. Sie hatte dann am 23.01.1989 die Windpocken mit 40 °C Fieber und Husten im Schlaf, die mit *Rhus toxicodendron* C30 behandelt wurden. Anderntags Fieberabfall auf 37,5 °C. Am 06.03. Magen-Darminfekt mit Erbrechen, frühstückte aber. Neigt zu Ohrenschmerzen, Mittelohrerguss, Zahnfleischbluten, Nägelkauen, linke Wange rot. Eine Dosis *Sulfur* C200 beendet diese Phase. Eine Bronchitis mit bellendem Husten und nächtlichem Schweratmen bei wundmachendem Schnupfen und Antizipationsängsten in der Schule wird am 21.07.1989 mit *Phosphor* Q6 behandelt. Am 12.03.1990 Vorstellung: Sie hatte vor drei Tagen abends Halsweh, vorgestern hohes Fieber, gestern plötzlich Ausschlag. Die Mutter gab gleich *Belladonna* Q6. Der Abstrich auf Scharlach ist positiv, es geht ihr gut. Mandeln sind noch groß. Nachuntersuchung am 03.04. Tonsillen kleiner, Urin o.B., mäßiger Appetit, nur Schokolade, wenig Durst. Eine Dosis *Lycopodium* C200 bringt anhaltende Gesundheit.

⦿ EPIKRISE
Trotz homöopathischer Behandlung des ersten Scharlach erkrankte das Mädchen nach zwei Jahren erneut an Scharlach, diese Zweiterkrankung wird komplikationslos überstanden.

➤ Fall 26: 3-jähriger Junge
L., A. 10 07 02 1985

Biografische Angaben Geschwisterkind von *20 02 05 1983*. Vater Lehrer, leidet an Psoriasis. Mutter Lehrerin.

Anamnese und homöopathische Vorbehandlung Am 04.11.1987 erstmals vorgestellt wegen Neurodermitis, trockenes Ekzem an Wangen und Gesäß. Quirliges Kerlchen mit possessiven Zügen, ein Jahr gestillt, lief mit 14 Monaten. Impfungen gegen Masern, Mumps, Diphtherie, Pertussis und Polio. Hatte im 2. Lebensjahr Mononukleose. Tanzt gern bei Musik. Der Vater von Mutters Mutter hatte Krebs. Bei Ärger schreit er die Schwester laut an. Gewitter- und Dunkelängste. Erwacht weinend aus Albträumen. Seine Verordnung ist *Phosphor* C200.

Scharlach: Symptome und Verordnungen Am 18.02.1988 hat er auch Scharlach (die Schwester erkrankte am 14.02.) und bekommt *Belladonna* C30. Am 22.02. Abstrich positiv. Fieberfrei, aber Tubenkatarrh, wenig Durst. Eine Dosis *Pulsatilla* C200. Am 24.02. Ohrenschmerzen nachts, es wird abgewartet, aber mit griffbereit gehaltenem *Mercurius solubilis* Q6. Es konnte jedoch darauf verzichtet werden. Nachkontrolle am 26.02. o.B., am 01.03. ist der Urin o.B. Der Junge entwickelte sich sehr gut und bekam dann am 17.10. wegen Tonsillarhypertrophie und

Lymphatismus bei sehr gutem Frühstücksappetit, aber Trennungsängsten und Trotzen, sobald die Mutter weggeht, eine Dosis *Calcium carbonicum* C200, was ihm eine Zeitlang weiterhalf. Am 23.01. und 24.01.1989 hochfieberhafter Infekt mit Bauchschmerzen und nächtlichem trockenem Husten, völlig schlapp, der mit *Arsenicum album* C30 behandelt wurde. Am 06.03. Darminfekt mit acetonämischem Erbrechen, was wiederum *Arsenicum album* C30 erforderte und am selben Tag in Ordnung kam. Am 21.03.1990 zur größten Überraschung hat auch er zum zweiten Mal Scharlach, Fieber 39 °C. Die Mutter gab gleich *Belladonna* Q6. Das Kind schält sich an den Fingerkuppen. Am 28.03. Abstrich negativ. Am 03.04. Urin o.B., Tonsillen groß. Vor drei Tagen neue Flecken, oft Konjunktivitis, kann nicht still sitzen, rutscht dem Vater auf den Schoß und knutscht ihn, weint leicht bei der geringsten Unannehmlichkeit. Eine Dosis *Lycopodium* C200 beendet die Krankheitsphase und bringt ihn konstitutionell gut voran. Erst über ein Jahr danach Wiedervorstellung am 06.05.1991, wobei er das anfangs gegebene *Phosphor* C200 wieder erhält wegen Geschwisterneidsyndrom – er schlägt die Schwester – bei Mittelohrerguss und immer noch vergrößerten Tonsillen. Hände feucht-kalt, extrem rote Wangen, nächtliche Angst, kommt dann zu den Eltern, schwitzt nachts, strampelt sich bloß.

EPIKRISE
Zweimalige Erkrankung an Scharlach trotz homöopathischer Behandlung im Abstand von zwei Jahren wird jedes mal glatt, das erste Mal in 12, das zweite Mal in 10 Tagen überstanden.

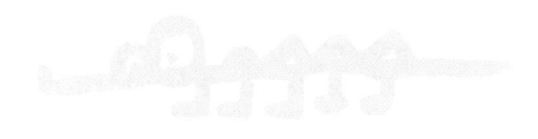

› Fall 27: 48-jähriger Mann

W., B. 10 25 07 1936

Biografische Angaben Patient wohnt eine Autostunde weit weg. Beamter, ehrgeizig, der strenge Eltern gehabt hat. Sein Vater war unnahbar, Ingenieur, in der wissenschaftlichen Forschung tätig und gab von seinem Wissen gern ab. Seine Mutter war fürsorglich. Er wuchs als Einzelkind auf, erlebte die Bombenangriffe auf Berlin, absolvierte in einem niederbayrischen Dorf seine Pflichtschuljahre und machte in München Abitur. Vor Referaten hatte er Lampenfieber. Seine Eltern schlossen seine Frau quasi aus, wenn sie von der Familie sprachen, nur Vater, Mutter, Sohn. Seine Frau führt einen sehr mutigen Kampf um ihre Entwicklung gegen sein patriarchalisches Wesen. Er hat mit ihr vier Kinder.

Anamnese und homöopathische Vorbehandlung Seit 15.05.1981 in meiner Behandlung nach vorhergegangener anderweitiger antibiotischer und Imap-Therapie wegen subfebrilen Temperaturen bei Oberbauchbeschwerden, vegetativen Beschwerden mit Muskel-Tics und Dermatomykose, welche nach dem Tod seines Vaters an Dickdarmkrebs kurz vor Weihnachten zusätzlich entstand. Er erhielt zunächst längere Zeit *Lycopodium*, erst Q12, dann Q18, später C200, im Januar 1982 dann *Sepia* von C200 über die M bis zu XM. Dann benötigte er ab Januar 1983 *Natrium muriaticum* für etwa ein halbes Jahr. Nach einer Berberis-Phase von einem halben Jahr wegen gichtiger Beschwerden waren wir im Januar 1984 bei *Phosphor* gelandet, wobei sich die familiäre Situation mal mehr, mal weniger entspannte. Er steckte sich am 27.06.1984 mit Scharlach an, den seine Kinder durchmachten. Er klagte über abendliches Frieren mit subfebrilen Temperaturen und Torticollis mit Lymphdrüsenschwellungen und Ischias < im Liegen, Sitzen, Gehen und Stehen bei Blähbauch, Rülpsern und Winden.

Scharlach: Symptome und Verordnungen Ich gab ihm wieder *Lycopodium* Q18 und schrieb ihn drei Wochen krank, dann waren seine rheumatischen Beschwerden in Ordnung, sein Urin o.B. und auch sein Abstrich negativ. Er hatte sich gut erholt und war wieder voll dienstfähig. In der Folgezeit blieb ich sehr lange bei *Lycopodium*, was auch seine Lipidämie, Cholepathie und Arthropathie kontrollierte, ging die Potenzleiter hinauf bis zur XM, um ihm zuletzt wegen seiner enttäuschten Haltung, dass seine Frau nicht mitkommen wollte, als er zum Amtsleiter in einer anderen Stadt befördert worden war, am 02.03.1992 *Staphisagria* zu geben. Sie hatte lieber eine Ausbildung begonnen, weil sämtliche Kinder nunmehr großgezogen waren.

EPIKRISE

48-jähriger homöopathisch vorbehandelter Mann absolviert eine Scharlacherkrankung ohne größere Beschwerden, glatt, ohne Folgeerkrankungen in drei Wochen. Der Patient ist immer mal wieder, auch im Jahr 2012, alle paar Monate in Behandlung und benötigt beinahe jedes Mal immer wieder *Lycopodium* in verschiedenen Potenzen, abgesehen von einer einmaligen *Nux vomica*-Verordnung und gelegentlichen *Chelidonium*-Gaben.

➤ Fall 28: 6-jähriges Mädchen

G., S. 20 12 04 1985

Biografische Angaben Vater Musiklehrer, Mutter Musiklehrerin. Das Kind wurde unter etwas zwielichtigen Verhältnissen geboren, es sollte sozusagen die Ehe retten, die vorher schon durch Abenteuer des Vaters brüchig war. Während des 1. Lebensjahres zog der Vater dann auch zu einer Freundin.

Anamnese und homöopathische Vorbehandlung Die Entwicklung des Mädchens verlief verzögert. Sie konnte mit einem Jahr noch nicht krabbeln, sie bekam dann *Calcium carbonicum* C200 und drei Monate später, am 22.08.1985, eine Dosis C1000, weil sie erst allmählich zu kriechen begann. Der Vater kam ab und an zu Besuch.

Am 05.01.1986 ist die Mutter wieder schwanger, was aber die Ehe nicht kittete, sondern zum endgültigen Bruch führte – die Mutter will den Mann nicht mehr sehen. Das Kind robbt, läuft noch nicht, spricht aber inzwischen, weint leicht – ich gebe wegen des häuslichen Kummers das Mittel der Mutter *Natrium muriaticum* C200. Am 02.04.1987 läuft das Kind immer noch nicht, hat jetzt eine deutliche Neurodermitis. Jetzt entschließe ich mich wegen des ängstlich zögerlichen Wesens zu *Causticum* C200. Die Mutter war inzwischen, durch Freunde verunsichert, mit dem Kind in eine Fachklinik für konservative Orthopädie zur Beurteilung gegangen und hatte das Kind auch im Gemeinschaftskrankenhaus Herdecke vorgestellt. Die Berichte enthielten verheerende Befunde und Prognosen: präathetotisches Syndrom, diplegische Entwicklung, fraglicher Hydrozephalus, Verdacht auf Rachitis und auf frühkindlichen Autismus, Entwicklungsverzögerung und Verdacht auf Hüftgelenksluxation. Inzwischen kam das Kind dank *Causticum* auf die Beine und die Entwicklung erforderte dieses Mittel immer wieder, auch wenn ich oder meine Assistenzärztin durch akute Symptome verleitet wurden, den Kurs zu wechseln und ein anderes Mittel zu wählen. Egal was vorlag, Reizblase, Ohrmuschelekzem oder Hyperkinesie – das Kind brauchte *Causticum*. Damit konnte die psorische Konstitution und die seelisch erschütternden Situationen, wenn der Vater zu Besuch kam, unter Kontrolle gehalten werden, wenngleich die somatisierten Ängste sich immer wieder als Blasenreizung mit Pollakisurie äußerten. Im November 1990 hatte das Kind die Windpocken und bekam am 12.06.1991 Scharlach. Drei Tage zuvor hatte sie erbrochen und Fieber gehabt, jetzt war die Zunge rot, der Abstrich positiv.

Scharlach: Symptome und Verordnungen Die Verordnung war *Lycopodium* Q6, 1× tgl. 5 gtt. Dem Kind ging es sehr gut, der Abstrich blieb bis zum 02.07. positiv, erst am 09. und 12.07. wurden keine Bakterien mehr ausgeschieden. Das EKG war normal.

Das Kind wurde erst wieder am 27.02.1992 wegen Ohrmuschelekzem vorgestellt, darum wurde wieder *Causticum* M gegeben. Bei einer neuerlichen Konsultation wegen Kopfekzem am 21.05. wurde das Mittel in der gleichen Potenz wiederholt.

EPIKRISE

Das Mädchen macht bei miterlebten erheblichen Konflikten zwischen den Eltern einen glatten Scharlachverlauf durch, wobei der Abstrich erst nach vier Wochen negativ wird.

> Fall 29: 4-jähriger Junge

G., B. 10 26 07 1987

Biografische Angaben Geschwisterkind zu *20 12 04 1985*. Vater Musiklehrer, Mutter Musiklehrerin. Während der Schwangerschaft hatte die Mutter, nachdem sie jahrelang mit *Natrium muriaticum* bei allen ihren gesundheitlichen Störungen behandelt worden war, *Sepia* benötigt. Wegen Übertragung bekam sie *Caulophyllum* D3, als die Geburt eingeleitet werden sollte. Damit klappte es prompt.

Anamnese und homöopathische Vorbehandlung Der Junge hatte einen Neugeborenenikterus, musste mit Mandelmilch zugefüttert werden, weil die Mutter zu wenig Milch hatte. Er schwitzte beim Schreien und bekam zunächst *Calcium carbonicum*, später hauptsächlich *Sulfur*, da er viel mit Ekzemen und später mit Neurodermitis zu tun hatte. Als er mit einem Jahr noch nicht krabbeln wollte, bekam er, wie seine Schwester, *Causticum* C200, wonach er robbte und sich bis zu den Knien am Bettrand hochzog; danach wurde wieder *Sulfur* verabreicht. Situationsbedingt waren auch einige Male andere Mittel nötig, z.B. bei acetonämischem Erbrechen *Natrium muriaticum* oder *Belladonna* bei hohem Fieber o.a.m., aber sein Hauptmittel blieb *Sulfur*.

Scharlach: Symptome und Verordnungen Am 12.06.1991 bekam er, als seine Schwester Scharlach hatte, eine Dosis *Belladonna* C200 zur Prophylaxe. Sein Abstrich war negativ. Als er sich am 20.06. in der Schamgegend pellte und ein Scharlachexanthem aufwies, erhielt auch er *Lycopodium* Q6, womit er gut über die Runden kam. Am 12.07. hatte er noch Lymphknotenschwellungen am Hals, am 18.07. machte ich ein EKG: Sinustachykardie von 130 mit interponierten Extrasystolen, weshalb ich *Crataegus* Ø verordnete. Am 02.08. war er wild und rannte umher. Es war wieder alles in Ordnung. Lediglich eine Enuresis war zurückgeblieben, weshalb *Lycopodium* Q12 weitergeben wurde. Am 27.02.1992 kam er mit Pferdeschwanzfrisur wie seine Schwester, sodass er wie ein Mädchen wirkte. Wegen neuerlicher Enuresis diurna bei Ohrmuschelekzem, Gereiztheit mit Bedürfnis zu schlagen, fragte ich, weshalb er denn eine Mädchenfrisur mit Pferdeschwanz tragen wolle. Die Antwort war, der Vater ginge mit der Schwester spazieren und ließe ihn zu Hause. Hier half ihm *Staphisagria* über die Krankheit und das Ekzem hinweg. Am 21.05. erzählte die Mutter, ein Nachbar, der Sozialpädagoge sei, habe sich beunruhigt über seine Aggressionen geäußert. Der Junge hatte ein kleineres Kind gebissen, einen großen Kratzer an des Nachbarn Auto gemacht, mit Steinen geworfen. Mir wollte er nicht die Hand geben, als die Mutter ihn zurechtwies, lutschte er am Daumen. Wenn er auf seine Mutter wütend ist, rupft er Pflanzen ab, fährt sehr gern sehr wild Fahrrad, wagt aber nicht, von der Höhe hinunter zu springen. Ich entschied mich daraufhin für *Tuberculinum* C200.

EPIKRISE

Vierjähriger, nur homöopathisch vorbehandelter Junge mit erheblichen familiären Problemen und Neurodermitis übersteht ohne Komplikationen eine Scharlacherkrankung in vier Wochen.

4.4 Fallbeispiele zu Folgeschäden (Sequelae)

➢ Fall 30: 64-jährige Patientin

L., P. 20 23 10 1927

Anamnese Die 64½-jährige Patientin kommt am 13.02.1992, weil sie nach einer Scharlacherkrankung vor sechs Wochen, die mit Antibiotika behandelt wurde, einen schuppigen Ausschlag an Rücken, Bauch, Ober- und Unterschenkel bekommen hatte, mit vielen disseminierten, rotblauen, runden Flecken. Zu Beginn kam eine dunkle Stelle, deren obere Hautschicht sich dann löste. Plötzliche wandernde Gelenkbeschwerden, vor allem im linken Oberarm, die jeweils zwei Tage kamen und gingen. Außerdem bestand ein Tinnitus aurium. Auf dem etwa einen Kilometer weiten Weg vom Bahnhof zur Praxis (sie wohnt 15 Minuten Bahnfahrt entfernt) hatte sie Herzbeschwerden mit der Empfindung des Zusammenziehens. Sie hatte große Sorge, etwas vom Scharlach zurückzubehalten. Die Blutsenkung sei von anfangs 50/... auf .../20 zurückgegangen. Im EKG fanden sich bei einem Linkstyp Sinusrhythmus mit Amplitudenkriterien für Linkshypertrophie, sonst normales EKG, RR 130/90. Sie wirkt sehr schick mit ihren grauen Haaren, obwohl sie dabei bescheiden gekleidet ist, beugt sich dabei etwas vor. Sie war 42, als sie ihren Mann infolge eines Herzinfarktes verlor. Sie hatte drei Kinder und führte die Firma weiter, bis ihr Sohn hineinwuchs. Den Sohn betreue ich seit vielen Jahren gelegentlich. Ich weiß, wie überfordert er sich mit der Aufgabe sah; deswegen hatte er zeitweilig Alkoholprobleme.

Homöopathische Verordnungen Es ist also eine mutige Frau, Landwirtstochter, selbstständig denkend. Sie hat Albträume mit dem Thema Ersticken, vor allem bei Vollmond, ist wetterempfindlich, fühlt sich am Meer wohl, isst bevorzugt Fisch, Obst und Gemüse. Sie bekommt *Natrium muriaticum* Q18, 1× tgl. 5 gtt., dazu 3× 10 gtt. *Crataegus* D1 als Herzstütze. Nach 14 Tagen sind die Effloreszenzen besser, nach weiteren 14 Tagen nur noch kleine Stippchen, die BSR ist 6/17, das Blutbild o.B. Sie nimmt jetzt *Natrium muriaticum* Q24. Am 07.04. hat sie plötzlich hohes Fieber, schon früh 39 °C, Gliederschmerzen, Schüttelfrost, Pollakisurie, starker Kopfschmerz vom Nacken aufwärts, kein Husten, kein Durst, ich verordne *Gelsemium* D6. Anderntags, am 08.04., ist das Fieber heruntergegangen, der Kopfschmerz besser. Sie hat aber Halsschmerzen auf der linken Seite. Jetzt verordne ich *Mercurius solubilis* Q6, anderntags ist sie fieberfrei, der Halsschmerz ist weg, und der Ausschlag ist ebenfalls fast verschwunden. Der Abstrich ist negativ. Am 27.04. berichtet sie, die Bauchhaut schälte sich, sie sei enorm erschöpft und habe Nachtschweiße, schliefe aber gut. Bei längerem Sitzen habe sie Rückenschmerzen, viel Rachenschleim. Ständig Hustenreiz durch Trockenheit im Hals, sie trinkt gern Sprudel, Kaffee und Tee. Der Rachen sei rot. Die neue Verordnung war *Phosphor* Q18, täglich 1× 5 gtt. plus *Crataegus* Ø, 3× 15 gtt. nach Bedarf zu nehmen. Mit *Phosphor* ging es jetzt ständig bergauf, es folgten die Q24, die Q30 und z.Zt. der Niederschrift ist die Patientin bei Q45. Damit ist die Dermatose, die Herzmuskelschwäche, die Schlafstörung, der Tinnitus aurium überwunden worden. Die Patientin hat den Tod ihres älteren Bruders im Juni ohne gesundheitlichen Rückschlag verkraften können und war am 13.07. mit den Worten in die Praxis gekommen: „Eigentlich sehr gut ..." und wir kamen überein, bei der nächsten Konsultation das EKG und die Risikofaktoren zu kontrollieren.

EPIKRISE

Die Patientin macht in Kurzform nach ihrem homöopathischen Mittel – entsprechend der Hering'schen Regel – die antibiotisch unterdrückten Erscheinungen einer vorausgegangenen Scharlacherkrankung durch und überwindet die zurückgebliebene Dermatose und Herzmuskelschwäche.

> Fall 31: 6-jähriges Mädchen

G., I. 20 10 02 1983

Biografische Angaben Vater Landwirt, Mutter Bäuerin. Zwischen den Eltern schwelt ein unausgesprochener Konflikt, beide haben sich außerhalb der Ehe orientiert, 1992 verlässt die Mutter die Familie.

Anamnese Das Kind wird am 28.11.1989 vorgestellt, es hat im Sommer Scharlach gehabt und behielt dicke Tonsillen zurück. Das Mädchen wirkt müde, fläzt sich auf dem Sessel, hat öfter Bauch- und Rückenschmerzen. Die Untersuchung zeigt eine leichte Herzmuskelschwäche. Außerdem hat sie viele kleine hornige Warzen. Die Kleine ist mit 130 cm und 26 kg schon ziemlich groß für ihr Alter und hat eine auffallende Unruhe im Sitzen. Sie antwortet nicht, will nicht angesehen werden, hat Dunkel- und Erwartungsangst und liebt besonders Eis und Eiswürfel in Getränken. Nachts kommt sie regelmäßig zur Mutter ins Bett. Sie ist das dritte von drei Kindern. Sie sagt zur Mutter: „Du hast Papa, Frank hat Kerstin – ich bin allein!" Sie geht gern in die Schule und ist lieb und brav.

Homöopathische Verordnungen Auf *Phosphor* Q6 erholt sie sich schnell. Am 15.01.1990 sind die Warzen weg, sie ist aber insgesamt noch etwas träge. Sie sitzt auf dem Schoß der Mutter und will nicht angesehen werden, lässt sich dauernd auffordern und weigert sich, sich anfassen zu lassen. Sie bekommt jetzt *Calcium carbonicum* C1000. Offensichtlich war das richtig, denn ich sah sie erst im Dezember wegen einer Angina wieder, als ihre Freundin Scharlach hatte. Sie brauchte eine Dosis *Belladonna* C200, woraufhin sich alles in Wohlgefallen auflöste. Im Mai 1992 hatte sie wieder eine Angina mit Schmerzen zum Ohr, die zunächst auf *Hepar sulfuris* C6 ansprach, dann jedoch am 15.05. *Ignatia* C200 erforderte.

EPIKRISE

6-jähriges Mädchen mit leichter Herzmuskelschwäche nach anderweitig vorbehandeltem Scharlach erholt sich auf *Phosphor* und festigt sich auf *Calcium carbonicum* konstitutionell. Der Konflikt zwischen den Eltern zeigt sich in wiederholten Anginen.

› Fall 32: 40-jährige Frau

G., R. 20 23 04 1950

Biografische Angaben Mutter von *20 26 02 1978* und *20 25 06 1982*. Ihre erste Ehe wurde nach einem Jahr geschieden. Sie bekam damals Hepatitis und trennte sich von dem Mann. Lebt mit ihrem ebenfalls geschiedenen Lebensgefährten zusammen auf einem alten Kotten und hat drei Kinder mit ihm. Ihr Vater ist Postbeamter, ihre Mutter Hausfrau. Die Eltern stichelten sich in ihrer Kindheit andauernd, ihre ältere Schwester war jahrelang in psychiatrischer Behandlung wegen familiärer Dysharmonie. „Wir waren beide nur Mädchen, sollten Arzt und Rechtsanwalt werden ..." Die Erziehung erfolgte mit dem Rohrstock.

Anamnese und homöopathische Vorbehandlung Im Dezember 1979 kam sie in meine Behandlung wegen chronischer Hepatopathie und Migräne. Ihr Hauptmittel war meist *Sepia* gewesen, abgesehen von Mitteln für die akuten Phasen, wie z.B. *Lycopodium, Caulophyllum, Ignatia, Nux vomica, Phosphor* und je nachdem, welche Situationen vorlagen. Während der 13 Jahre Behandlungszeit bekam die Patientin zwei Kinder, 1982 und 1988, hatte zwei Fehlgeburten und eine Extrauteringravidität. Sie litt an paroxysmalen Tachycardien, Sinubronchitiden, Metritis, Kreislaufbeschwerden in graviditate, claustrophobischen Erscheinungen bei nervöser Erschöpfung. Kurz, ihr ganzes Leben wurde homöopathisch begleitet, und sie hatte immer wieder lange Phasen des Wohlbefindens dank der konstitutionell ausgerichteten Therapie. Im Dezember 1988 klagte sie über Magen- und Rückenbeschwerden nach unausgesprochenem Ärger. Ihr Haus bietet ihr keine Ruhe, viel zu viel lastet auf ihren Schultern.

4 SCHARLACH

Scharlach: Symptome und Verordnungen Am 11.01.1989, kurz nach der Scharlachinfektion ihrer zweiten Tochter, bekommt sie *Lycopodium* Q6 wegen Gelenkbeschwerden in Knien, Hüften und Schultern, bei Schlaflosigkeit voller Sorgen, sauren Stühlen und Heißhunger, aber Verschlimmerung der Magenschmerzen durch Essen. Nach zwei Tagen wie umgewandelt, nahm sie, als ihre ältere Tochter an Scharlach erkrankte, wegen Halsschmerzen aus eigener Regie ebenfalls *Belladonna* C200. Das war überflüssig und auch nicht gut, weil *Lycopodium* unterbrochen worden war. Es war am 26.01. eine Antidotierung mit *Nux vomica* C6 nötig, weil sie ein akutes HWS-Syndrom bekam. Am 28.01. wurde *Lycopodium* C200 wegen dick geschwollener Halslymphknoten und geröteten, geschwollenen Gelenken gegeben. Im Blutbild zeigte sich eine Lymphopenie bei 2 Eos, und die Rheumawerte CRP und ASL waren positiv. Der Abstrich am 30.01. war negativ, die BSR 9/20. Die Gelenkbeschwerden verschwanden, kehrten Anfang März aber wieder mit Steifigkeit nachts und nach Ruhe bei der ersten Bewegung, sie konnte nichts Festes um den Leib vertragen, hatte Zittern vor Heißhunger, musste früh zu Bett gehen. Diesmal bekam sie wegen der körperlichen Veränderungen und der – bedingt durch die räumliche Entfernung – schwierigen Beurteilbarkeit der neuerlich notwendigen Dosierung zur täglichen Einnahme *Lycopodium* Q6.
Am 18.05. sagte sie, die Füße seien besser, die Knie noch nicht, Schultern noch schmerzhaft und der Magen sei gut. Sie vertrug Zwiebeln nicht, war schnell satt, verlangte Schokolade, war resigniert wegen der Konfliktsituation mit ihrem Mann. Die Kinder litten ebenfalls unter dem Konflikt, sie weint. Er mische sich ein, wenn sie einen Toaster kaufen wolle. Er vertrete altmodische Ansichten und versuche dauernd, sie zu bevormunden.
Nach der Hering'schen Regel hätte die Besserung nicht nur von innen nach außen, sondern auch von oben nach unten gehen müssen,

deshalb Wechsel der Mittels. *Sepia* C200 beendete die Polyarthritis und die Konfliktphase.

ⓟ EPIKRISE

Die Patientin erkrankt während einer Scharlacherkrankung ihrer Kinder an Gelenkrheuma und wird folgenlos in vier Monaten ohne einen Tag Arbeitsunfähigkeit ausgeheilt.

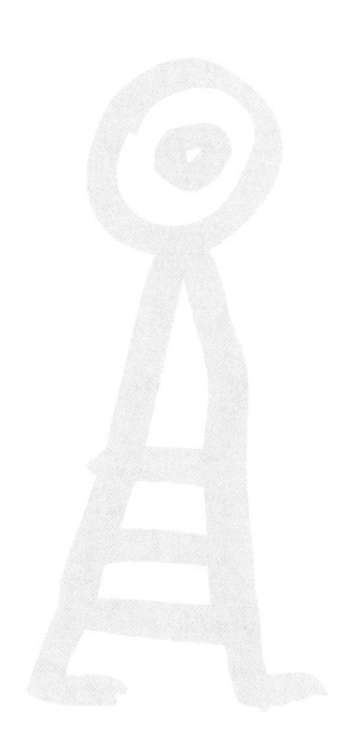

4.5 Weniger gut gelaufene, „glatte" Fälle

Es wäre vermessen, zu behaupten, dass sämtliche Scharlachpatienten in ein bis zwei Wochen wieder gesund sind, wenn sie homöopathisch behandelt werden. Es wurde zwar gezeigt, dass die Wahrscheinlichkeit sehr groß ist, die Krankheit homöopathisch schnell, sicher und angenehm zu überwinden. Doch kann sich jeder denken, dass die Patienten nicht immer unter idealen Umständen in die Praxis kommen, sondern oft eher zufällig.

Ich bin der Frage nachgegangen, welche Gründe oder Hintergründe mich davon abgehalten haben, das heilende Mittel nicht sofort aus den Phänomenen erkennen zu können. Das hatte nämlich zur Folge, dass die Krankheit länger dauerte oder schwerer verlief. Es waren sämtlich Interaktionsprobleme, die mich davon abhielten, den kranken Menschen hinter den Phänomenen sofort zu verstehen. Die notwendige Empathie zu entwickeln ist jedoch die wichtigste Voraussetzung für die wirkungsvolle Ausübung der Homöopathie.

Es ist mir deshalb wichtig, über die diesbezüglichen Lernprozesse zu berichten. Diese haben sich mir fest eingeprägt. Um den Leser nicht zu langweilen und auch, weil mir die Unterlagen teilweise nach über zehn Jahren nicht mehr zur Verfügung stehen, wähle ich die Erzählform.

❯ Das geheime Familiendrama

Es mag etwa Ende der siebziger Jahre gewesen sein, als mir eine besorgte Mutter, eine sehr angenehme und auffallend hübsche Lehrerin, ihre neunjährige Tochter (Einzelkind) in die Praxis brachte.

Das Kind hatte Scharlach gehabt und war antibiotisch behandelt worden. Nun hatte es noch dicke Lymphknoten. Ich kann es heute nicht mehr sagen, was ich verordnete, jedenfalls kam der unterdrückte Scharlach wieder heraus und das Mädchen absolvierte den zweiten Scharlach glatt mittels *Belladonna*. Die Mutter fragte, was man unternehmen könne, um eine neuerliche Scharlacherkrankung auszuschließen. Statt nun abzuwarten und auf die homöopathisch neu konditionierte Natur zu vertrauen, ließ ich mich durch die Angst der Mutter zur Gabe von einer Dosis *Scarlatinum* D30 verleiten. Diese Nosode wird empfohlen, wenn Krankheitserscheinungen auf eine zurückliegende Scharlacherkrankung zurückzuführen sind. Die Indikation ist eigentlich nicht homöopathisch nach dem Ähnlichkeitsgesetz, sondern die Nosode soll Toxinblockaden ausleiten.

Möglicherweise war das zu früh, jedenfalls erkrankte das Mädchen, sehr zu meinem Schrecken, danach zum dritten Mal an Scharlach. Diesmal dauerte die Erkrankung fünf Wochen. Das Kind hatte obendrein eine Otitis, und die Mutter war verständlicherweise nicht wenig aufgeregt. Mir fiel auf, dass die Mutter jetzt häufig eine neuverordnete Brille trug – wobei der Eindruck entstand, sie verberge sich hinter ihr. Außerdem trippelte sie immer so merkwürdig hin und her, wenn sie mit mir sprach und rieb die Oberschenkel aneinander, als habe sie starken Harndrang. Zwar heilten bei der kleinen Patientin Otitis und Scharlach dann ohne Komplikationen aus, aber ich hatte eine Menge Mühe mit diesem Fall.

In diesen Tagen traf ich einen mir gut bekannten Psychologen, der mich auf den Fall ansprach, weil die Eltern des Kindes bei ihm in Behandlung seien. Da verstand ich. Die Frau hatte nämlich ihrem Mann, einem sehr gut aussehenden und geschäftlich erfolgreichen blonden Hünen, nie seinen Namen verziehen, den sie zwar bei der Heirat angenommen hatte, aber mit dem sie nicht zurechtkam. Um es verständlich zu machen, möchte ich die Geschichte in dem vergnüglichen Roman von Claude Tillier *Mein Onkel Benjamin* kurz erläutern: Der Held der Geschichte, ein junger Arzt, erwägt, die Tochter eines älteren, sehr erfolgreichen Kollegen zu ehelichen, der den klangvollen Namen Minxit trägt. Onkel Benjamin will sie dieses Namens wegen nicht nehmen, weil dieser die Perfektform des lateinischen Verbs mingere, mingo, minxit, mictum darstellt und, wie jeder Lateinschüler weiß, volkstümlich in der deutschen Übersetzung bedeutet: er, sie, es hat gepinkelt. Fräulein Minxit wollte den Onkel Benjamin übrigens auch nicht. Wer dieses Buch nicht kennt, sollte es unbedingt lesen. Die Franzosen haben zu natürlichen Funktionen ein so erfrischendes Verhältnis.

Zurück zu unserem Scharlachfall: der Mann kam mit seinem Namen recht gut zurecht, er hatte ihn nicht gehindert, eine leitende Stellung zu erringen. Erst durch den Psychologen wurde er darauf aufmerksam, dass die Phantasie von Präpubertanden eine Ähnlichkeit mit der genussvollen Tätigkeit des Blasenentleerens und seinem Namen konstruieren könnte. Möglich, dass seine Frau als Lehrerin in der Schule unangenehmen Anspielungen ausgesetzt war; möglich auch, dass es nur ihre eigene Vorstellung war. Jedenfalls hatte die Familie einige Monate später den Geburtsnamen der Frau angenommen.

Mein Eindruck war, dass das Kind die dauernden geheimen Vorwürfe der Mutter gegen den Vater nicht mehr aushalten und hören konnte und das Ausklinken aus dem unterschwelligen Ehekrieg und die wohltuende Zuwendung der Eltern gebraucht hat. Die Familie zog nach einiger Zeit in eine andere Stadt. Der Namenswechsel hat die Ehe aber nicht gerettet, denn soviel ich hörte, ließ der Mann sich später scheiden, behielt jedoch in der neuen Stellung in der neuen Stadt den neuen Namen.

› Die geheime Konkurrenz – Trennungsängste

Ähnlich lag der Fall bei der 6-jährigen A.M., deren Eltern als Familiennamen gleich den Namen der Frau gewählt hatten. Der Mann behielt seinen eigenen Namen und stellte ihn dem Familiennamen voran, wie es das neue Namensrecht ermöglichte. Der Mann war Pastor, die Frau Diplom-Psychologin; sie feilte noch an ihrer Ausbildung. Beide waren ungeheuer sympathische Menschen, beide sehr liebevoll, sie allerdings sehr ehrgeizig und in einer Erwartungshaltung dem Mann gegenüber.

Nun hatten sie das Kind, und was für ein nettes Kind. Es kam mit 1½ Jahren in meine Behandlung wegen des Zustands nach kompliziertem Fieberkrampf und weiterbestehenden rechtsseitigen Krampfanfällen bei einer postiktalen Hemiparese. Das Kind hielt die Eltern auf Trab. Es war oft krank, und zwar gleich zu Beginn. Da sich aber erwies, dass bei der homöopathischen Behandlung kein Fieberkrampf mehr auftrat, konnten wir nach Absolvierung der Masern mit 1½ Jahren die ganze Angelegenheit sozusagen entkrampfter sehen. Allerdings trauten sich die Eltern nicht, das Mittel Zentropil (Arzneimittel zur Behandlung von Epilepsie und Krampfanfällen) abzusetzen, bis das Kind vier Jahre alt war. Die Mutter fuhr oft zu Fortbildungen und jedes Mal erkrankte das Kind. Es hatte wütende und ängstliche Phasen. Mit 5½ Jahren hatte es, als die Mutter einen Tag weg war, bei Scharlach in der Umgebung hohes Fieber und bekam prophylaktisch *Belladonna* C200, das Fieber sank sehr schnell, und das Kind war sehr brav für seine Verhältnisse. Am 18. Tag stellte sich eine Lymphadenose ein und das Kind hatte entzündliche Mundwinkel. Ich gab *Mercurius solubilis* C200 und ließ das Kind, da der Abstrich negativ war, am 24. Tag wieder in die Kindertagesstätte. Nach diesem Scharlach kam ein starker Selbstbehauptungswille bei dem Kind auf. Es zeigte sehr possessive Züge und Trennungsängste, wenn z.B. die Mutter im Arbeitszimmer oder auf der Terrasse saß.

Mit 6 Jahren, am Nikolaustag 1988, erkrankte sie an einem Scharlachrezidiv, das zunächst mit ihrem bewährten Fiebermittel *Belladonna* Q6 behandelt wurde. Nach drei Tagen war alles gut, nur nicht das Kind. Es zeigte sich in jeder Beziehung kratzbürstig, suchte Streit, warf sich auf die Mutter und trat nach ihr, wollte unbedingt Zärtlichkeit, Aufmerksamkeit und brauchte deshalb *Ignatia* C200. Am 15.12 hatte es 37,2 °C und ich riet zur Vorsicht. Das Mädchen sei noch nicht gesund und wie ein rohes Ei zu behandeln. Kinder sind schwerer zu hüten als ein Sack Flöhe. Am 17.12. war sie für fünf Minuten draußen, um die Katzen zu füttern, und am 18.12. war sie schwerkrank. Sie hatte Meningismus und Fieberdelir, schreckte auch vor der Mutter zurück, trat und schlug, bis ich auf *Stramonium* kam, wovon sie eine Einzeldosis C30 erhielt. Am 24.12. brauchte sie wegen fieberhafter Sinusitis *Kalium bichromicum* Q6, und war rechtzeitig am 25.12. zu Weihnachten gesund. Sie wurde danach immer gesünder.

Als sie 8½ war, kündigte der Vater seine Stelle und ging in ein anderes Bundesland. Nachdem er sich aus seiner Opferhaltung zu befreien gelernt hatte und für sich und seine Zufriedenheit zu sorgen lernte, wurde das Kind kaum noch krank.

> Der geheime Geschwisterneid

Eine 4½-Jährige erkrankte am 10.08.1985, einem Sonnabend, mit 39,3 °C. Am Montag erhielt ich Bescheid, dass es Scharlach war. Auf *Belladonna* C200 trat keine Schuppung ein, das Kind war am 16.08. weinerlich bei subfebrilen Temperaturen und dicken Halslymphknoten. Der mich vertretende Kollege gab *Mercurius solubilis* Q6. Am Sonntagabend, 18.08., war ich wieder zurück und wurde gerufen, weil sie im Schlaf kaum Luft bekam durch adenoide Schwellungen und dicke Drüsenpakete. Sie hatte ständig einen Finger oder den Daumen im Mund, war durstlos bei Fieber, redete mehr, als sie aß, wollte nur Süßes, als sie einen Wind loswerden wollte, war un-

freiwillig Stuhl abgegangen. Daraufhin gab ich *Lycopodium* Q6, 1×
tgl. 5 gtt. Damit ging es dann ganz allmählich voran. Sie schälte sich
am 28.08. und war das Fieber endgültig am 03.09. los. Lediglich der
Abstrich blieb noch länger positiv. Die Sache hatte also – ohne größere Komplikationen – relativ lange gedauert. Das Kind brauchte
weiter *Lycopodium*. Ich ließ die Q12 folgen und gab am 30.09. die
C200, weil sie Ängste vor Hexen, Räubern und Feuer hatte, nachts
zu den Eltern kam und immer noch weinerlich war. Als ich freundlich mit ihr sprach, was sie denn so bedrückte, kam es heraus: „Ich
kann mit Christoph nichts anfangen!" Christoph war ihr einjähriges Brüderchen, das die ganze Familienstruktur verändert hatte
und eine große Konkurrenz für sie bedeutete. Die Eifersucht konnte mit *Lycopodium* beruhigt und die Gesundheit wiederhergestellt
werden.

❯ Die geheime Angst – nicht gestilltes Bedürfnis nach Nähe

Vor etwa 12 Jahren wurde ich zu einem Geschwisterpärchen gerufen. Die eine Schwester ging schon zur Schule, die andere noch nicht.
Die Kleinere hatte hohes Fieber, die Ältere schien nicht so krank,
sie hatte nur 38,5 °C. Die Kleine bekam von mir *Belladonna* C200,
und es ging ihr gut. Die Ältere reagierte nicht auf ihr Mittel. Dann
stellte sich heraus, dass die Kinder an Scharlach erkrankt waren.
Jetzt war die Mutter in hellster Aufregung, ob ich denn wüsste, was
alles bei Scharlach passieren könne? Sie habe sich genauestens informiert. Gelenkrheuma, Nierenschäden, Herzerkrankungen und
wer weiß was sonst noch könnten ihre armen Kinder bekommen.
Sie stellte für die Behandlung das größte Problem dar, und es war
sehr zeitaufwendig, sich bei den Hausbesuchen auf die Kinder zu
konzentrieren. Während die Jüngere kein weiteres Mittel benötigte,
hatte die Ältere einen Kreislaufkollaps, der *Arsenicum* C30 erforderte, und wegen der toxischen Form bei schwacher Reaktionskraft

gab ich danach *Ailanthus* C30, womit die Geschichte ins Lot kam. Es dauerte aber fünf Wochen, bis der Abstrich negativ war, und die Mutter war wegen dieser langen Dauer alles andere als zufrieden. Denn, wie sich herausstellte, hatte sie zu dem Zeitpunkt, als die Kinder erkrankten, eine Ausbildung mit häufigen langen Abwesenheiten von der Familie beginnen wollen. Damit war das Unterbewusste der Kinder aber offensichtlich nicht einverstanden gewesen; diese hätten die Mutter noch etwas länger für sich benötigt.

❯ Der geheime Konflikt

Ein junger Mann, 38 Jahre alt, dessen Frau (eine hochqualifizierte Beamtin) ihn und mich wegen einer Angstneurose bei Obesitas (Fettleibigkeit) infolge eines Mutterproblems sehr in Atem gehalten hatte, erkrankte an einem Virusinfekt, der asthmoide Beschwerden verursachte, und kam 05.02.1988 in meine Praxis. Er habe in Einzeltherapie den Orchesterpart gelernt, meinte er. Jetzt habe er vor zwei Tagen hohes Fieber gehabt. Wegen rasender Kopfschmerzen habe er Paracetamol eingenommen. Der diensthabende Kollege am Wochenende habe ihm *Bryonia* C6 verordnet. Weiter erzählte er eher beiläufig, dass seine Tochter Scharlach hatte. Ich gab ihm sein letztes Mittel von vor vier Jahren wieder, das ihm damals so gut geholfen hatte, nämlich *Phosphor* XM.

Am 29.02 waren die Kopfschmerzen weg. Er hatte jetzt Kniebeschwerden. Am 07.03. war er arbeitsunfähig, weil er Scharlach hatte. Die Krankheit dauerte fünf Wochen, erst am 14.04. war der Abstrich negativ. Er hatte zwischendurch ein Quinckeödem, das auf *Arsenicum album* Q6 prompt verschwand.

Das Grundthema während seiner Erkrankung war die Krankheit seiner Frau, sein Abhängigkeitsgefühl ihr gegenüber und wie sehr er Zärtlichkeit vermisse. Als er wieder gesund war, stabilisierte sich sein Seelenleben wieder, und er füllte seine leitende Stellung begeistert aus.

> Die geheime Opposition

Die folgende Geschichte betrifft die vier Kinder des im Fall 28 beschriebenen Familienvaters. Die Mutter war früher mit ihnen immer über zwei Stunden lang ins weit entfernte Ruhrgebiet zu einer anthroposophischen Kinderärztin gefahren. Später kam sie mit den Kindern zu mir, was mit einer guten Autostunde immer noch weit genug war. Mir fiel auf, dass die früh verbraucht und blass wirkende, geringe innere Beweglichkeit vermittelnde, dennoch mit viel innerer Energie geladene Mutter stets relativ wenig an konkreten Krankheitssymptomen ihrer Kinder schildern konnte. Stattdessen versuchte sie, gemachte Aussagen mit einem Lächeln zu relativieren, ja zurückzunehmen, als habe sie Sorge, die Kinder dadurch zu kränken. So gestaltete sich das Interview immer etwas mühsam. Die jüngste Tochter *(20 03 11 1975)* erkrankte im Februar 1982 an Scharlach, und die Erkrankung dauerte fünf Wochen. Obgleich das Kind nach vier Tagen fieberfrei war, stieg das Fieber bei bestem Appetit nach acht Tagen erneut und blieb subfebril ohne große Dramatik jeden Nachmittag weiter bestehen. Es verschwand nach fünf Wochen. Gleichzeitig erfuhr ich, dass die Waldorfschule mitgeteilt habe, das Kind würde aufgenommen. Die Geschwister waren auf der Staatsschule, und ich war öfter nach meinen Erfahrungen mit der Waldorfschule gefragt worden. Ich hatte vorsichtig auf die damit verbundene Problematik der weiten Schulwege u.a.m. hingewiesen und herausgehört, dass dieser Herzenswunsch der Mutter von ihrem Ehemann überhaupt nicht geteilt wurde.

Im Januar 1984 hatte sie Masern, die von meinem mich vertretenden Kollegen mit *Apis* behandelt wurden. Wegen eines danach aufgetretenen Ekzems bei Sinusitis und Verrucosis manu benötigte das Mädchen als Folgemittel *Pulsatilla* C200 als Einzeldosis. Im Mai hatte sie Schulschwierigkeiten, die zu Bocken und Aufbrausen führten. Sie bekam von mir *Sepia* C200. Anfang Juni hatte sie sich bei ihrem ältesten Bruder mit Scharlach angesteckt, und kam ohne

Proteste mit allen ihren Geschwistern und ihrem Vater regelmäßig zum Abstrich.

Der älteste Bruder *(10 22 01 1968)* wurde mir mit 14 Jahren wegen Schulproblemen zugeführt und brauchte jedes halbe Jahr eine kleine homöopathische Aufmunterung: anfangs wegen Lampenfieber mit Durchfallneigung bei Klassenarbeiten, wobei er das Gelernte nicht mehr wusste, *Phosphor* C200. Danach hatte er Versagensängste mit Depression und Opposition und brauchte *Sepia* C200. Im Februar 1983 bekam er wegen persistierender Milchzähne *Calcium carbonicum*. Nach einer Unterkühlung hatte er am 21.05.1984 eine Urtikaria, die ihn unwahrscheinlich quälte, mit Ohrenschmerzen, worauf ich *Pulsatilla* Q6 verordnete. Anderntags sah ich mich wegen zu geringer Besserung veranlasst eine Einzeldosis C10000 zu geben. Danach war der Juckreiz weg, aber der Junge bekam Halsschmerzen und eine eitrige Angina. Die Sache war offensichtlich ernster und tatsächlich erkrankte er am 24.05. an Scharlach.

Diese Erkrankung dauerte lange, nämlich bis zum 19.07., bis alle Geschwister und er gesund waren. Sie war durch Sinusitis mit residierenden Ohrenschmerzen und Mastoiditis sowie vorübergehender Taubheit kompliziert und wurde durch *Mercurius solubilis* Q6 und später *Silicea* Q6 geheilt. Im August musste noch eine *Silicea* C200 wegen neuerlicher Sinusitis nachgesetzt werden.

Sämtliche infektiösen Prozesse verliefen bei dem jungen Mann stets etwas torpide, wie später bei einer rezidivierenden Furunkulose, bei der er einen Nackenkarbunkel bekam.

Immerhin hat er seinen Weg gemacht, das letzte Mal sah ich ihn 1989 als strammen Bundeswehrsoldaten, der Unteroffizier werden wollte und sich aufs Fallschirmspringen vorbereitete.

Der zweitälteste Bruder *(10 23 02 1970)*, der mir mit fast 10 Jahren erstmals mit spastischer Bronchitis vorgestellt wurde, hatte anfangs auf *Sulfur* Q6 und später Q12, danach auf *Natrium muriaticum* C200 gut reagiert. Dabei besserten sich allerdings seine Warzen und die Nagelverkrüppelungen nicht. Deshalb gab ich im März 1981 *Sepia* C200, womit er seine Schulprobleme bewältigen konnte. Er kam dann im Jahre 1982 wegen fortbestehender großer Warzen bei spastischer Bronchitis auf *Causticum*, das ich etwa ein Jahr über die C200 bis zur C1000 beibehielt, denn der 11-Jährige hatte mir folgendes anvertraut: Er musste weinen, als er in den Klassenarbeiten nur Noten von 2 und 3 schrieb, denn der Vater sei so streng, er schlug immer gleich zu (Mutter: „...stimmt gar nicht!"). Nach der Fahrradprüfung grüßte er ihn nicht. Zwar hatte er bestanden, der Vater mäkelte trotzdem daran herum. „Und dann kriege ich vom Vater eine gescheuert..." – (Mutter: „Er kriegt kein Haar gekrümmt!") Der Junge hatte Angst, bedauerte sich selbst, opponierte und entzog sich der Gemeinschaft. Er bekam später, am 01.09.1983, *Carcinosinum* C200 wegen anhaltendem Interdigitalekzem bei familiärer Belastung durch Krebs und Tuberkulose, wodurch endgültig seine Allergie verschwand. Erst am 24.05.1984 kam er wieder. Seine Onychose war endlich weg, aber er hatte erneut pubertäre Schulprobleme. Ich gab ihm, der so einen traurigen Eindruck machte, wieder einmal *Natrium muriaticum* C200 wie vor vier Jahren, vier Tage später hatte auch er Scharlach. Er bekam *Belladonna* Q6, 1× tgl. 5 gtt. und hatte am 04.06. eine Bradykardie von 60 Pulsschlägen in der Minute. Deshalb gab ich ihm zur Absicherung einer Herzstreuung *Cardiodoron* (Weleda) 3× 10 gtt.; er schälte sich am 14.06. und hatte am 16.06. einen dick geschwollenen Hals mit erneuten Schluckbeschwerden. Daraufhin verabreichte ich *Ailanthus* D4, 3× 5 gtt., wonach er am 19.07. zusammen mit den anderen Kindern wieder kerngesund war.

Dieser Junge bereitete den Eltern später ziemliche Erziehungsschwierigkeiten. Ich forderte den Vater aber auf, fest an den inneren guten Kern des Jungen zu glauben, damit er seinen Weg gehen lernen konnte.

Die ältere Schwester, 3. Kind, *(20 02 09 1971)* hatte seit 1981 wegen rezidivierender Infekte mehrere Mittel nacheinander benötigt, wobei sich der Lymphapparat nach *Calcium carbonicum* C1000 regenerierte und auch das hartnäckige Daumenlutschen aufgegeben wurde. Lange hatte sie mit Harnwegsinfekten und Warzen zu tun. Am 07.06.1984 erkrankte auch sie an Scharlach, der zu Beginn mit *Belladonna* Q6 behandelt wurde. Da sie jedoch Zeichen einer Kreislaufschwäche zeigte, wurde zur Vermeidung der Streuinfektion *Cardiodoron* (Weleda) hinzugegeben.

Am 14.06. hustete sie gelbe Pfropfen in Bohnengröße aus – ich gab eine Dosis *Kalium bichromicum* C200. Als der Halsschmerz trotzdem bis ins Ohr zog, nahm auch sie *Ailanthus* D4, 3× 5 gtt. Am 25.06. bekam sie nach einer Katzenkratzverletzung eine phlegmonöse Eiterung am Kinn mit pulsierendem Schmerz, Drüsenschwellung und ödematösen Lidern, weshalb ich *Mercurius solubilis* Q6 verordnete. Danach war erstmals nach anderthalb Jahren der Urinbefund dauerhaft o.B. Am 16.07. zeigte sie einen neuerlichen Ausschlag, und die Wunde eiterte. Jetzt gab ich *Sulfur* C200 und nach drei Tagen war das Mädchen gesund.

Das Auffälligste an der Scharlacherkrankung in dieser Familie war, dass sich das Klima innerhalb der Familie veränderte. Jedes Mal, wenn die Familie zum Abstrich und zur Kontrolle anrückte, wurde sie fröhlicher. Es wurden Witze gemacht, und man hatte den Eindruck, Vater und Kinder genossen es richtiggehend, einmal länger zusammen sein zu können, dieselbe Krankheit (das gleiche Schicksal) zu haben und sich aus dem Alltag mit seinen Pflichten ausklinken zu dürfen. Es entstand ein Gefühl der Solidarität, während vorher jeder für sich dahingelebt zu haben schien.

4.6 Schlussfolgerungen aus den Fallbeispielen

Wenn die moderne Medizin sagt, es gibt gar keine Krankheiten, sondern nur kranke Menschen, so spricht sie etwas aus, das seit jeher Inhalt der homöopathischen Lehre ist. Der homöopathische Krankheitsbegriff ist allerdings sehr umfassend, zählt doch die erbliche Belastung über Generationen zurück unbedingt hinzu. Das sind die Sünden der Väter bis ins dritte und vierte Glied, von denen in der Bibel die Rede ist.

Ähnlich dem Beispiel, das im Frühjahr 1992 im Fernsehen gesendet wurde, worin ein Humangenetiker erläuterte, dass 40.000 Nachkommen eines Bauernpaares aus dem 30-jährigen Krieg glaukomgefährdet seien und ihm Gewissenkonflikte mit den Datenschutzgesetzen bereiteten, weil sie unbedingt gewarnt werden müssten. So ähnlich sehen die homöopathisch geschulten Ärzte die Belastungen durch Tuberkulose, Krebs, Hauterkrankungen, Gonorrhö und Syphilis der Vorfahren als Möglichkeiten frühzeitigen ärztlichen Eingreifens bei Kindern und jungen Individuen.

Um diese ererbten körperlichen Schwächen zu überwinden, benötigen die Wachstumskräfte entsprechende Hilfen, die aus den energetischen Bereichen der Nahrungsenergie, der kosmischen Energie (Umwelteinflüsse) und der Partnerenergie kommen.

Der Umgang mit Schädlichkeiten muss vom jungen Individuum erlernt werden. Eine robuste körpereigene Immunlage wird entscheidend durch die Überwindung von Infekten mittels spezifisch homöopathisch anregenden Arzneien erworben. Die Absolvierung der Kinderkrankheiten spielt dabei eine sehr wichtige Rolle, um die ererbten Insuffizienzen zu reparieren.

4.7 Perinatale Ursachen

Der Mensch ist jedoch nicht nur durch die genetische Struktur geprägt, sondern wesentlich mehr noch durch die Frühprägung. Diese beginnt, wie wir heute wissen, bereits vorgeburtlich im Mutterleib. Stanislav Grof hat hier mit seiner Forschung in LSD-Studien Wichtigstes zu den neuen Erkenntnissen beigetragen. Er spricht von den perinatalen Matrizen (▶ Abb. 4.2 und Abb. 4.3).

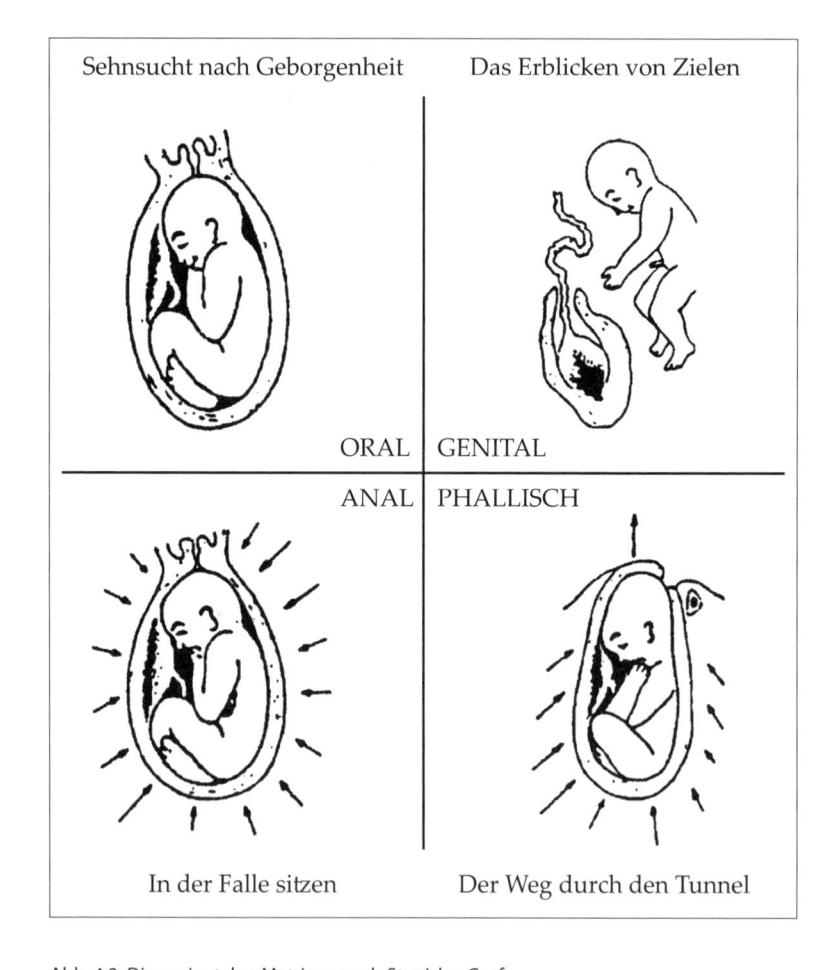

Sehnsucht nach Geborgenheit	Das Erblicken von Zielen
ORAL	GENITAL
ANAL	PHALLISCH
In der Falle sitzen	Der Weg durch den Tunnel

Abb. 4.2: Die perinatalen Matrizen nach Stanislav Grof

Durch Patienten, die ein Rebirthing mitgemacht haben und davon berichteten, dürfen wir allerdings annehmen, dass es mit Sicherheit bereits pränatale Matrizen sind, die die spätere Verhaltensweise beeinflussen. Die gesamte Familienstruktur, ja die gesamte Struktur der Gesellschaft ist davon beeinflusst und Wechselwirkungen unterworfen, die ihrerseits wiederum zur Reifung der Individuen beitragen, indem die Lebenssituationen Lösungen herausfordern. Diese Lösungen werden häufig durch Katastrophen kleinerer oder größerer Art – und sei es über Krankheiten – in Gang gebracht.

Für den Arzt ist es deshalb erforderlich, erst einmal zu wissen, dass es sich so verhalten kann und dass er mit seiner eigenen Entwicklung in das gesamte Geschehen involviert ist. In dem Maße, in dem er sich von seinen eigenen Ängsten zu lösen vermag, und dem Geschehen eine angemessene Strategie entgegenhalten kann, wird er zur Weiterentwicklung des Ganzen beitragen.

Durch die Findung des homöopathischen Mittels vollzieht sich ein Akt der Urteilsfähigkeit. Das wiederum bedeutet, dass der Arzt in der Lage ist, sein Einbezogensein abzugeben und dem Mittel mit seiner Wirkung alles Weitere überlässt. Darüber hinaus lernt der Arzt mit jedem Patienten, dem er sein individuelles Mittel gibt, und *nur* das eine, immer mehr über dieses gegebene Mittel und die gesamte Einzelmittelhomöopathie. Erst recht erweitert er seine Kenntnisse mit jedem weiteren Fall. Mit der dadurch erworbenen Sicherheit im Umgang mit den Mitteln und Krankheitsbildern lernt er, auf die Vitalkraft seiner Patienten zu vertrauen und sich mit ihr zu verbinden. De facto bedeutet das, er muss seine Medizin dieser Vitalkraft anpassen.

Bei Kindern ist der homöopathische Arzt umso mehr auf die Beobachtung angewiesen, ähnlich wie ein Veterinär, denn die Kinder können über ihr Seelenleben verbal wenig aussagen. Es spiegelt sich in ihrem Verhalten wider und zeigt sich in der häuslichen Umgebung. Wenn es zutrifft, dass die perinatalen Matrizen nach

Grof bereits pränatale Matrizen sind, so gehört die Einbeziehung des häuslichen Feldes in die Beobachtung unmittelbar zur homöopathischen Arzneimitteldiagnose hinzu.

Die Konfliktlage der Anginen und des Scharlach gehört phänomenologisch in den linken unteren Quadranten. Das von Scharlach befallene Individuum ist in der ausweglosen Situation und will sich von ihr befreien. Die Reaktion ist abhängig und feindlich. Wir dürfen vermuten, dass im häuslichen Umfeld die gleiche Situation vorliegt, dass anale Kontrollängste das Feld beherrschen.

Hierüber mit dem nötigen Takt Näheres zu erfahren ist nicht immer leicht, zumal dieses Thema für die betroffene Familie ein Teil ihres Unterbewusstseins darstellt – es ist also nicht bewusst. Deshalb heißt es stets: Nein, nein, bei uns ist alles in Ordnung – denn es darf nicht sein, dass bei einer Familie heutzutage nicht alles „heile Welt" ist. Insofern hat es der homöopathische Familienarzt, der die Familie bereits länger kennt, wesentlich leichter, Geistes- und Gemütssymptome von Wert wahrzunehmen und in seine Arzneifindung mit einzubeziehen.

Um hier eine klare, immer wieder abrufbare Information zu schaffen, bediene ich mich analog zu den Grof-Matrizen des Achsenkreuzes auf meinem Anamnesebogen, das ich frei nach Laura Benjamin mit folgenden Verhaltensweisen an den Achsenenden versehen habe.

```
                    Freundlich
                        |
    Abhängig  ——————————+—————————— Unabhängig
                        |
                    Feindlich
```

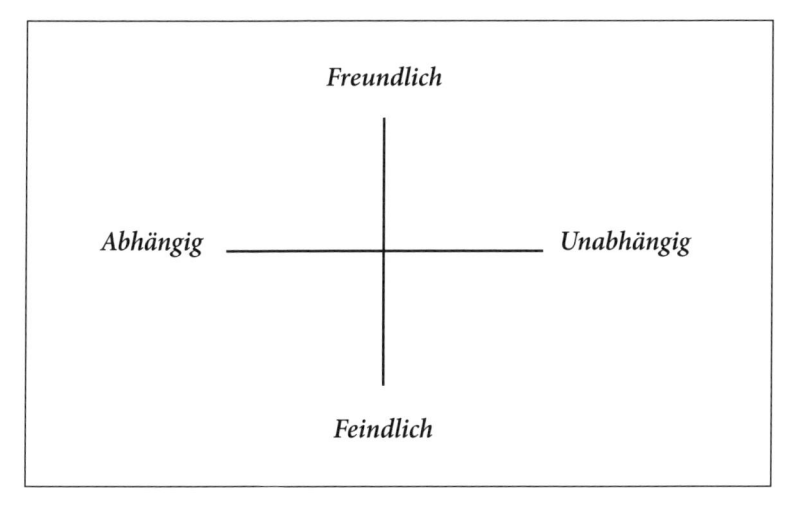

Abb. 4.3: Das Achsenkreuz nach den perinatalen Matritzen von Grof

In diese Quadranten trage ich mir zufallende Aussagen der Patienten und ihrer Angehörigen ein. Damit ergibt sich eine gute Ergänzung der Anamnesedaten.

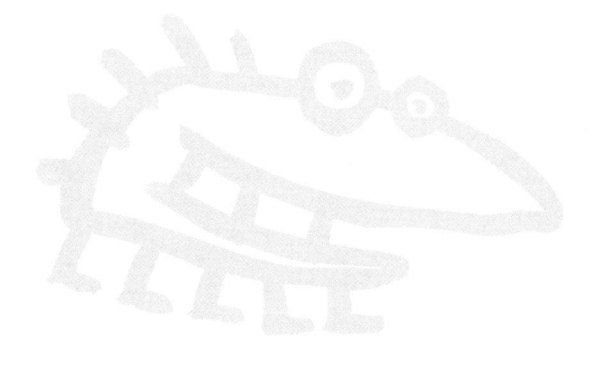

4.8 Die drei Verteidigungsmechanismen

John Rowan lehrte mich, auf die drei Arten der Verteidigung zu achten, die uns daran hindern, uns weiterzuentwickeln. Diese oralen, analen und phallischen Verhaltensweisen entsprechen den beiden linken und dem rechten unteren Quadranten nach den Matrizen von Grof (▶ Abb. 4.4).

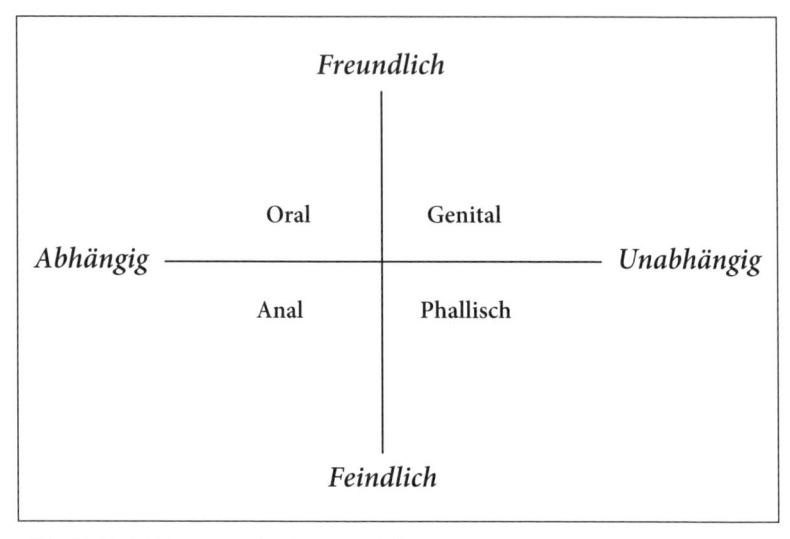

```
                    Freundlich
                        |
          Oral      |   Genital
Abhängig ───────────┼─────────── Unabhängig
          Anal      |   Phallisch
                        |
                    Feindlich
```

Abb. 4.4: Verteidigungsmechanismen nach Rowan

- **Orale Verhaltensweise:** Überbehütung, Stillschweigen, um des lieben Friedens willen, widerspruchsloses Hinnehmen, unter den Teppich kehren von Konflikten, larvierte Depression, Sorgen für Harmonie um jeden Preis, Suchtverhalten, alles Haben- und Verschlingenwollen, Selbstmitleid, Verzweifeln am zerbrochenen Weltbild – Gier
- **Anale Verhaltensweise:** Kontroll- und Verlustängste, Opposition, offener Streit, plumpe Machtausübung, Unterdrückung des fremden Weltbildes durch Entweder-Oder-Lösungen, Verstärkung der Abhängigkeitssituation durch Widerstand, ständige

Kritik und Selbstkritik, Geld- und Mangelprobleme, Vorwürfe, Recht behalten wollen, ständige Rechtfertigung – Neid
- **Phallische Verhaltenweise:** Durchsetzung gegen das Gemeinschaftsinteresse, Isolation, Abgrenzung, Aussperrung, Rausschmiss, Einzel- und Gruppenegoismen, Resignation der Unterdrückten, Verweigerung – Hass

Die **Lösung** läge in der **genitalen Verhaltensweise,** dem Erkennen der eigenen und gemeinsamen gesellschaftlichen Wünsche und Ziele und ihre Ermöglichung *ohne Unterdrückung der Einzelinteressen* – in der Liebe.

4.9 Auswertung der Fälle

Zur Dokumentation aus der Praxis von Dr. Behnisch und den tabellarischen Übersichten von Jörg Bothe

▶ Anhang S. 266

Statistische Daten und psychische Merkmale

In den vorangegangenen 40 Fallbeschreibungen handelte es sich um 20 Kinder unter sieben Jahren, 15 Kinder im zweiten Jahrsiebt und um fünf Erwachsene. Davon eine Patientin im 4., zwei im 6., ein Patient im 7. und eine im 10. Jahrsiebt.

Von diesen Patienten waren 15 männlich, 25 weiblich. Von den im Anhang tabellarisch aufgeführten 35 Patienten aus der Praxis von Dr. med. Gotthard Behnisch sind 19 männliche und 16 weibliche Patienten. Wir dürfen davon ausgehen, dass die Erkrankung beide Geschlechter im gleichen Maße befällt.

Von meinen Patienten waren 14 in einer Woche geheilt, fünf weitere rekapitulierten während der homöopathischen Behandlung den zuvor unterdrückten Scharlach ebenfalls innerhalb einer Woche.

Die zugrundeliegenden Konflikte waren Geschwisterneid, Gefühle des Vernachlässigtseins, Kummer, Trennungsängste, Elternkonflikte, Überbehütung, Schulprobleme, Versagensängste.

Genesungszeit

Drei Fälle brauchten zwei Wochen für ihre Gesundung, vier etwa drei Wochen, der Rest länger. Bei diesen Fällen handelte es sich meist um insofern kompliziert strukturierte Patienten, als Neurodermitis, Otitisneigung und andere konstitutionelle Schwächen sowie Eltern-Großeltern-Konflikte vorlagen. Zwei Fälle von Zweiterkrankung waren trotz homöopathischer Behandlung des Scharlachs nur in akuten Krankheitssituationen von mir behandelt worden und wurden mir nicht zur homöopathischen Kur der Diathese – der Vater ist Psoriker – vorgestellt.

Das denkbare Argument, mit Antibiotika wäre die ganze Geschichte viel kürzer abgelaufen, wird durch die zitierten Fälle widerlegt, die zeigen, dass Scharlachinfektionen mitunter bis zu sechsmal auftreten können, wenn sie nicht wirklich überwunden wurden.

Es ist also, volkswirtschaftlich gesehen, keineswegs billiger, den Scharlach mit Antibiotika zu unterdrücken. Darüber hinaus wurde der unterdrückte Scharlach in einigen Fällen in Kurzform nach dem homöopathischen Mittel rekapituliert. Ähnliche Beobachtungen in Bezug auf suppressiv behandelte Krankheiten wurden schon von Hahnemann in seiner *Psoratheorie* und der *Lehre von den Chronischen Krankheiten* beschrieben. Der schichtweise Verlauf von der Heilung chronischer Krankheiten wurde in der sog. Hering'schen Regel zusammengefasst, welche besagt: *Krankheiten heilen von innen nach außen, von oben nach unten und in der umgekehrten Reihenfolge des Auftretens der Symptome.*

Langzeitauswertung

Aus der Langzeitauswertung der Fälle ging als ein Nebenergebnis hervor, dass Impfungen geeignet sind, als Gegenreaktion nicht nur Infekte hervorzurufen, sondern auch Neurodermitisschübe. Weiterhin konnte verfolgt werden, dass die homöopathische Behandlung von Infekten eine konstitutionsverbessernde Wirkung hat, dass insbesondere die Überwindung der Kinderkrankheiten eine schubartig gesundende Wirkung hinterlässt.

Auf die Matrizen von Grof bezogen bedeutet das, dass der anal eingestellte Arzt die ausweglose Situation des Patienten verewigt. Aus der Sorge, ihm könne vorgeworfen werden, er habe nicht alles getan, was diese Erkrankungen verhindert, gegen die er impft, bringt er das Individuum und sich selbst unnötig in eine Zwangslage. Dies erkennend, kann er über sich selbst und in Bezug auf seine Therapie hinzulernen, ohne deshalb leichtsinnig oder fahrlässig werden zu müssen.

Es bedeutet aber auch, dass das Urteil der Gesellschaft größtenteils ein anales Vorurteil ist, weil objektive Informationen über Lösungsmöglichkeiten von der bestehenden Ordnung nicht angenommen, sondern unterdrückt werden, aus Angst, es könnten unkontrollierbare Verhältnisse entstehen. Dieses ruft wiederum analen Widerstand hervor, der seine revolutionäre Kraft in den rechten unteren – phallischen – Quadranten überträgt und zerstörerisch wirken muss.

Homöopathie in der heutigen Zeit

Insofern befindet sich die Medizin an einem Wendepunkt der Wahrnehmung: Bislang wurde die Homöopathie als unbequemer Zeitkritiker aufgefasst und bekämpft, und das nimmt die junge Generation heutzutage immer weniger ernst. Diese interessiert sich für die Homöopathie, als eine Medizin, die im therapeutischen Notstand Lösungsmöglichkeiten bietet. Gleichzeitig lässt sie dem Lebendigen die Möglichkeit der Evolution, weil sie darüber hinaus im breitesten Rahmen je nach Können ausgeübt werden kann, und sie wird den Vitalprozessen gerecht, soweit sie einer Reiztherapie noch zugänglich sind.

Unsere Aufgabe wird sein, dafür zu sorgen, dass die kunstgerechte Ausübung der Homöopathie erlernt werden kann, auch wenn die Gesellschaft die Vorteile der homöopathischen Behandlung noch nicht voll erfassen kann. Verdeutlichen lässt sich das am Achsenkreuz (▶ Abb. 4.5).

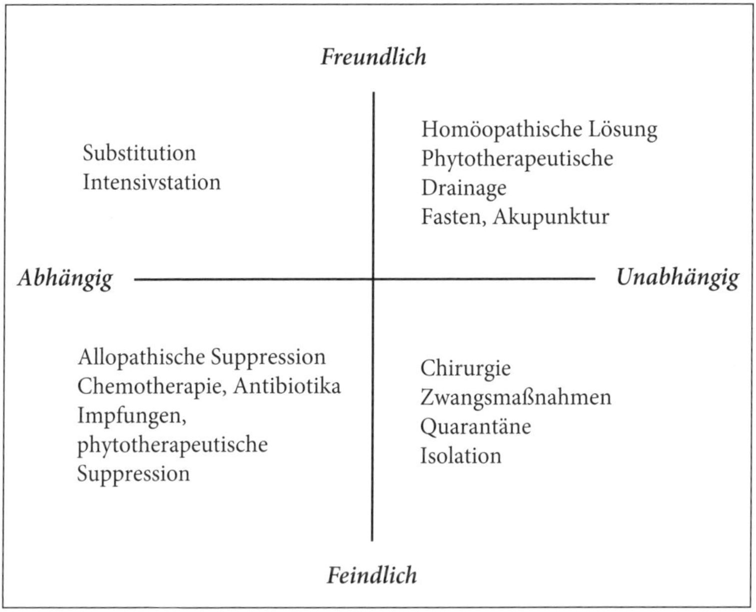

```
                    Freundlich

  Substitution              Homöopathische Lösung
  Intensivstation           Phytotherapeutische
                            Drainage
                            Fasten, Akupunktur

Abhängig  ————————————————————————  Unabhängig

  Allopathische Suppression  Chirurgie
  Chemotherapie, Antibiotika Zwangsmaßnahmen
  Impfungen,                 Quarantäne
  phytotherapeutische        Isolation
  Suppression

                    Feindlich
```

Abb. 4.5: Nutzen der gekonnten Homöopathie

Die medizinische Situation sieht dann so aus: Es erklärt sich daraus mühelos, warum das Selbstregulationssystem bei bestimmten Therapieformen nicht eingreifen kann und die Krankheitssituation verewigt wird, bis das Immunsystem zum Erliegen kommt. Die Chirurgie nimmt in diesem Schema insofern eine Sonderstellung ein, als sie ihrer Natur nach phallisch eingestellt ist – trotzdem ermöglicht sie häufig das Wiedereingreifen der natürlichen Selbstregulation. Was wollten wir ohne die Chirurgie und ihre enormen Fortschritte in der modernen Medizin? Es sei hier auch kein Wort gegen die klinische Medizin gesagt, schließlich bemüht sie sich täglich um Menschenleben. Wir können und wollen als voll ausgebildete Ärzte nicht auf sie verzichten, wir könnten sie jedoch positiv beeinflussen. Es sei lediglich darauf verwiesen, wo der Nutzen der gekonnten Homöopathie liegt, wofür bisher in der Gesellschaft noch das nötige Verständnis fehlt.

Damit kann eine genitale Einstellung zum Leben erreicht werden, wie das auch aus den dargestellten Fallstudien hervorgeht. Die Konfliktlage der Patienten konnte zum größten Teil erkannt und einer Lösung zugeführt werden, wobei die aktive Überwindung ein Zugehen auf neue wünschenswerte Ziele und somit eine Weiterentwicklung darstellt.

Auf den Medizinbetrieb und die Kostenexplosion sowie die Folgekosten samt den Kostenfolgen bezogen, kann das heißen, dass die Wende der Wahrnehmung auch neue Wege gehen lässt, die interessanterweise von findigen Geschäftsleuten bereits als Möglichkeit der Umstellung der Wirtschaft erkannt werden. Die Idealvorstellung wäre in der von Rudolf Steiner formulierten Dreigliederung des sozialen Organismus zu sehen: Freiheit im Geistesleben, Gleichheit vor dem Gesetz und Brüderlichkeit in der Wirtschaft.

Genau so wie die Autoindustrie durch die Konkurrenz immer bessere Autos zum Wohle des Verbrauchers baut, und sich sogar mit entwickelten Patenten gegenseitig aushilft, wird in der Pharmaindustrie nicht nur nach gut verkäuflichen Medikamenten geforscht, sondern nach Produkten gesucht, die der Menschheit auch dienlich sind. Dabei spielt die Erkenntnis eine Rolle, dass ökonomisch nicht falsch sein kann, was ökologisch richtig ist. Hier kann die Anerkennung der homöopathischen Ähnlichkeitsregel viel bei der Vermeidung von unerwünschten Nebenwirkungen helfen, denn diese sind nach der homöopathischen Vorstellung mit Sicherheit erwartbare Nachwirkungen, was sozusagen die eigentliche Wirksamkeit bedeutet. Damit könnten unnötige Verbote bewährter Naturheilmittel verhindert werden.

Gleichzeitig wäre es z.B. durchaus denkbar, dass landwirtschaftliche Methoden verbreitet werden können, die im großen Rahmen den Hunger in der Welt stillen könnten und zugleich den fruchtbaren

Boden und sein Bodenleben vermehrten, statt ihn bei Überschüssen, die wegen der Erhaltung des Preises vernichtet werden, durch Raubbau in immer größerem Maße verkarsten zu lassen. Hierbei könnte auch den Landwirten eine gute und gesicherte Existenz ohne notwendige Substitutionen ermöglicht werden.

Hier kann die Homöopathie als eine wahrhaft ökologische Medizin nicht nur zu einer besseren Volksgesundheit, sondern auch zur Erkenntnis beitragen, dass es viel weniger notwendig ist, alles zentraldirigistisch beherrschen zu wollen, anstatt den Selbstregulationsmechanismen mehr zu vertrauen und sie zu fördern. Hierin liegt auch der Sinn der von mir vorgelegten Studie.

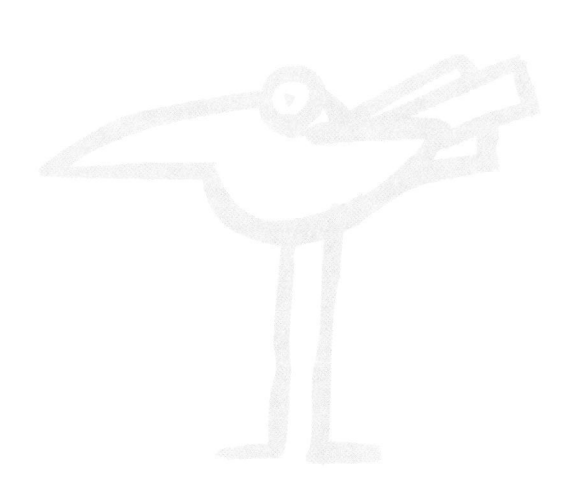

5 Masern

🦠 Steckbrief: Masern

Masern (Morbilli): akute Virusinfektion mit typischen Vorläufersymptomen und chrakteristischem Hautausschlag.

Erreger: Masernvirus.

Übertragung: Tröpfcheninfektion. Ansteckungsfähigkeit vom ersten Fiebertag bis vier Tage nach Exanthembeginn. Schon ein kurzer Kontakt über eine Entfernung von fünf Metern genügt zur Übertragung.

Inkubationszeit: 8–14 Tage.

Symptome:

- Prodromalstadium: Neun bis zwölf Tage nach der Inkubation beginnen die Masern mit Fieber um 39 °C, Rhinitis, Konjunktivitis und Husten. Die Augen sind gerötet, verquollen und lichtempfindlich. In vielen Fällen treten am zweiten oder dritten Tag die Koplikschen Flecken an der Wangenschleimhaut auf: weiße, kalkspritzerartige Läsionen auf rotem Grund, meist in Höhe der unteren Backenzähne. Sie bleiben bis ins Exanthemstadium hinein bestehen.
- Exanthemstadium: Nach kurzem Fieberabfall tritt am dritten bis fünften Tag unter erneutem Fieberanstieg bis 40 °C das Masernexanthem auf: zunächst hellrote, später dunkel- bis blaurote, etwa drei bis sechs Millimeter große Flecken, die zum Zusammenfließen neigen und etwas erhaben, also tastbar sind. Sie beginnen hinter den Ohren, breiten sich über das Gesicht und dann weiter nach unten über den ganzen Körper aus. Der Masernausschlag ist zunächst immer von hohem Fieber, Husten und Konjunktivitis begleitet. Durchfälle und Lymphadenopathie sind häufig.

Nach etwa drei Tagen beginnt das Exanthem abzublassen, das Fieber geht zurück und die Krankheitserscheinungen lassen nach. Bei fehlendem Fieberabfall ist an Komplikationen zu denken.

- Rekonvaleszenszphase: Kleieförmige Abschuppung der Haut, Lymphknoten schwellen ab.

Komplikationen: Bekannte Komplikationen der Masern sind Fieberkrampf, Thrombopenie, Pneumonie, Otitis und Pseudokrupp. Die entzündlichen Komplikationen können virusbedingt sein oder Folge einer bakteriellen Superinfektion, die durch die masernbedingte Immunsuppression begünstigt wird. Gefürchtet ist die **Enzephalitis**, die vier bis sieben Tage nach Exanthembeginn auftreten kann. Die Enzephalitis führt statistisch in 25 % der Fälle zu Dauerschäden, in 15 % zum Tod. Schlechter Ernährungszustand des Kranken und medikamentöse Fiebersenkung haben sich als Risikofaktoren für schwere Masernverläufe und Enzephalitis erwiesen; die von der WHO empfohlene Gabe von Vitamin A verringert das Risiko erheblich. Die **subakute sklerosierende Panenzephalitis** als Spätkomplikation der Masern mit infauster Prognose ist sehr selten und in Einzelfällen auch nach der Masernimpfung beschrieben.

Protektive Wirkung der Masern: Die Bedeutung von fieberhaften Erkrankungen im frühen Kindesalter für den Schutz vor allergischen Erkrankungen ist nicht zu unterschätzen. Hirte zitiert Studien, denenzufolge die Masern in der Kindheit wahrscheinlich das Risiko verringern, im Laufe des Lebens eine Allergie zu erwerben. Die Häufigkeit von Infekten sinkt nach überstandenen Masern (Kummer), bei AIDS-kranken Kindern wird während einer Maserninfektion die Virusreplikation unterdrückt (Moss). Das Krebsrisiko auf Lebenszeit verringert sich nach Masern in der Kindheit um etwa 20 % (Albonico). Ähnliche Zusammenhänge gibt es wahrscheinlich auch zwischen Masern und Multipler Sklerose, Morbus Crohn und Colitis ulcerosa (Kesselring).

5.1 Masern und Homöopathie

Die zur Erkennung der Masern wichtigsten Phänomene sind oben beschrieben: kleine weiße Flecken auf der Mundschleimhaut in Höhe der vorderen Backenzähne, ähnlich wie Kalkspritzer, nach ca. vier Tagen bildet sich ein rotfleckiger Ausschlag, wobei kleinere hellrote Flecken zu größeren zusammenfließen, häufig beginnt der Ausschlag hinter den Ohren, am Hals und im Gesicht; die Lymphknoten am Hals können anschwellen, Halsschmerzen können auftreten. Das erste beobachtbare Zeichen, dass es sich um die Masern handeln könnte, ist ein gedunsener Gesichtsausdruck quasi „wie verheult."

Der Verlauf der Masern ist gewöhnlich sehr milde (▶Abb. 5.1), die Patienten haben zwar einige Tage Fieber und müssen im abgedunkelten Zimmer Bettruhe einhalten, sind jedoch nach meiner Erfahrung innerhalb einer Woche beschwerdefrei. Sie strotzen dann noch nicht vor Gesundheit, sind jedoch auf dem besten Wege dahin, wenn etwas vernünftig mit der postinfektiösen Genesungsphase umgegangen wird. Also für die Jungen kein Fußballspiel im Regenwetter oder Schwimmunterricht für die Mädchen über die nächsten 14 Tage.

Meine Eltern hatten mich als Kind immer mit masernkranken Kindern zusammengebracht, damit ich endlich die Masern bekäme – aber ich war offensichtlich immun. Bislang – und ich bin jetzt 82 Jahre alt – habe ich nie die Masern bekommen. Zweifellos bestand bei mir ein tuberkulinisches Erbgut, denn der Bruder meiner Mutter war an der Tuberkulose gestorben und meine Großmutter mütterlicherseits ebenfalls. Im zarten Alter von zwei Monaten hatte ich jedoch zusammen mit meinem Vater eine Lungenentzündung, die von meiner Mutter selbstverständlich homöopathisch behandelt wurde. Sie erzählte, wie sie immer vom einen zum andern gerannt sei, uns Arznei eingeflößt hätte und dann wieder Patienten behandelte. Durch das Überstehen dieser Krankheit aus eigener Kraft ist wohl mein ererbter Tuberkulinismus ausgeheilt worden. Wegen dieser Terrainbereinigung brauchte ich die Masern nicht.

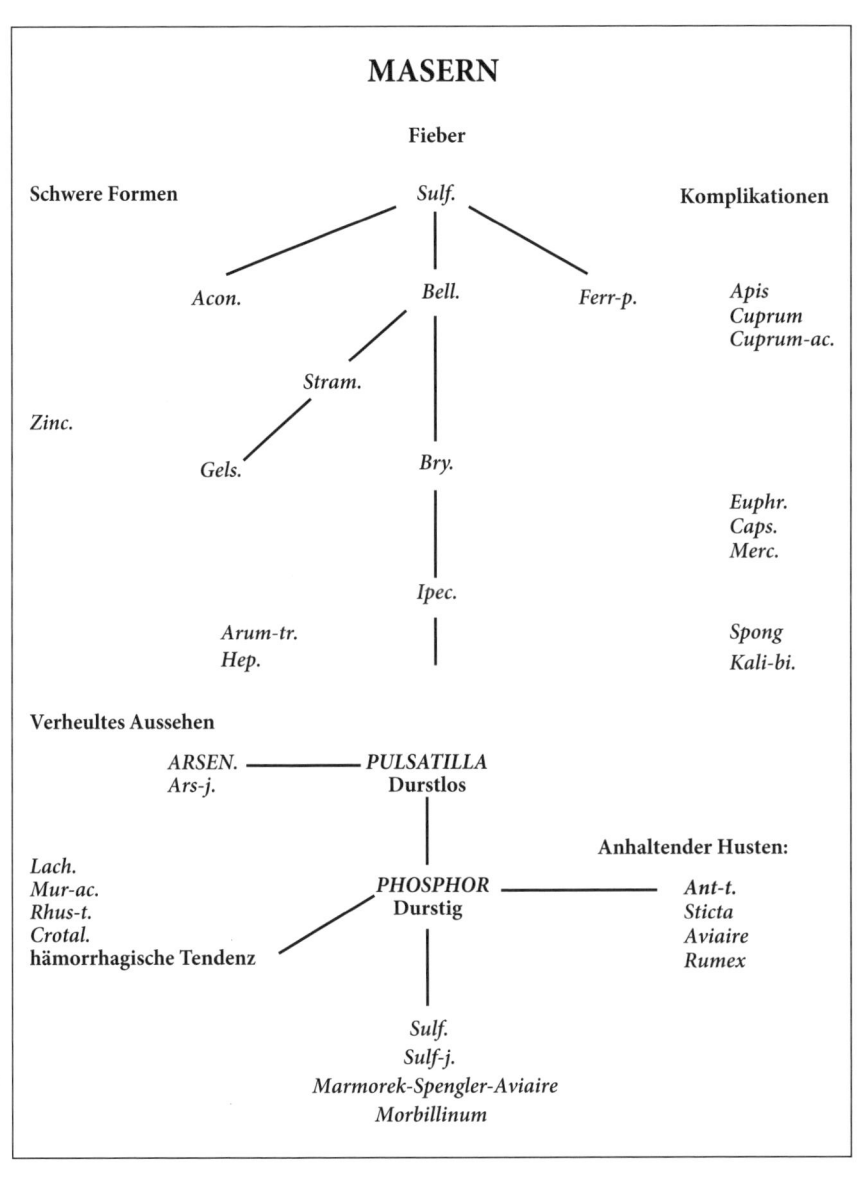

```
                              MASERN
                              Fieber
Schwere Formen                 Sulf.              Komplikationen

              Acon.           Bell.      Ferr-p.      Apis
                                                      Cuprum
                                                      Cuprum-ac.
                       Stram.
Zinc.
                Gels.         Bry.
                                                      Euphr.
                                                      Caps.
                                                      Merc.
                              Ipec.
              Arum-tr.                                Spong
              Hep.                                    Kali-bi.

Verheultes Aussehen

              ARSEN. ——————— PULSATILLA
              Ars-j.          Durstlos

                                              Anhaltender Husten:
Lach.
Mur-ac.                       PHOSPHOR ——————— Ant-t.
Rhus-t.                       Durstig           Sticta
Crotal.                                         Aviaire
hämorrhagische Tendenz                          Rumex

                              Sulf.
                              Sulf-j.
                       Marmorek-Spengler-Aviaire
                              Morbillinum
```

Abb. 5.1: Schaubild Masernbehandlung

Von Louis Pasteur stammt der Ausspruch „Le microbe est rien – le terrain c'est tout." Rudolf Steiner sagte sinngemäß etwas Ähnliches: Die Kühe sind in der Wiese, weil sie grün ist, aber die Wiese ist nicht grün, weil die Kühe dort weiden. Deshalb stelle ich infrage, wie weit die sog. Virustheorie stimmt. Die Viren sind zwar unter dem Mikroskop sichtbar, man kann sie züchten, jedoch sagt das nichts über ihre Pathogenität aus, vielleicht eher darüber, dass der Organismus sie produziert oder aufnimmt, weil er von Toxinen überschwemmt ist.

Heutzutage wird viel über die Übersäuerung gesprochen und basenreiche Ernährung gefordert, d.h. viel Gemüse, vitalstoffreiches Essen, Frischkost, keine Konserven, keine Fabriknahrung, keinen Fabrikzucker. Der Organismus soll in die Lage versetzt werden, mit der Außenweltverschmutzung ohne Innenweltverschmutzung zu leben. Es ist aber nicht allein die Ernährung, welche gesund erhält oder krank macht, es sind auch nicht nur die äußeren Schädlichkeiten, die in den homöopathischen sog. Modalitäten beschrieben werden, es sind sehr weitgehend auch Umweltbelastungen und die die Belastungen des Gemütszustandes unserer Patienten, die Affektschädigungen. Die neueren Forschungsergebnisse der humanistischen Psychologie, die Experimente von Grof, die Rebirthings von Dethlefsen, Dahlke et aliis, die Berichte meiner eigenen Patienten. Über an ihnen vorgenommene Rebirthings oder Regressionen legen nahe, sich ganz besonders für das zu interessieren, was das Kind im Mutterleib und perinatal zu spüren bekam und was sich in seinen Genen niedergeschlagen hat. Wenn wir als Ärzte im Sinne des § 4 Organon als Gesundheitserhalter und nicht nur in Abrechnungsziffern für ärztliche sog. Leistungen nachdenken, muss es uns um die sog. Nachhaltigkeit statt um kurzfristige Symptomenkosmetik gehen.

Die Masern haben – wie alle Kinderkrankheiten – im besonderen Maße die Eigenschaft, dem Kind die Möglichkeit zu geben, sich von erblichen Belastungen befreien zu können. Der Körper scheidet angesammelte Toxine durch die geöffneten Schleusen der Hautkapillaren als akutes Exanthem über die Haut aus – wie bei einer Häutung. Die durchgemachten Masern hinterlassen eine lebenslange Immunität. Die Kinder machen einen deutlichen Entwicklungssprung. Seit 1920 gelten die Masern nicht mehr als gefährlich.

5.2 Memorandum zur Masernimpfung

Pressemeldungen vom 4. Juli 2013 zufolge ist die Masernimpfpflicht vom Bundesgesundheitsministerium erneut ins Blickfeld gerückt. Den interessierten Lesern und Leserinnen will ich deshalb ein von mir verfaßtes Memorandum zur angedachten und politisch erwogenen Pflichtimpfung aller Kinder vom 1. Juli 2002 nicht vorenthalten (▶ Abb. 5.2).

Das Memorandum war mit folgender Titelzeile versehen: Pilotstudie des Robert-Koch-Instituts: Impfungsrate noch nicht ausreichend – Epidemie in Coburg – Impfmüdigkeit und Impfkritiker werden attackiert – in wessen Interesse liegen die Impfungen?

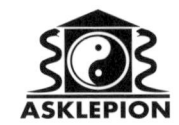

Ärztliche Akademie für Homöopathie und Naturheilverfahren
gemeinnutziger e.V.   - gegr. 1998 -
FEZ, Alfred-Herrhausenstr.44, D - 58 455 Witten
Ruf 02302-915 175, Fax 0941-565 331

ASKLEPION

Ärbeitszentrum für Homöopathie und ganzheitliche Medizin
Dr.med. Manfred Freiherr v. Ungern-Sternberg
Auf der Saalbrede 29, 32756 Detmold.
Ruf 05231-870 660, Fax 878 074

Asklepion, Alfred-Henhausen-Str.44, D-58 455 Witten

An die Bundesministerin für Gesundheit
Frau Ulla Schmidt
c/o Sozialdemokratische Partei Deutschlands
32756 Detmold

01 - 07 - 2002

Sehr geehrte Frau Ministerin,

zu meinem großen Bedauern kann ich die Einladung zur heutigen Veranstaltung im Kurhaus Bad Salzuflen nicht Folge leisten, weil ich zu der Zeit in der Sprechstunde tätig bin. Deshalb habe ich mein

MEMORANDUM ZUR MASERNIMPFUNG

Ihnen nicht selber überreichen können. Doch hoffe ich, daß es auf diesem Wege sicher in Ihre Hände gelangt.

Mit freundlichen Grüßen

[Unterschrift]

Dr. med. Manfred Freiherr v. Ungern-Sternberg
Weiterbildungsermächtiger Arzt für Allgemeinmedizin und Homöopathie
Weiter - und Forbildungsbeauftragler des I, V NRW im DZVhÄ für Ostwestlalen-Lippe

Präsident: Dr. med Manfred Freiherr v. Ungern-Sternberg, Detmold.	Vizeprasident: Dr. med Klaus Weber, Rottanburg.	GeschaRsfuhrer: Florian Weber, Regensburg
Kuratorium: Dr. med Wolfgang Etmes, Plattemberg.	Dr. med Jochan Gladitsch, Baierbronn.	Dr. med. Ghassan Haouache, Vlothe
Prof. Dr. Jur Worlfgang Schtuter, Bielefeld.	Dr. oec Bernhard v. Schubert, Bielefeld.	Priv-Doc. Dr. med. habil, Benno Weber, Hannover.

Abb. 5.2: Anschreiben des Memorandums zur Masernimpfung

Wie sinnvoll ist die Masernimpfung?

Memorandum Teil I

In Pressemeldungen hieß es, Coburger Ärzte seien sanktioniert worden, weil sie nicht geimpft hätten. Eine Kollegin aus dem Arbeitskreis homöopathischer Ärzte in Witten berichtete, sie sei der Sache nachgegangen, weil sie von dort stamme. In Coburg sei davon nichts bekannt.

Wahrscheinlich kennen Sie alle die Geschichte von dem Rabbi, zu dem zwei Streithähne zogen, um ihn richten zu lassen. *Der eine sprach: „Rebbe, ich habe einen Apfelbaum, auf dem wachsen Äpfel. So gehören doch diese Äpfel mir?" Sprach der Rabbi: „Hast Recht!" Sagte der andere: „Rebbe, ich bin sein Nachbar, und die Zweige seines Apfelbaumes reichen in meinen Garten. Folglich gehören doch die Äpfel, die darauf wachsen mir?" Sprach der Rabbi: „Hast Recht!" Darauf rief ein Zuhörer: „Aber Rebbe, sie können doch nicht beide Recht haben?" Sagte der Rabbi: "Hast auch Recht."*

Wir lachen. Was aus der Geschichte herausklingt, ist die Frage: **Fokus oder peripheres Sehen?** Die im Raum stehende *Frage der Impfpflicht*, wie sie in den USA allgemein eingeführt werden soll, wo jedem Verweigerer Geldstrafe oder Gefängnis droht, *ist fokussiert*. In meinen Augen ist das krasser Bolschewismus, weswegen ich seinerzeit aus der sowjetischen Besatzungszone in den freien Westen ging. Im Arbeiter- und Bauernstaat hätte ich wegen meiner familiären Herkunft und als Akademikersohn nie studieren können. Jeder darf mir glauben, dass ich eine Ahnung davon habe, *wie Minderheiten fühlen*. Sie fühlen sich in ihrem Menschsein, ihrer Würde beraubt und benachteiligt. Sie suchen nach Wegen aus der Falle. Manche kämpfen gegen das System, manche emigrieren und verbittern, andere entscheiden sich für die Freiheit der individuellen Entwicklung.

Wir können die imperative Forderung nach der Impfung genau so gut auch Faschismus nennen, denn im Grunde ist die Tendenz dieselbe: Die Masse entscheidet in Form der mehr oder weniger angeheizten öffentlichen Meinung über das Individuum. Wer stellt diese Frage so intensiv, dass wir ständig davon in der Zeitung lesen? Wollen wir mündige Patienten oder nicht? Ist nicht seit langem die Absicht der Ärzte bekannt, nämlich das Zusammenwirken mit den Patienten – neudeutsch Compliance – zu pflegen?

Cui bono? Salus aegroti suprema lex. Primum nil nocere. (Wem nutzt es? Das Wohl des Kranken sei oberstes Gesetz. Als erstes nicht schaden.)

Deshalb möchte ich als älterer Arzt mit 46 Jahren Berufserfahrung, davon nahezu 40 in eigener Praxis, etwas *zum peripheren Sehen*, der **Voraussetzung** des heute geforderten **vernetzten Denkens,** beitragen, nämlich aus der **Langzeiterfahrung,** weil ich manche Familien bereits in der vierten Generation betreue. Zu mir kommen aufgrund meiner Erfahrungen mit der homöopathischen Behandlung und der TCM seit den 1970er-Jahren viele neue chronisch kranke Patienten, aber auch erfreulicherweise eine ganze Reihe Kinder von Eltern, die ich bereits als Kinder mit ihren Eltern in Behandlung hatte. Interessanterweise sind aus der Enkel- bzw. Urenkelgeneration einige ins Medizinstudium eingestiegen, um homöopathische Ärzte werden zu können. Manche meiner Patienten wurden auch Heilpraktiker, was in ärztlichen Augen immer etwas problematisch gesehen wird. In den von mir seit 1973 eingeführten Seminaren für klassische Homöopathie konnten eine ganze Reihe von Ärzten zur **gekonnt ausgeübten Homöopathie aufgrund eigener Urteilsfähigkeit** gefördert werden.

Die größten Schwierigkeiten bei der *naturgesetzlichen Heilung* chronisch Kranker durch die genuine Homöopathie machen die durch die Vormedikation maskierten Fälle, weil kein reines Bild der ursprünglichen Krankheit vorhanden und anamnestisch oft nicht mehr zu eruieren ist. Deshalb bedarf es der Mäeutik, der Hebammenkunst, jener von Sokrates geübten Kunst des Fragens, denn der Kranke weiß alles über sich, es ist ihm nur nicht bewusst. Hahnemann fordert im Organon der Heilkunst (1810) das offene Fragen, was durch die Psychosomatiker, vor allem durch Thure von Uexküll, erst 160 Jahre später allmählich in die konventionelle Medizin übernommen wurde. Darüber hinaus bedarf es der Kunst des richtigen Aufzeichnens. Schließlich sollen die Charakteristika der Krankheitsäußerung durch Sehen, Hören und Begreifen erfasst werden, wozu selbstverständlich auch die körperliche Untersuchung gehört. Ein solchermaßen nach entsprechender Gewichtung der Zeichen und Symptome gefundenes *individuelles Krankheitsbild wird mit einem zu diagnostizierenden Arzneimittel, das dem Prototyp entspricht, behandelt.* Und weil der Kranke gegen diesen Prototyp quasi allergisch ist, braucht es nur Spuren dieses Arzneimittels, das in sogenannten Potenzen der jeweiligen Vitalkraft angepasst werden kann. Während es immer noch Kliniker gibt, die über die von uns verwendeten Potenzen lächeln, haben in den letzten 30 Jahren immer mehr niedergelassene Ärzte die Kriterien erlernen können, wie damit umzugehen ist, um die Naturheilung gezielt anzuregen.

Bei diesen Anamnesen fallen häufig Traumata physischer und psychischer Art auf, die als **Causa** (= Auslösemoment) infrage kommen. Bei Kindern erzählen Eltern oft spontan, dass nach einem bestimmten Ereignis eine Erkrankung begann, z.B. nach einem seelischen Schock oder nach Durchnässung oder kaltem Wind u.ä.m. Unter den zeitlichen Zusammenhängen finden sich auch immer wieder Impfungen. Bei der Sichtung des Materials für eine Dokumentation des August-Weihe-Instituts für Homöopathische Medizin in Detmold 1992 fiel mir auf, dass sich unter den Scharlachfällen, die nicht nach einer Woche völlig geheilt waren, eine Gruppe von Neurodermitikern befand. Diese kränkelten 2–3 Wochen, sie hatten eine verminderte Vitalkraft und deshalb auch keine so hohe Fieberreaktion. Bei all diesen Fällen war während der Behandlung der Neurodermitis eine jeweilige *Verschlechterung nach irgendwelchen Impfungen* zu beobachten gewesen. Es gab auch noch eine andere Gruppe, bei der es noch länger dauerte. Hier schwelte ein familiärer Konflikt. Bei **Scharlach** fällt ein **Aggressionspotenzial** auf, *das durch die eigenständige Überwindung der Krankheit aufgelöst wird.*

Welche Rolle spielen die Impfungen?

Memorandum Teil II

Seit diesem Zeitpunkt beobachte ich die Impfungen wesentlich kritischer als vorher. Bis dahin hatte ich durchaus Patienten, die wünschten, gegen Tetanus geimpft zu werden. Ich impfte, weil diese Impfung mir als die einzig Sinnvolle erschien. Aber seit 1990 kamen vier Fälle in meine Praxis, die aus freien Stücken berichteten, dass *ihre lebensgefährdende Erkrankung* des lymphatischen Systems, zentrozytisches Lymphom, Non-Hodgkin oder lymphatische Leukämie, kurz *nach einer Wiederauffrischung der Tetanusimpfung aufgetreten sei.* Auch fielen mir MS-Erkrankungen und Fälle von Optikusneuritis nach Tetanusimpfung auf. Bei der Tagung des DZVhÄ an Christi Himmelfahrt im Tschernobyljahr 1986 über Allergien machte uns Dr. Arthur Braun aus Unterhaching mit seinen Beobachtungen bekannt. Er hatte jahrelange Erfahrungen mit experimenteller Medizin und Tierversuchen sammeln können und vertrat die Ansicht, dass die *Impfungen die Hauptauslösemomente bei Allergien* seien. Ich hatte sie aufgrund meiner Anamnesen bis dato mehr für Neurosen gehalten und trug das auch vor, weil charakteristische Gemütssymptome seit jeher eine sehr wichtige Rolle bei der Arzneimittelwahl spielen; immerhin gewöhnte ich mich daran, auch hier verstärkt auf Impffolgen zu achten.

Als ich mich während eines Urlaubs mit dem Chefchirurgen Dr. Schellmann aus Peine anfreundete, der wie ich Assistent von Prof. Otto Hilgenfeld im Augusta-Krankenhaus in Bochum gewesen war, fragte ich ihn nach seinen Beobachtungen. Ihm war überraschenderweise das Problem bekannt und er sagte, dass ein Kollege an der Medizinischen Hochschule in Hannover solche Fälle sammle. Aus Zeitmangel habe ich das nicht weiterverfolgt, aber eine Patientin mit amyotropher Lateralsklerose, die regelmäßig nach Hannover fuhr, fragte nach, und ihr wurde das bestätigt. Außerdem berichteten mir Patienten häufiger von möglichen Zusammenhängen zwischen einer Polioimpfung und der Encephalitis disseminata. Eine meiner MS-Patientinnen bekam ihre ersten Symptome kurz nach der Polioimpfung ihres Sohnes: Bei den Impfdurchgängen der Polioschluckimpfung grassierten bei den nichtgeimpften Familienangehörigen und in den Schulen ziemlich unangenehme Darmgrippen, sodass wir zur Prophylaxe unseren Patienten die Einnahme von *Okoubaka* D3, 3× 5 Tr. empfahlen. Der Ansteckungsmodus ist also via Darmpassage erklärbar.

Die Gefährlichkeit der Masern

Memorandum Teil III

Die Masern sind homöopathisch einfach zu behandeln. Sie gehören zu den sogenannten **feststänigen Krankheiten**, die einen ganz bestimmten Ablauf haben. Bis vor wenigen Jahren waren sie bei uns endemisch, und der Verlauf war nach meinen Beobachtungen immer schnell, sicher und angenehm zu beeinflussen. Cito, tuto et jucunde. Das erste Zeichen war das verheulte Aussehen der Kinder, oft schon bevor das Fieber und das Exanthem auftrat. Die Lichtempfindlichkeit verlangte nach einem verdunkelten Zimmer.

Das Hauptmittel war *Pulsatilla* bei den Durstlosen und *Phosphor* bei den Durstigen, oft genügte eine einzige Dosis der C30 oder C200, um den Fall rasch gesunden zu lassen. Waren bei fieberhaften Säuglingen anfangs die Masern noch nicht zu erkennen und das Fieber auf *Belladonna* – bei feuchtkalter Wetterlage, oder *Aconit* bei trocken-kaltem Wetter – am nächsten Tag noch weiterhin bei 39 °C, kam der Ausschlag auf eine Dosis *Sulfur* C200 sicher heraus und das Fieber verschwand.

Der harte Masernhusten jedoch erforderte dann *Pulsatilla* oder *Phosphor*. Meistens wich der Husten. Wenn er jedoch sehr rasselte oder wegen seiner Unaufhörlichkeit das Kind sehr schwächte, wurde *Antimonium tartaricum* verabreicht. Ein einjähriger Säugling benötigte *Chamomilla*, weil er stark schrie und bei einer roten und einer blassen Wange sich zornig im Opisthotonus zurückwarf. Der Fall ist mir deswegen in besonderer Erinnerung.

Seit 1959 behandele ich Masern homöopathisch, selten fieberten die Kinder länger als 2 Tage, nie sah ich eine Komplikation. Meine Mutter, die über 60 Jahre homöopathisch praktizierte, und alle von mir befragten homöopathischen Kollegen bestätigten ähnliche Verläufe.

Der Augsburger Kinderarzt Horst Hauptmann, den ich für einen in der „Selecta 51" am 18.12.1978 veröffentlichten Leserbrief befragte, übersah damals eine zehnjährige homöopathische Berufserfahrung, darunter etwa 500 Masernfälle. Er sprach von zwei Fällen, die nicht programmgemäß verliefen, ein Fall mit Otitis media und eine Pneumonie. Das sind homöopathisch überwiegend leicht zu behandelnde Komplikationen.

Mein früherer Partner Dr. med. Gotthard Behnisch in meiner homöopathischen Lehrpraxis hatte einen Fall von beginnender Meningitis. Die Mutter hatte das Kind mit Umschlägen behandelt, woraufhin der Ausschlag zurückgetreten war. Das Kind schrie schrill auf (cri encephalique) und hatte einen starken Opisthotonus, weshalb er *Zincum* C200 gab. Danach trat das Exanthem wieder auf und die Krankheit heilte komplikationslos.

Festständige Krankheiten erfordern nur relativ wenige in Frage kommende Mittel aufgrund ihrer Ähnlichkeit. Es ist deshalb der Umgang mit ihnen verhältnismäßig leicht erlernbar. Die Arzneimittelkosten sind minimal. Ob das Impfen wirklich billiger kommt, entscheidet allein die weitere Entwicklung des Kindes.

Die in den Kliniken beobachteten Komplikationen sind nicht zu leugnen, aber es stellt sich die Frage, ob sie nicht *Folgen der Antipyrese-Maßnahmen* sind. Die unheilvolle Doppelrolle des Fieberthermometers beschert uns Ärzten nicht nur messbare Daten, sondern auch Konflikte mit Eltern und unseren eigenen Ängsten. „Wenn dem Kinde was passiert, ist meine Praxis ruiniert." Bedenken wir die Schwierigkeit bei der Aufzucht von Bakterien bei Temperaturen über 37,5 °C im Brutofen, so können wir fiebersenkende Maßnahmen bei Infektionskrankheiten nicht recht logisch finden.

Fallbeispiel Eine meiner früheren Helferinnen hatte das Pech, dass ihr Kind an einem leichten fieberhaften Infekt erkrankte, als die lippischen Ärzte zu einer Protestkundgebung nach Dortmund gefahren waren. Die herbeigerufene diensthabende Kinderärztin hatte ein harmloses Treupel-Zäpfchen[3] gegeben und das Kind schlief sanft, als ich bei meiner Rückkehr nachfragte. Anderntags hatte das Kind eine ausgewachsene Meningitis.

Durch die Antipyrese hatten sich die Bakterien durch die Blut-Liquor-Schranke ausbreiten können. Gezieltes Steigern der Abwehrkräfte durch das den Zeichen und Symptomen des Krankheitsfalls angepasste, homöopathische Mittel ist die patientenfreundlichere und gleichzeitig kostengünstigere Alternative. Diese Methode ist erlernbar. Schon im A-Kurs der homöopathischen Weiterbildung kann sich der Arzt damit auseinandersetzen.

Was ist mit der Diathese?

Memorandum Teil IV

Will man die Krankheit behandeln oder heilen? Viel wichtiger als die Frage der augenblicklichen Behandlung ist ihre Bedeutung für die weitere Entwicklung des Kindes. Von den in den Lehrbüchern beschriebenen gefürchteten Folgekrankheiten habe ich nämlich nie eine gesehen, weil die Kinder durch aktives Überwinden stets einen Entwicklungssprung in Richtung robuste Gesundheit machten.

Ein Kind mit Neigung zu ständigen Infekten, einer Sprachentwicklungsstörung durch chronisch rezidivierende und häufig antibiotisch behandelte Sinubronchitis, mit Lernbehinderung und Schulschwierigkeiten machte mir wegen seiner Symptomarmut Mühe, das heilende Mittel zu finden.

---

3 Benannt nach dem deutschen Internisten Gustav Treupel, *29.04.1867 Herborn, Hessen, †30.05.1926 Frankfurt am Main. Wirkstoff: Paracetamol.

Nachdem mehrere scheinbar angezeigte nacheinander gegebene Mittel bei genügend langer Einwirkung nur sogenannte Achtungserfolge bewirkten, wird *Sepia* C200 wegen 1.) der auffallenden Unruhe im Sitzen, 2.) der oppositionellen und gleichzeitig resignativen Verhaltensweise („Ich bin ein Versager") bei 3.) gleichzeitiger Tonsillarhypertrophie und Lymphadenitis verordnet.

14 Tage später hat das Kind die Masern. Die Mutter: „Um Gottes Willen, die Masern! Die ist doch geimpft!"- Ich: „Seien Sie doch froh, jetzt kann das Kind endlich gesunden. Sie werden staunen, wie sich das Kind entwickeln wird." „Aber wenn das Fieber jetzt noch steigt?" „Dann brauchen wir ein längeres Thermometer – aber warum soll das Fieber steigen, wenn die sinnvolle Höhe erreicht ist, um die Bakterien an der Vermehrung zu hindern?"

Das Mädchen überwand mit homöopathischer Begleitung das Fieber in zwei und die Masern in wenigen Tagen und hatte fortan kaum noch Infekte. Sie bekleidet heute eine verantwortungsvolle Position in der Detmolder Stadtverwaltung.

Ähnliche **Entwicklungssprünge bei gleichzeitiger Verbesserung der Konstitution und der Diathese,** d.h. der Art, so zu erkranken, sind die von jedem älteren homöopathischen Arzt gemachten Beobachtungen, der noch Gelegenheit hatte, häufig Masern und andere Kinderkrankheiten zu behandeln. Und das ist für unsere Volksgesundheit einzig und allein relevant.

Wegen der berüchtigten Folgekrankheiten sollen die Kinder noch vier Wochen wie rohe Eier gehegt werden, weil man fürchtet, sie seien extrem gefährdet, eine Tuberkulose zu aquirieren. Es sind jedoch gerade die diesbezüglichen Erblasten von den Vorfahren, die diatheseverbessernd durch Absolvierung der Kinderkrankheiten überwunden werden. Bei aktiver Überwindung der Masern fällt auf, dass das Lymphsystem völlig neu durchgestaltet, quasi gereinigt und die Erkältungsneigung deutlich reduziert wird.

Meine Eltern brachten mich mit jedem Kind zusammen, das gerade die Masern hatte, damit ich endlich einmal die Masern bekam – doch ich war immun. Wieso? Meine Mutter hatte mich nämlich, als ich zugleich mit meinem Vater im Alter von zwei Monaten an einer Pneumonie erkrankte, homöopathisch behandelt. Sie rannte vom Vater zum Sohn und umgekehrt und gab uns ihre Tröpfchen, tags während sie ihre Sprechstunden abhielt und auch nachts. Damit heilte sie meinen ererbten Tuberkulinismus aus (Mutter und Bruder meiner Mutter starben an der Tuberkulose), und deshalb benötigte ich die Masern nicht mehr. Sie heilte mich später auch von der Diphtherie, denn sie behandelte alle Infektionskrankheiten homöopathisch. Nach dem Krieg auch Typhus.

Krankheiten, Traumen, Arzneimittel und Impfungen hinterlassen ihre **Spuren im Organismus.** Bei den Impfungen werden sie gewünscht, mithin Nach- und Nebenwirkungen billigend in Kauf genommen, weil die konventionelle Medizin keine andere immunstimulierende Möglichkeit besitzt. So soll wenigstens eine Teilimmunität gegen bestimmte Krankheiten erreicht werden.

Dabei können nicht nur durch das Agens, sondern insbesondere durch die Träger- und Begleitstoffe, Nervengifte wie Aluminiumhydroxid oder Quecksilber, Zellgifte wie Phenole, nicht unerhebliche Boostereffekte ausgelöst werden. Wir wissen das nur nicht so ganz genau, was da wirklich geschieht. Es ist nicht unmöglich, dass spätere Krebserkrankungen dadurch begünstigt werden. Allergien wie der Heuschnupfen z.B. traten jedenfalls erstmals nach der Einführung der Pockenimpfungen auf.

Ein junger Kollege, Allergologe, kam wegen seines Asthmas, das ihn seit seinem 12. Lebensjahr quälte. Er war trotz eines Cortisonsprays schlecht kompensiert. Damals glaubte ich noch, dass eine homöopathische Heilung von Asthma nicht mehr möglich sei, wenn die Patienten unter Cortison stünden. Er wies jedoch so deutliche Zeichen und Symptome für die Indikation von *Sepia* auf, dass ich es einsetzte, um ihn aus seiner vitalen Erschöpfung herauszubringen und den Nebenwirkungen des Cortisons etwas entgegenzusetzen. Nach 6 Wochen Einnahme von täglich 5 gtt. LM6 konnte er die Sympathicomimetica weglassen. Nach weiteren 6 Wochen LM12 war das Cortisonspray nachts seltener nötig. Nach der LM18 schien er mir soweit durchvitalisiert, dass ich eine Hochpotenz gab. Später gab ich ihm eine Dosis XM, also eine C10000. Zehn Tage später konnte er ohne weitere Asthmamittel auskommen. Die Dosis musste nach 3 Monaten wiederholt werden, weil wieder asthmatische Symptome beobachtet wurden. Nach einigen Monaten wies er plötzlich Zeichen auf, die einen Wechsel zu *Thuja* erforderten. Zu meinem großen Erstaunen kam er plötzlich wegen eines Riesenfurunkels am Gesäß zu mir, das sich nach einer Dosis *Hepar sulfuris* C200 schnell entleerte. Auf meine Frage, wie er sich das Auftreten eines Furunkels erkläre, wusste er zunächst keine Antwort. Beim nächsten Mal sagte er, er habe darüber nachgedacht: Im Alter von 12 Jahren habe er an dieser Stelle eine Tetanusinjektion erhalten und *danach sei sein Asthma aufgetreten*. Die Heilung hat angehalten.

Der geneigte Leser muss wissen, dass *Thuja* eines unserer Hauptmittel für Impffolgen ist. Woher sollte ich wissen können, dass der Patient an einer Impffolge litt? Er wusste es ja selber nicht. Sein Organismus hatte mir aus seiner **Erinnerung** die Zeichen und Symptome geliefert, die ich brauchte, um das heilende Mittel erkennen zu können. *Thuja* hatte an der Injektionsstelle die Ausscheidung der eingebrachten Giftstoffe bewirkt. Dieses Wiederauftreten früherer Phasen ist von Hahnemann genau im Organon der Heilkunst beschrieben, wir nennen es heute die **Hering-Regel:** *Krankheiten* *heilen von innen nach außen, von oben nach unten und in der umgekehrten Reihenfolge ihres Entstehens.*

Noch haben wir eine freie Medizin

Memorandum Teil V

Zwar wird es heute schon überall so dargestellt, als müssten wir ausgerechnet Krankenkassen um Erlaubnis fragen, wenn wir Selbstverständliches tun, nämlich kranken Menschen naturgesetzlich zur Gesundheit zu verhelfen. Mir liegt ein Merkblatt der Ärztekammer Schleswig-Holstein vor vom 15.01.1946. Hier wird ausführlich über Fleckfieber informiert und auch über die homöopathische Behandlungsmöglichkeit. Damals waren die Erfahrungen mit erfolgreicher homöopathischer Behandlung von Infektionskrankheiten der Ärztekammer nicht unbekannt.

Heute geben sich Behörden alle erdenkliche Mühe, mit den Scheinargumenten ihrer Bürokratie unsere Arzneimittel allmählich aus dem Feld zu räumen. Denn die Homöopathie spielt allein durch ihre Existenz die Rolle eines unangenehmen Zeitkritikers. Mit dem *Aristolochia*-Skandal fing es an, dass bestimmte Tiefpotenzen, die jahrhundertelang heilend gewirkt hatten, verboten wurden, mit der Begründung, das Krebsrisiko sei zu hoch. Dafür müssten allerdings diese Tinkturen erst jahrelang literweise getrunken werden.

Mit den Nosoden geht es weiter. Man darf gespannt sein, was da noch alles im Busch ist. Es wird von den Behörden völlig übersehen, dass unsere Hersteller als Großapotheken die Arzneien im Auftrag der Ärzte herstellen, die aufgrund ihrer Spezialkenntnisse eigene Urteilsfähigkeit erlangt haben, wann sie welches Mittel zu geben haben und in welcher Dynamisation sie dieses der Vitalkraft anzupassen haben. Unsere Mittel müssen nicht mit großem Werbeaufwand vertrieben werden wie die der großen Firmen, denn wir selber sind die Spezialisten, die diese Mittel wollen und benötigen, um heilen zu können. Unsere Mittel müssen deshalb auch nicht aufgrund ärztlicher Beobachtungen zurückgerufen werden, wie es regelmäßig bei den teuren Pharmaprodukten geschieht. Hier maßen sich nicht genügend orientierte und unwissende Ämter eine ungeheure Bevormundung an.

Aktuelle Ergänzung: Auf dem Jahreskongress des DZVhÄ im Mai 2013 in Weimar konnten wir anläßlich einer Podiumsdiskussion hören, dass die zu erfüllenden behördlichen Bedingung für die Herstellung eines Lac-caninum-(Hundemilch)-Präparates schon 10.100.-€ gekostet hatten, als die Genehmigung mit der Begründung abgeschmettert wurde, es sei nicht nachgewiesen, ob die Hündin auch mit zertifiziertem Hundefutter versehen worden sei. Da greift sich doch der Hörer an den Kopf.

Das große Heer der Therapiegeschädigten durch die Modemedizin sehen wir in unsere Praxen strömen. Für uns ist die Untersuchung des multifaktoriellen Hintergrundes jedes Krankheitssymptoms Grundbedingung. Wie viele Arzneimittel werden alljährlich mit großem Werbeaufwand eingeführt und nach einiger Zeit stillschweigend oder mit einer großen Rückrufaktion wegen der Therapieschäden vom Markt genommen?! Das ist bei einem homöopathisch geprüften Einzelmittel noch niemals notwendig gewesen!

Der durchschnittliche Arzt kann die modernen Pharmaprodukte nicht aus eigener Sicht beurteilen. Zunächst muss er den Herstellern ihre Forschungsergebnisse blind glauben, die mit viel Reklame auf den Markt gebracht werden. Wie man hört, ist der Reklameetat der Firmen wesentlich – etwa dreifach größer als der Forschungsetat!

Die Frage, Impfen oder nicht, ist sehr wohl eine wissenschaftliche Frage, und zur Wissenschaft gehören unbedingt die Beobachtungen niedergelassener Ärzte zu der linearen Feststellung von Klinikern: *Keine Masern – keine Komplikationen.* Das klingt so, als wären die Masern eine Volksseuche. Dabei erkranken, wie zu hören ist, auch Geimpfte.

Wie wäre es jetzt mit dem Slogan: *Keine Masern – keine Immunkompetenz?* Oder: *Keine Kinderkrankheiten – chronisches Siechtum.* Durch aktive Überwindung der Kinderkrankheiten wird eine robuste Immunkompetenz aufgebaut.

Deshalb nehme ich es auf mich, zum **vernetzten Denken** anzuregen. Es steht die freie Medizin, es stehen auch die Bürgerrechte auf dem Spiel. Wenn die Impfpflicht eingeführt wird ausgerechnet wegen der bis vor kurzem harmlosen Masern, die sich – wie alle Kinderkrankheiten – homöopathisch leicht behandeln lassen, können wir als logische Folge mit den bösartigsten Epidemien der Zukunft rechnen. Dann erhebt sich die Frage nach dem volkswirtschaftlichen Nutzen erst recht. Wenn das Kind in den Brunnen gefallen ist, wird dann behauptet, es habe niemand etwas dazu gesagt.

Es liegt an der ärztlichen Wahrnehmungsfähigkeit, welche Medizin wir haben wollen. An der Münchner Universitätskinderklinik, dem Dr. von Haunerschen Kinderspital, gibt es eine bemerkenswerte Initiative durch Prof. Hellbrügge und Prof. Dorcsi, gekonnte Homöopathie den Pädiatern zu vermitteln und gleichzeitig im Ärzteteam mit einzubringen.

Ceterum censeo, homoeopathiam esse studendam! Zu deutsch: Homöopathie muss studiert werden dürfen.

5.3 Wie sieht die homöopathische Behandlung bei Masern aus?

Routinebehandlung bei Masern

Vortrag auf der **Jahresversammlung** des **DZVhÄ** in Münster 1984

Anfang Mai 1984 erreichte mich der besorgte Anruf einer verängstigten Großmutter. Ihr Enkel habe plötzlich Krampfanfälle bekommen, nachdem sein Masernausschlag zurückgetreten sei. Jetzt krampfe er fortwährend und sei in die Klinik nach H. gekommen, wo die Ärzte um sein Leben kämpften. Ob ich einen Rat wüsste. Ich kannte die Dame seit 18 Jahren und hatte ihr manches Mal helfen können, hatte auch den Vater des Jungen gekannt, der tragisch ums Leben kam. Er fiel bei einem epileptischen Anfall in die Kreissäge.

Der Junge hatte ohnehin einen Entwicklungsschaden und die Großmutter litt vor allem darunter, dass die Schwiegertochter jahrelang jede Kontaktnahme unmöglich gemacht hatte. So war die Masernbehandlung auch **routinemäßig mit symptomatisch wirkenden Fieberzäpfchen und Hustensaft** erfolgt, weil die moderne Medizin gegenüber Viruserkrankungen nichts anderes zu bieten hat. Wegen dieser Hilflosigkeit und den immer wieder beschriebenen Komplikationen und Folgeerkrankungen wird nun neuerdings die Impfung vermehrt propagiert. Der unterdrückte Hautausschlag und die Fieberkonvulsionen indizierten *Cuprum* C200, was die Großmutter am nächsten Tag dem Knaben unbemerkt applizieren konnte. Es ist freilich nicht beweisbar, dass diese Einmaldosis den Ausschlag bei der Genesung des schon verloren geglaubten Kindes brachte.

Komplikationen und Folgeerkrankungen Seit langem beschäftigt mich die Frage, wieweit die gefürchteten Komplikationen, allen voran die Masernenzephalitis, aber auch Otitiden, Pneumonien, Noma usw., nicht zu vergessen die pulmonalen Folgeerkrankungen Pertussis und Tuberkulose, originär zu den Masern gehören – vieles spricht dafür – und wieweit sie der Symptomenunterdrückung anzulasten sind. Denn in 25 Jahren eigener homöopathischer Behandlung sah ich außer zwei Fällen von Mumps nach Masern niemals eine Komplikation oder Nacherkrankung, kein Augenleiden und keine Herzbeteiligung. Auch meine Mutter sah in 56 Jahren Praxis keine, unsere homöopathischen Arztfreunde nicht und der von mir interviewte homöopathische Pädiater Dr. Horst Hauptmann, Augsburg, hatte unter 500 Fällen in zehn Jahren nur eine Masernpneumonie und eine Otitis beobachtet. Diese Komplikationen sind homöopathisch gut zu behandeln. Es muss doch damit zusammenhängen, dass die homöopathisch gewählte Arznei den Organismus befähigt, in einer der Naturheilung ähnlichen arzneilich induzierten Kunstheilung die Krankheit selbstständig zu überwinden. Der Organismus lernt also etwas dazu. Andererseits kann jeder auch nur einigermaßen aufmerksame Arzt bestätigen, was die Mütter spontan an Beobachtungen berichten, dass nämlich jedes Mal die Kinder einen Entwicklungssprung durch die Überwindung der Krankheit gemacht hätten – als wäre der versottete Ofen gereinigt. Ja, ich kenne Fälle bei denen die ewige Infektanfälligkeit erst aufhörte, nachdem die Kinder auf die homöopathische Behandlung hin endlich in der Lage waren, die Masern zu produzieren, gegen die sie geimpft worden waren. Die Infektanfälligkeit, Erkältungen ohne zu wissen wie und woher, ist eines der Leitsymptome von *Tuberkulin*. Nicht nur die pulmonalen Komplikationen, sondern insbesondere die als Folgeerkrankung gefürchtete Tuberkulose, ließen den Gedanken auf die Diathesebelastung aufkommen.

Masern und tuberkulinisches Terrain – diese Hypothese hält sich hartnäckig im Schrifttum. Offensichtlich liegen hier viele diesbezügliche Beobachtungen vor, wie der träge reagierende, sich mit ständigen Entzündungsprozessen im Lymphapparat herumquälende Organismus durch die Masern aufgeheizt wurde. Auch neuere Beobachtungen, wie Zusammenhänge von Polysklerose mit Masernenzephalitis, die gerade zur Propagierung der Impfung führen, werden die Impfung erst recht in Frage stellen, wenn wir die durch nichts wegzudiskutierende Tatsache vor Augen haben, dass der Kölner Kollege H. V. Müller mit *Morbillinum* in Hochpotenz anhaltende Remissionen bei Multipler Sklerose erzielen konnte. Ein anderes von ihm als bewährt befundenes Präparat war *Distemperinum*, die Nosode der Hundestaupe – also bereichere ein jeder seine Anamnese mit der Frage nach Umgang mit Hunden. Die Masern aber behandle man homöopathisch.

Homöopathische Aussagen Was steht nun beim Meister Hahnemann zu lesen? Die §§ 38, 40, 46, 50 und 73 des Organon seien hier besonders aufgeführt. Während sich die ersteren mit dem Aufeinandertreffen zweier unähnlicher Krankheiten im Organismus und ihrem gegenseitigen Suspendieren befassen, spricht Hahnemann von den sogenannten feststständigen (immer gleich ablaufenden) Krankheiten, wozu er die Masern zählt, die infolge ihrer Ähnlichkeit Keuchhusten und Hautflechten dauerhaft verschwinden ließen. Im § 73 ist die Rede von den akuten Krankheiten, die als Aufloderungen latenter Psora, dem Krankheitszunder, zu betrachten seien. Sie träten nach Schädlichkeiten physischer Art auf, teils sporadisch, teils epidemisch.

Es ist deshalb von eminenter Wichtigkeit, im akuten Fall das homöopathische Einzelmittel zu geben, um nicht allein die Spitze des Eisberges zu treffen, sondern gleichzeitig die Anlage, auf diese Weise zu erkranken, mit anzusprechen. Aus dem korrekt gewählten Mittel ergeben sich Hinweise auf besonders angezeigte Folgemittel und damit ein geringer Arbeitsaufwand für die Zukunft. Es ist eine Erfahrungstatsache, dass ein Mensch, der eine Affinität zu bestimmten Mitteln gezeigt hat, diese Affinität u.U. sehr lange behalten kann.

Behandlung mit homöopathischen Mitteln

Das homöopathische Mittel ist mutmaßlich in der Rubrik *Masern* im Kapitel *Hautausschläge* im Kent zu finden. In dieser Rubrik ist nach H.C. Allen *Tuberculinum* zu ergänzen. Die Wahl erfolgt nach Art des Fiebers, den zeitlichen Modalitäten und dem Verhalten des Kranken gegenüber Wärme, Ruhe, Berührung, Beengung, Geräusch, Gerüchen usw., nach Durst, Verlangen, Abneigung und insbesondere nach auffallenden und psychischen Symptomen. Dieses wie verheulte Aussehen ist das erste erkennbare Zeichen.

- Meist ist am ersten Tag der Masern noch kein Ausschlag zu sehen und oft wird nach dem Auftreten des Fiebers dann *Aconitum* oder *Belladonna* gegeben werden, das mitunter in einer Dosis C200 ausreicht und evtl. nach ein bis zwei Tagen noch der Ergänzung durch *Sulfur* bedarf. Nach meinen Beobachtungen sieht ein Kind, das Masern bekommt, auch wenn die Koplik'schen Flecken noch nicht erkennbar sind, oft ausgesprochen „verheult" aus.
- Wenn gleichzeitig Durstlosigkeit bei Fieber besteht, genügt eine Dosis *Pulsatilla* C200 oder M, um die Krankheit in wenigen Tagen zu überstehen.
- In einer Reihe von Fällen waren die Kinder zwar typisch im Gesicht verquollen und die Anzeichen sprachen für die Masern, sie hatten jedoch großen Durst auf kaltes Wasser, eine Sprudelflasche stand am Bett mit einem halbleeren Wasserglas. Wegen des trockenen quälenden Hustens saßen sie mehr als sie lagen. Hier

gab ich *Phosphor* C200, dem ich *Pulsatilla* C200 folgen ließ, sobald der Durst aufhörte. Meist ließ ich den Müttern schon die Dosis *Pulsatilla* C200 mit der entsprechenden Weisung da.

° In einem Fall bekam ein 12-jähriges Mädchen drei Wochen nach einer Dosis *Phosphor* M, das wegen Schulängsten verordnet worden war, endlich die Masern. Hier provozierte ich zunächst mit *Sulfur* C200 den Durchbruch des Exanthems, ließ dann bei dem starken Durst *Phosphor* LM6 geben, das die Mutter im Hause hatte und am dritten Tag war *Pulsatilla* fällig, womit die Masern nach vier Tagen überstanden waren. Allerdings lasse ich die Kinder erst drei Tage nach Fieberfreiheit aufstehen, wenn sie nur irgend im Bett zu halten sind. Wenn die Kinder kein Krankheitsgefühl mehr haben, bin ich jedoch nicht so ängstlich, und bisher behielt ich damit recht.

Die meisten Masernfälle dieses Frühjahrs, die ich zu behandeln hatte, benötigten diese genannten Mittel, sodass beinahe von einer Routinebehandlung gesprochen werden konnte. Davon kann jedoch keine Rede sein. Ich hatte auch *Spongia*-, *Antimonium-tartaricum*- und andere Fälle, doch liegen sie länger zurück.

Zwei Fälle halte ich noch für mitteilenswert; sie stammen aus dem Frühjahr 1984:

Ein neunjähriger Junge, der die Scheidung seiner Eltern nur allmählich durch die liebevolle Pflege der zweiten Frau des Vaters verkraftet hatte. Jedes Mal geriet der Junge durch Aufenthalte bei seiner Mutter regelrecht durcheinander und erkrankte an Scharlach, als seine Mutter schwanger wurde. Nach meinen Beobachtungen liegen bei Scharlach tiefe Affektprobleme zur Bewältigung an, in diesem Fall die Auseinandersetzung mit der Konkurrenzsituation. Die Leute wohnten in Basel und zogen eine anthroposophische Ärztin zu. Als ich angerufen wurde, hatte er schon eine Weile *Belladonna* D6 bekommen, und die pflegende zweite Mutter entwickelte in ihrer Sorge um das Kind eine richtige Mutterbeziehung, sie ängstigte sich. Ich riet zu *Belladonna* C200, womit der Scharlach nach wenigen Tagen vorüber war. Kurz danach bekam der Junge die Masern, welche *Pulsatilla* C200 erforderten. Durch die wochenlange Fieberphase während *Belladonna* D6 war der Junge richtiggehend durchgekocht worden. Wer beschreibt das Erstaunen der Eltern, als sie feststellten, dass er beim Aufstehen 6 cm gewachsen war und rund 600 Gramm zugenommen hatte!

Am Ostermontag riefen mich die Eltern eines Einjährigen an. Alle drei Kinder hätten die Masern, aber der Jüngste brüllte wie am Spieß, habe eine rote und eine blasse Backe, außerdem zahne er und *Chamomilla*, welches sie in der C6 gegeben hatten, helfe nicht. Ich ließ eine C30 abholen, weil ich das für ausreichend für einen Einjährigen hielt. Abends um 22 Uhr riefen die Eltern nochmals an, das hörbare Gebrüll veranlasste mich, sofort hinzufahren. Die beiden Geschwister waren durch meinen Partner G. Behnisch gut versorgt, sie hatten *Aconitum* und *Sulfur* bekommen. Dieser Kleine war mit *Pulsatilla* behandelt worden. Jetzt warf er sich auf dem Arm der Mutter, auf dem er *ständig getragen* werden wollte, zappelnd hin und her. Wegen der Neigung, sich zu überstrecken, fürchteten die Eltern eine Gehirnbeteiligung. Legte die Mutter den Knaben ins Bett, bäumte sich der Junge im Opisthotonus zurück. Ich gab *Belladonna* C200 und wartete ab. Innerhalb von 20 Minuten geschah keine Veränderung. Nun aber entschied ich mich wegen des anhaltenden Gebrülls und der Erschöpfung der Eltern für *Chamomilla* C200 und gab ein Kügelchen. Zehn Minuten später herrschte Ruhe, und Kind, Eltern und Arzt waren voll zufrieden. Die Wirkung des am Nachmittag verabreichten *Chamomilla* C30 hatte nur für eine Stunde gereicht.

Ein dritter wichtiger Fall stammt von meinem Praxis-Partner Dr. med. Gotthard Behnisch.

Ein Junge mit Asthma, das durch eine Neurodermitis kompliziert war, konnte von einer Kollegin ziemlich erfolgreich mit dem Komplexmittel AP V (Steigerwald) behandelt werden. Er erkrankte plötzlich an einer Angina, die sie mit *Silicea* behandelte, dem sie *Hepar sulfuricum* und *Mercurius solubilis* folgen ließ – und das ist genau die falsche Reihenfolge. Der Patient entwickelte dabei ein Exanthem, das schnell wieder verschwand. Als der Junge daraufhin eine Meningitis bekam, riefen die Eltern *Dr. Behnisch*. Der Fall erforderte *Belladonna*, das in der XM verabreicht wurde. Erneut traten Unruhe, Nackensteife und Gliederzucken auf. Wegen des zurückgetretenen Ausschlags gab *Dr. Behnisch* nunmehr *Zincum*, woraufhin der Junge die Masern durchmachte. Er war insgesamt 6 Wochen krank, aber in diesem Frühjahr ist sein jahrelanges Ekzem geheilt. Er hat erstmals kein Asthma mehr, und der ersatzweise aufgetretene, leichte Heuschnupfen wird auch noch geheilt.

Wir sehen, es braucht jeder Patient sein individuelles Mittel, selbst bei festständigen Krankheiten (immer gleich ablaufenden) wie Masern. Auch bei Beachtung des Genius epidemicus kann von einer Routinebehandlung in der Homöopathie keine Rede sein.

5.4 Übersicht über heilsame Mittel

Plötzliches hohes Fieber

- *Aconitum* C30: < trockene Kälte, hauptsächlich bei Kontinentalklima indiziert, Unruhe, Angst
- *Belladonna* C30: < feuchte Kälte, besonders häufig in Westfalen, am Teutoburger Wald und anderen regenreichen Gebieten angezeigt, Apathie, schwitzendes Fieberdelir
- Unklares Fieber, oft noch kein Befund: *Sulfur* C200: > Ausschlag kommt heraus

Das erste zuverlässige **Masernzeichen** ist das gedunsen verquollene, quasi wie verheult aussehende Gesicht des Kindes, das zweite die Koplik'schen Flecken auf den Innenseiten der Wangen. Liegt dieses vor, so verschwenden Sie keine Zeit mit obiger Therapie. Das Mittel der Wahl ist *Pulsatilla* C30 – bei durstlos Fiebernden oder *Phosphor* C30 – bei durstigen Patienten. Bei Geschwächten wirkt die LM, bzw. Q6 täglich 1–2× 5 gtt. besser.

Je nach Phase können die Mittel auch nacheinander gegeben werden, d.h. sobald der Durst auftritt, ist *Phosphor* an der Reihe. Diese beiden Mittel sind die am häufigsten angezeigten, auch wenn der Masernausschlag noch nicht aufgetreten ist (▶ Abb. 5.3). Damit kommt das Exanthem heraus, es verschwindet der harte Masernhusten und das Fieber sinkt lytisch in ein bis drei Tagen. Die Kinder sollten wegen der Lichtscheu im Halbdunkel liegen und vor Radio und Fernsehen geschützt werden. Keine Wadenwickel, keine feuchten Packungen, keine Bäder, nur leichtes Waschen ist erlaubt. Da Fieber anstrengend ist, kann zusätzlich zur Herzunterstützung *Crataegus* Ø 30 gtt. auf ein Glas Wasser, öfter einen Schluck, gegeben werden. Normalerweise reichen diese Mittel aus und garantieren einen leichten Verlauf.

Die Kinder machen damit einen Entwicklungssprung, sind jedoch nach Entfieberung noch drei Tage im Hause zu halten und die nächsten zwei bis vier Wochen noch infektanfällig. Zur Kräftigung empfehle ich nach meinen Erfahrungen in der Lengericher Klinik bei Paul Vogt an über 100 Pleuritisfällen *Calcium phosphoricum* D6, 3× 1 Tabl. oder C6, 1× 3 Glob. im täglichen Wechsel mit *Ferrum phosphoricum* D6, 3× 1 Tabl. oder C6, 1× 3 Glob.

> Ferrum phosphoricum

- Mäßig hohes Fieber, mit Verlangen, sich zu strecken. Täglich < 13 Uhr. Blasses Gesicht wechselt mit hektisch roten Wangen, sog. falsche Plethora. Kind spielt oder liest im Bett. Nervös, erschöpft, Reizbarkeit. Kurzatmig bei geringer Anstrengung. Weicher fliegender Puls. Abneigung gegen Milch und Fleisch.
- Kopfschmerz > kalte Umschläge, im Zusammenhang mit heftigen Ohrenschmerzen, akuter Otitis, Nasenbluten hellrot, Halsweh < beim Leerschlucken.
- Erste Phase akuter Bronchitis, besonders wenn die kleineren Bronchien befallen sind, an der Grenze zur Pneumonie. Auswurf oft blutig oder rotbraun, kurzer heftiger Husten, schmerzhaft, Heiserkeit. < körperliche Anstrengung, < Laufen.
- Husten > nachts; Harninkontinenz beim Husten.
- < am frühen Nachmittag, 16-18 Uhr morgens, Berührung, Erschütterung, Bewegung, intensivere Anstrengung. Rechtslateralität. < Eier. > Kalte Umschläge, leichte Bewegung.

> Bryonia

- Absteigender Infekt und Trockenheit aller Schleimhäute.
- Husten so schmerzhaft, dass der Kranke sich Kopf und Brust beim Husten halten muss.
- Durst auf große Mengen, sog. Kuhschluck.

- **Ipecacuanha**
  - Keuchhusten mit Erstickungsanfall, Kind wird blass und blau mit Schleimrasseln und Brechreiz beim Husten bei reiner Zunge.
  - Nasenbluten trotz Phosphorgabe.
  - Zerschlagenheitsgefühl, Gliederschmerzen, *als ob die Knochen in Stücke geschlagen wären*.

Schwere Formen

> Gelsemium D6–C30
- Ausschlag kommt nicht heraus, Gliederschmerzen wie wundgeschlagen, wenig Durst, mäßig hohes Fieber.
- Meningismus, Nackenschmerz aufwärts mit Benommenheit. Kann den Kopf nicht aufrecht halten.

> Arsenicum album C30
- Physische Schwäche, größte Unruhe, Todesangst. < Alleinsein.
- Continua mit Fiebergipfel um 0–2 Uhr und 12-14 Uhr.
- Will Essen weder sehen noch riechen.
- Kollaps, kalte Schweiße. Apyrexie selbst bei schweren akuten Beschwerden.
- Durchfall nach Essen oder Trinken, trinkt oft kleine Mengen. < Kälte.

Arsenicum jodatum D4- C30: Ähnliche Beschwerden, nur < Wärme.

Hämorrhagische Tendenz

> Lachesis
- Livide Gesichtsfarbe.
- Starke physische und psychische Erschöpfung, Zittern des ganzen Körpers, könnte ständig niedersinken vor Schwäche; sobald er einschläft, steht die Atmung.

- Alles, was in die Nähe von Mund und Nase kommt, stört die Atmung, Stupor oder murmelndes Delirium, eingefallenes Antlitz.
- Unterkiefer fällt herunter, Zunge ist trocken und schwarz, *zittert*, wird schwierig herausgestreckt oder fängt sich in den Zähnen.
- Konjunktiven gelb oder orange; kalter Schweiß, färbt die Wäsche gelb.
- < Schlaf, Temperaturextreme, Saures, Druck, Beengung.
- > Lagewechsel, Lösen der Kleidung, Rückwärtsbeugen.

> Muriaticum acidum
- Große Schwäche; sobald er sich hinsetzt, schließen sich seine Augen.
- Unterkiefer hängt nach unten; rutscht im Bett herunter. Puls setzt bei jedem dritten Schlag aus. Zahnfleischbluten.
- Typhoid, stuporöses Fieber. Tiefer benommener Schlaf, lautes Stöhnen und Murmeln. Dünner, wässriger Stuhl geht ihm unwillkürlich beim Harnen ab, ohne vorherigen Drang.
- Zunge: **Rissige Landkartenzunge,** rote Zungenränder, Brennen > Kühlung, Durst nachts.
- Zungenränder belegt, Zunge zusammengeschrumpft, trocken, lederartig, gelähmt.
- < Berührung, kalte Getränke, Baden, Sitzen, menschliche Stimme.
- > Bewegung, Wärme, Liegen auf der linken Seite.

> Rhus toxicodendron
- Große Ruhelosigkeit, Angst, Besorgnis.
- Nackensteife, Rückenschmerzen wie zerschlagen, alles tut weh. Kann nicht im Bett bleiben, findet in keiner Lage Ruhe. Unruhe im Bett.
- Große Empfindlichkeit gegen frische Luft, Hustenreiz, sobald er die Hand aus der Bettdecke streckt.

- Typhöses Fieber, träumt von großer Anstrengung, Rudern, Schwimmen, vom Beruf.

> Crotalus horridus
- Vorausgehende Abwehrschwäche, septisches Typhoid mit niedriger Temperatur, erschöpfte Lebenskraft, echter Zusammenbruch – maligne Diphtherie oder Scharlach.
- **Purpura hämorrhagica,** plötzlich auftretend an allen Körperöffnungen, Haut, Nägeln, Gaumen. Zunge feuerrot, glatt, glänzend.

> Phosphorus
- Ekchymosen, Atembeklemmung, < geringste Bewegung.
- Kurzatmig nach jedem Husten. Erschöpfung, sekundäre Pneumonie mit Sopor, vorzugsweise des linken Unterlappens.

Komplikationen

> Apis mellifica
- Ödem der Augenlider. Säckchen unter den Augen. Photophobie.
- Fieberfrost mit Durst und Verlangen, sich zu entblößen. Durstlosigkeit während des Fiebers. Brennende Hitze, fröstelt bei jeder Bewegung. Partielle Schweiße. Schläfrig während des Fiebers, aber schlaflos wegen nervöser Unruhe.
- Schwindel: mit Niesen < Niederlegen und Augenschließen.
- Plötzliches Stechen im Kopf oder Schmerz wie von einem Schlag, rollt den Kopf, bohrt den Kopf in die Kissen, schrilles Schreien. Hydrocephalus oder Meningismus, extrem berührungsempfindlich.
- Ständiges Jammern, weint ohne Grund.
- Kehlkopfödem, hat bei jedem Atemzug das Gefühl, es wäre der letzte.

> Cuprum, Cuprum aceticum
- Reaktionsmittel.
- Durchdringende Schreie und Muskelkrämpfe, heftige Konvulsionen.
- Exanthem kommt nicht heraus oder ist durch Umschläge oder Baden zurückgetreten, Kind liegt auf dem Bauch und streckt den Hintern in die Höhe, Krämpfe mit Zyanose.
- Verlangen nach kalten Getränken mit gurgelnden Geräuschen beim Trinken.
- Spastische Abdominalschmerzen, Wadenkrämpfe, verkrampfte Handflächen.
- Bei unterdrückten Ausschlägen.

> Stramonium
- Komatöser Zustand, weint im Traum. Wacht auf voller Angst oder mit Schreien.
- Rückenlage mit angezogenen Beinen. Schlaflos im Dunkeln, verlangt nach Licht. Opisthotonus, muss den Kopf mit den Händen stützen.
- Meningitis.
- Augen starr aufgerissen, halboffen im Schlaf. Sieht wilde Tiere und grässliche Phantasiegestalten.
- Verlangen zu entfliehen. Singt im Fieber. Stirn gerunzelt, in Falten gezogen.
- Augen weit offen, vorstehend und glänzend, Pupillen stark geweitet.

> Zincum
- Zerebrale Affektionen, drohende Gehirnlähmung; Bruxismus, unaufhörliche Unruhe.
- Organismus ist zu schwach, Exanthem zu entwickeln.
- Zurückgetretene oder unterdrückte Ausschläge.

- Kind wiederholt alles, was zu ihm gesagt wird.
- Aufschreien im Schlaf, Zuckungen. Wacht erschreckt auf, schreckt hoch, rollt den Kopf von einer Seite auf die andere. Konvulsionen mit blassem Gesicht.

> Euphrasia

- Starker beißender Tränenfluss mit reichlich mildem Schnupfen.
- Augen morgens verklebt, Lidränder geschwollen und brennend. > frische Luft, < abends, im Zimmer, in der Wärme. Heftiger Husten, < morgens mit reichlicher Expektoration.
- Beim Versuch, die Kehle von stinkendem Schleim freizuräuspern, Würgen bis zum Erbrechen.

> Capsicum

- Otitis media, brennende und stechende Schmerzen in den Ohren mit Schwellung hinter dem Ohr.
- Mastoid druckempfindlich.
- Dickes Kind mit fleckigen roten Wangen und schwach entwickelten Testikeln.
- Durst, fängt beim Trinken an zu frösteln.
- Trockenheit in Kehle und Pharynx. Heimweh, möchte allein gelassen werden. < Hitze, < während des Essens, > frische Luft, > Abdecken.

> Mercurius solubilis

- Husten trocken, ermüdend, quälend, mit zwei Anfällen, < nachts und durch Bettwärme, kann unmöglich auf der rechten Seite liegen.
- Wirkt auf den rechten Unterlappen, Stiche zum Rücken hindurch.
- Neigung zu Halsentzündungen und zu Durchfällen, eitrige Otitis media, starker Speichelfluss, Zunge belegt mit Zahnabdrücken, übler Mundgeruch.

- Alle Sekretionen sind reizend und übelriechend.
- Feuchte, kalt schwitzende Haut, Hautjucken, < Bettwärme. Antwortet langsam, schwaches Gedächtnis, Mangel an Willenskraft, mißtrauisch. < nachts, Feuchtigkeit, Schwitzen, warmes Zimmer, Bettwärme.

> Arum triphyllum
- Schnupfen wässrig, ätzend, wunde Nasenlöcher mit Verstopfungsgefühl trotz Fließschnupfen.
- Wunde Oberlippe, ständiges Nasezupfen bis zum Bluten, bohrt mit dem Finger an der Seitenwand der Nase.
- Zupft an den Lippen, bis sie bluten, Mundwinkel wund, rissig, blutend. Vollständig heiser. Typhoid.

> Spongia
- Husten trocken, bellend, kruppös; krächzend, klingend, keuchend, pfeifend.
- Alles ist völlig trocken, Kehle, Larynx, Trachea, Bronchien knochentrocken. kein Schleimrasseln.
- **Atmung sägend,** wie wenn eine Säge durch ein Kiefernbrett sägt.
- < Süßigkeiten, kalte Getränke, Rauchen, Kopftieflage, trockenkalte Winde, < laut Lesen, Singen, Reden. Krupp ängstlich keuchend, < beim Einatmen, < vor Mitternacht.
- Schlucken > warmes Essen oder Trinken.

> Hepar sulfuris calcareum
- Husten durch Abdecken eines Körperteils oder von Abkühlung, auch durch Essen und Trinken von Kaltem. Kruppöser Husten, Rasselgeräusche auf der Lunge oder in der Trachea.
- Bei akuter Otitis media, bei Beginn der Eiterbildung vor dem Durchbruch; wenn das Trommelfell durch Eiter vorgewölbt ist. Äußerst kälteempfindlich, das Ohr ist außerordentlich emp-

findlich und darf kaum berührt werden. Trockene Hitze nachts gefolgt von profusem Schweißausbruch, der meist sauer riecht. Reizbar und ängstlich abends und nachts.

- < kalte trockene Winde, frische Luft, Zugluft, Berührung, Liegen auf der kranken Seite.
- > feuchtes Wetter, Warmhalten des Kopfes, Wärme im allgemeinen, nach dem Essen.

❯ Kalium bichromicum

- Bei komplizierender Nebenhöhlenaffektion mit dickem, gelbem Sekret.
- Otitis media, Schwellung des äußeren Ohres mit ziehenden Schmerzen. Halsschmerz erstreckt sich beim Schlucken ins Ohr. Seitenstrangangina mit geschwollen-geröteter Uvula. Nach Trommelfellperforation reichliche, gelbe, zähe Absonderung, übelriechend.
- Husten heftig, rasselnd, schmerzhaft hinter dem Sternum, zur Schulter strahlend, mit Würgen durch zähen Schleim in der Kehle.
- Krupp, heiser metallisch, mit Aushusten zähen Schleims oder fibrösen Stückchen, am Morgen beim Aufwachen mit Dyspnö, muss sich aufrichten beim Husten.
- < frühmorgens, 9–11 Uhr, heißes Wetter, auch Kälte.
- > mäßige Wärme.

❯ Antimonium tartaricum

- Bei Komplikationen der Lunge, schwere Bronchitis, Pneumonie. **Unaufhörliches Hüsteln.**
- Weiße Zunge mit roten Rändern, bläuliche Färbung des Gesichts und der Lippen, kalter Gesichtsschweiß.
- Schleimanhäufung in den Luftwegen, Rasselgeräusche auf der Lunge, die ohne Stethoskop zu hören sind, aber wenig Auswurf.

- Erschwerte Herztätigkeit, das Blut nimmt nicht genügend Sauerstoff auf. Muss sich aufsetzen, um atmen oder husten zu können.
- Schläfrigkeit. Konvulsionen, wenn Exanthem nicht herauskommt. Lumbosakralschmerz.
- < Wärme, warmes Zimmer.
- > kalte, frische Luft, Aufsitzen.

> Sticta pulmonaria
- Druck an der Nasenwurzel wie verstopft, Trockenheit der Nasenschleimhaut. Kitzelhusten im Rachen. Unaufhörliches trockenes Hüsteln, das am Schlafen hindert. Je mehr man hustet, desto größer wird der Hustenreiz.
- < beim Einatmen, abends, bei Müdigkeit, nach Masern, Influenza, Erkältungen oder Keuchhusten. Schmerz durch die ganze Brust, vom Sternum bis zur Wirbelsäule.

> Phosphorus
- Fettige Herzdegeneration, Herzdilatation, Schmerz vom linken Schulterblatt nach vorn. Brennen zwischen den Schulterblättern.
- Kitzelhusten mit Würgen, erschöpfend.

> Aviaire
- Spezifische Wirkung bei rezidivierenden Otitiden.
- Erkältungsneigung. Jeder Schnupfen verursacht Seitenstrangangina und zieht in die Ohren.

> Rumex crispus
- Affektion der Kehlkopf- und Trachealschleimhaut, klebriger Schleim.
- Husten < Abkühlung, kühle Luft, Entblößung, nachts, im Liegen.
- Trockene Choanen, Niesanfälle. Viel zäher Schleim wird ausgeräuspert, mundvoll, trotzdem wie ein Klumpen im Hals.

- Wie ein Federstäubchen im Halsgrübchen, unaufhörlicher Husten. Muss den Mund bedecken oder den Kopf unter die Bettdecke stecken. Retrosternalschmerz. Bellender Husten jede Nacht 23 Uhr oder 2 Uhr oder 5 Uhr.
- Gefühl, als ob das Herz plötzlich stehenbliebe, danach schweres Pochen in der Brust.

> Morbillinum

Nach schleppendem Verlauf der Masern oder mangelnder Erholung oder bei schlechtem Herauskommen des Exanthems mit nachher auftretenden Anfälligkeiten, wie z. B. chronisch rezidivierendem Schnupfen, rezidivierender Bronchitis, Asthma.

> Marmorek

- Das zweithäufigste Tuberkulin zur Behandlung des Asthma, wird über die Pferdepassage gewonnen.
- Magere, frostige Typen, eher verstopft, nervös und neurasthenisch, trockene Haut.
- Erratischer Rheumatismus mit Neigung zu Kontrakturen.

> Spengler

- Das dritthäufigste Tuberkulinpräparat zur Behandlung des Asthmatikers, aus dem Blut von tuberkulös infizierten Kaninchen gewonnen. Vor allem für müde junge Frauen von bleichem Aussehen mit Temperaturerhöhung vor der Menses indiziert.
- Auch bei subakutem erratischen Rheumatismus geeignet.

5.5 Einige jüngere Masernfälle

Die Masernfälle in der Praxis sind nur noch selten zu sehen, weshalb die jüngere Generation gewaltige Angst vor dieser feststständigen (immer gleich ablaufenden) Kinderkrankheit hat und nicht so recht weiß, wie sie diese behandeln soll. Im Laufe meines 57-jährigen Arztlebens habe ich reichlich Erfahrungen damit machen können. Deshalb schildere ich einige Fälle aus den letzten Jahren, an die ich mich erinnern kann.

Als Virusinfektion sind die Masern hochgradig ansteckend, ähnlich wie die Windpocken über Tröpfcheninfektion, also **vor** Ausbruch des Ausschlags, danach nicht mehr. Allerdings muss eine Empfänglichkeit für die Art der Erkrankung bestehen, weil sich ja nicht jeder ansteckt. Die konventionelle Medizin hat Viruserkrankungen nicht wirklich etwas entgegenzusetzen. Nach den Beobachtungen von Vannier gehören die fieberhaften sog. Kinderkrankheiten, die mit einem Ausschlag verbunden sind, zu jenen, die auf tuberkulinischem Terrain beruhen. Das bedeutet, dass die Kinder beim aktiven Überstehen ihren Tuberkulinismus, das tuberkulinische Erbgut überwinden. Es gibt doch zu denken, dass immer mehr Kinder an Asthma, spastischer Bronchitis und sog. COPD erkranken und frühzeitig auf Cortisonspray eingestellt werden, je mehr sie geimpft werden und je mehr lebensrettende Antibiotika in sie hineingestopft wurden.

Die Inkubationszeit beträgt von der Ansteckung bis zum ersten Auftreten des katarrhalischen Stadiums 11 Tage. In dieser Zeit sind die Kinder oft etwas quengelig und sollten ihre Ruhe und liebevolles Verständnis haben und nicht überstrapaziert werden. Leider wird das von den Eltern oft nicht erkannt. Oftmals werden die Kinder noch zu Förderungszwecken sportlich trainiert oder zum Beispiel mit Schwimmen, Musikunterricht, Tanzen trotz Missbefindens belastet.

Das katarrhalische Stadium dauert gewöhnlich drei Tage mit höherem Fieber und trockenem Husten. Ein sicheres Zeichen für die Masern sind die sog. Koplik'schen weißlichen Flecken auf der Wangenschleimhaut, das Typischste ist das wie verheult aussehende Gesicht mit geröteten und geschwollenen Lidern, Bindehautentzündung und Lichtscheu.

PRAXISTIPP

Hier hat sich mir seit Anfang der 70er-Jahre bewährt, als erstes *Pulsatilla* zu geben, anstatt die Zeit mit den sog. Fiebermitteln wie z.B. *Belladonna* zu vergeuden.

> Der 14 Monate alte Jonathan

So erreichte mich am 22.07.2002 ein Anruf aus der Schweiz von einer Patientin, die ich seit ihrer frühen Kindheit in Behandlung hatte und vor sämtlichen Impfungen bewahren konnte. Sie reifte zu einer sehr leistungsfähigen Frau heran.

Homöopathische Vorbehandlung Nun hatte sie am 18. Juni durch Kaiserschnitt einen kleinen Jungen zur Welt gebracht, der an Nabelkoliken mit schaumigem Stuhl und starken Krämpfen vor dem Stuhl litt und schrie, was das Zeug hielt, wobei er sich krümmte. Er benötigte *Colocynthis* C6. Es half aber nicht so richtig, denn am nächsten Tag war der Leib hart, und das Kind warf die Arme nach oben. Die Mutter erzählte, er habe bei der Schnittentbindung Fruchtwasser geschluckt und mit diesem im Mund schon geschrien. Jetzt verschlucke er sich leicht und die Flüssigkeit käme aus der Nase wieder heraus. Ich wählte nun *Pulsatilla* C30, was sich in meiner Praxis bei Nabelkoliken seit jeher besonders gut bewährt hat. Am 25.07. war alles gut. Am 19.09. erhielt ich einen Anruf, das Kind habe Milchschorf, schwitze stark im Nacken, besonders beim Trinken und beim Stuhlgang. Meine Verordnung war *Calcium carbonicum* C200. Zu

5 MASERN

Weihnachten besuchte die Mutter ihre Eltern und stellte mir am 23.12. den Säugling vor. Es zahnte, schrie und brauchte *Chamomilla*. Dann war offensichtlich Ruhe bis zum 25.08.2003.

Masern: Symptome und Verordnungen Der nun 14 Monate alte Knabe hatte die Masern, sehr hohes Fieber, war torkelig und hatte nach einer Dosis *Belladonna* C30, das die Mutter von sich aus gegeben hatte, jetzt einen erythematösen Ausschlag, beginnend hinter den Ohren über das Gesicht, den Innenseiten der Arme und dem Rumpf folgend sich nach unten ausbreitend, also typisch für die Masern. Er war sehr unruhig, weshalb ich *Phosphor* LM6, täglich 5 Tropfen verordnete. Am darauffolgenden Tag war die Nase zu, er hustete, war aber viel ruhiger. Am 27.08. wirkte er ausgeglichen, tags müde, schlief gut, nur noch im Windelbereich rot und fieberfrei. Ein deutlicher Entwicklungsschub war erkennbar. Er spricht jetzt und läuft, bevorzugt die Knie-Ellenbogen-Lage, ist anhänglich, spielt lieber mit einer Person. Am 29.08. Bericht: Po noch rot, Unruhe im Bett, schlief nicht so gut, allgemein aber besser. Durstlos. Ich verordnete *Pulsatilla* C30 und hörte zwei Jahre lang nichts mehr. 2006 ging die Mutter mit dem Kind zu einem Kinderarzt, weil der Junge Scharlach hatte und ich verreist war. Dieser Kinderarzt hielt die Masernimpfung trotz der nun bestehenden lebenslangen Immunlage für unumgänglich und holte sie 2008 nach, wofür nun wirklich wenig Verständnis aufgebracht werden kann. Nach dieser Impfung wurde das Kind wieder zum Bettnässer, bei Wutanfällen schlug er seine Mutter und knirschte dabei mit den Zähnen. Er hatte Ängste im Dunkeln, weshalb ich *Phosphor* LM18 verordnete, das auch nach zwei Tagen eine deutliche Besserung brachte.

> **Die kleine Antonia**

Eine 1964 geborene alleinerziehende Mutter, die ich mit ihren Kindern durch schwierige Zeiten begleiten und bei ihrer Berufsausbildung wesentlich unterstützen konnte, lernte als junge Großmutter – sie war erst in den Vierzigern – einen zuverlässigen lieben Mann kennen. Die beiden heirateten, und zu ihrer Überraschung wurde sie wieder schwanger. Nun wohnte er in Stuttgart und sie in Bielefeld. Es fiel ihr nicht leicht, sich von ihrem Beruf zu trennen und zu ihrem Mann zu ziehen. Allerdings merkte sie, dass die Wochenendehe gar nicht schön war. Partnerschaft und Familienleben zu pflegen, indem man zusammen einschläft und wieder aufwacht, ist einfach schöner. Während der Schwangerschaft benötigte sie *Sepia*. Ende August 2009 kam ihre Tochter per Hausgeburt zur Welt.

Meine vielen kindlichen Patienten, lange Zeit etwa ein Drittel meiner Praxis, pflege ich, wenn ich sie früh genug in Behandlung bekomme, ohne Vitamin D und Fluor selbstverständlich nur homöopathisch zu behandeln.

Homöopathische Vorbehandlung Das Kind brauchte im Dezember *Calcium carbonicum* C200 wegen Milchschorf, im März 2010 dann eine Dosis *Calcium carbonicum* C1000. Es zahnte dann im Juni kräftig mit Geschrei und einer roten und einer blassen Wange, weshalb *Chamomilla* C200 gegeben wurde, dem dann im Juli wegen Bauchbeschwerden *Lycopodium* C30 folgte. Als sie ein Jahr alt war, biss sie ihrer Mutter in die Brust, bevorzugte Kartoffeln und Gemüse sowie die Wurst vom Brot. Daraufhin bekam sie *Phosphor* C30. Dann zog die Familie um nach Stuttgart und das Kleinkind erkrankte mitten in diesen Wirren des Aufbruchs an Masern.

Natürlich hatte der junge Vater sich genau über die Impfungen schlau gemacht. Das Elternpaar wollte eine Impfberatung, weil die Mutter mich bei ihren ersten Kindern noch nicht gekannt hatte und sie ihre Kinder impfen ließ. Ihre Enkel waren durch mich davor bewahrt worden. Nun waren die Zweifel groß. Ich hatte zur

Ergänzung der bisherigen Informationen des Vaters das Buch von Carola und Ravi Roy, *Selbstheilung durch Homöopathie, Kinder mit Homöopathie behandeln*, empfohlen, weil es mir allmählich zu viel wird, den ängstlichen Argumenten stundenlang zu begegnen, ob ich denn auch wirklich wüsste, was alles passieren könnte und was man denn dann tun sollte, es sei doch alles so gefährlich. In diesem Buch werden die Krankheiten, gegen die geimpft wird und die Impfstoffe und deren Gefährlichkeit genauestens beschrieben sowie die Therapieoptionen genannt.

In meinen inzwischen 55 Berufsjahren habe ich bei mindestens 400 Masernfällen nie eine Komplikation erlebt, außer dass nach einer Woche wegen anhaltenden rasselnden und häufigen Hustens Antimonium tartaricum C30 gegeben werden musste.

Jetzt war sozusagen Holland in Not, denn es stellte sich die Frage, ob es wirklich die Masern waren. Zum Glück gibt es E-mail, denn an ein Kommen war nicht zu denken. So empfing ich die Bilder (▶ Abb. 5.3), die ich hier zeige.

Jetzt ging es darum, die schonendste Art des Transports zu besprechen. Inzwischen wurde *Pulsatilla* C30 gegeben. Das war am 01.10., da war die Kleine kurzatmig und hatte ein Erythem vom Hals ausgehend.

Am 02.10. verblasste der Ausschlag, das Kind schlief gut, der Appetit war wieder da. *Pulsatilla* C30 wurde wiederholt. Am 04.10. endlich in Stuttgart, hatte sie Durchfall, Unruhe trieb sie aus dem Bett, Verlangen nach Milch, schob der Mutter das T-Shirt hoch, wollte aber auch Fleisch mit Soße, starker Kopfschweiß nach Schlaf, jetzt war es Zeit für *Phosphor* C30. Am 08.10. rief die Mutter an, ob das Kind wieder nach draußen dürfe. Es durfte.

Abb. 5.4 Masernausschlag

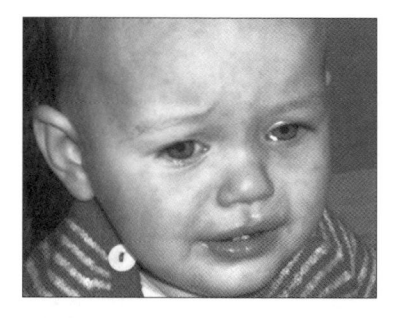

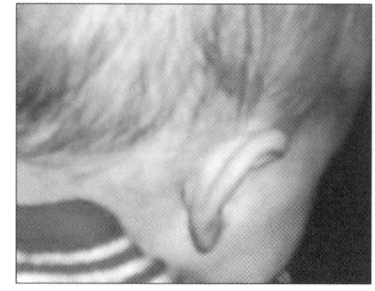

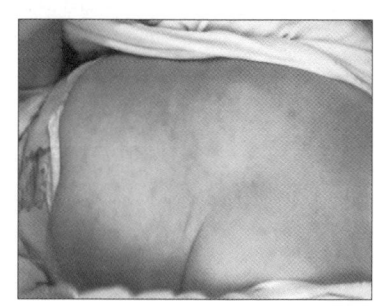

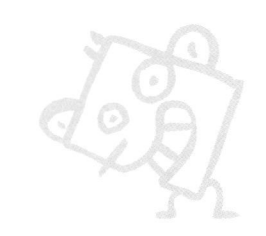

Beschwerdefrei bis zu einer neuen Zahnungsdyspepsie am 08.11., weshalb *Calcium carbonicum* C200 gegeben wurde. Das Kind wurde mir jetzt am 13.04.2011 vorgestellt. Ein wunderschönes Kind, nur etwas eigenwillig und leicht maulend. Diesmal verordnete ich *Lycopodium* C200. Das ist allerdings nun schon konstitutionelle Steuerung und hat nichts mehr mit den Masern zu tun. *Lycopodium* wurde übrigens am 12.02.2012 wiederholt wegen Schläfrigkeit bei fieberhaftem Infekt mit Durstlosigkeit, sehr eigenwilligem Verhalten, möchte getragen werden, Nägelkauen, weint bitterlich und zornig, wenn die Mutter 20 Minuten zum Einkaufen geht und der Vater es behüten soll.

Wir schließen daraus, dass es bei unseren Therapien um die Behandlung und Stärkung der Lebenskraft geht. Hahnemann spricht im § 9 des Organon von der Dynamis (griechisch für Macht, Kraft), die als ordnendes Element, den materiellen Körper belebt und seine Teile – in Gefühlen und Tätigkeiten – in bewundernswert harmonischem Lebensgang hält. So kann sich der uns innewohnende, vernünftige Geist frei dem höheren Zweck unseres Daseins bedienen.

||||||||||||||||||||||||||||||||||||||||||||||||||||||||||||||||||||||||||||||||||||||||||||||||||||||

Wir haben es bei jedem Menschen mit Geist, Seele und Körper zu tun, obwohl die katholische Kirche auf dem Konzil von Nicea den Geist abgeschafft hat. Rudolf Ludwig Karl Virchow (*13.10.1821 in Schivelbein/Pommern; †05.09.1902 in Berlin; deutscher Arzt, Archäologe und Politiker; gilt als Begründer der modernen Pathologie) entdeckte bei seinen anatomischen Studien nie eine Seele. Paul-Albert Grawitz, Famulus und langjähriger Assistent von Virchow (*01.10.1850 in Zerrin; †27.06.1932 in Greifswald) widerlegte mit einem Fotoatlas bereits 1892 die Theorie von Virchows Oberarzt Cohnheim, wonach die Leukozyten an eine lädierte Stelle hinwandern. Grawitz, sein Schwiegersohn Otto Busse (Pathologe in Basel) und dessen Sohn Busse-Grawitz bestätigten mit weit über 180 Publikationen, dass die lädierten Zellen omnipotent sind und sich umwandeln und dass die Leukozyten an Ort und Stelle entstehen. Insofern ist Virchows große Leistung der Zellularpathologie auf den toten Körper beschränkt, während die Vitalkraft die Heilung bewirkt. Damit ist die heute übliche Pharmakotherapie im Grunde ebenfalls widerlegt. Sie ist zwar nützlich, aber nur kompensierend und nicht heilend. Sie verschiebt die aktuellen Beschwerden von einem Feld auf ein anderes durch Unterdrückung der Symptome. Der veränderte Schauplatz zeigt einem Unkundigen nicht, dass die eigentliche Erkrankung eines Funktionskreises insgeheim weiterbesteht. Sie zeigt sich nämlich in neu auftauchenden Symptomen im Verlauf des zugehörigen Meridianverlaufs und gibt sich nicht gleich zu erkennen. Wer hingegen durch Beschäftigung mit Akupunktur und TCM **anders** sehen, hören und tasten, schmecken und riechen gelernt hat, kann es mit allen seinen Sinnen wahrnehmen.

➤ Der kleine Erik

Anamnese und homöopathische Vorbehandlung Der 1½jährige Knabe wird im Februar 2006 wegen häufiger Erkältungsneigung in die Praxis gebracht und von meiner Assistenzärztin behandelt. Seine Mutter hatte eine Schwangerschaftsgestose, also Erbrechen und unklare Beschwerden gehabt und erkrankte eine Woche nach seiner Geburt am Morbus Hodgkin. Wegen einer ungenügend ausgebildeten Placenta bestanden bei dem Jungen erhebliche Bauchprobleme. Erik hatte eine Menge intrauterine Ängste aushalten müssen. In seinem Erbgut fanden sich Krebs und Tuberkulose bei den Vorfahren, weswegen das Kerlchen völlig durchgeimpft worden war. Der dahinterstehende Gedanke, nämlich das Kind müsse geschützt werden, ist ja naheliegend, nur heilt eine solche Anlage am besten, wenn die Kinder ordentlich Fieber entwickeln dürfen und die Kinderkankheiten durchmachen unter strikter homöopathischer Führung, um eine widerstandsfähige Konstitution aufzubauen. Bei dem Kind entwickelte sich nach der Verordnung von *Lycopodium* LM6 sofort ein fieberhafter Prozess, weshalb ich es zwei Tage später, am Wochenende, dann selber untersuchte und behandelte. Dann hatte es immer mal wieder einen Infekt, oftmals mit Wutausbrüchen, bis mich meine Assistentin am 10.04. bat, den Jungen selber zu inspizieren. Dieser bot ein auffallend *geschwollenes Gesicht, wie verheult, eine Wange rot,* hatte Fieber wegen einer Gastroenteritis mit flüssigen stinkenden Stühlen und ein fieberhaftes Exanthem von Hals und Gesicht ausgehend und über den Rumpf ausbreitend. Meine Assistentin vermutete die Masern, hatte jedoch noch nie einen Fall gesehen. So war sie glücklich, als ich ihre Vermutung bestätigen konnte. Die Mutter war indessen aufs Höchste verunsichert, als ich eine Dosis *Pulsatilla* C200 gab, und ich brauchte lange, sie zu beruhigen. Anderntags war das Kind fieberfrei, brauchte jetzt allerdings wegen anhaltender Diarrhö *Phosphor* LM6. Die Masern waren jedoch schnell überstanden. Richtig Ruhe kam in die Behandlung erst, als der sich stetig positiv weiterentwickelnde Junge endlich einmal das lange benötigte *Calcium phosphoricum* C200 bekommen konnte.

6 Weitere Kinderkrankheiten

6.1 Mumps

Wegen seiner relativ hohen Kontagiosität trat Mumps bis Ende des 20. Jahrhunderts ganzjährig und vor allem im Kindesalter auf. Aufgrund der seit 1980 empfohlenen Impfung und der inzwischen hohen Impfraten kommt es heute zu zyklischen Erkrankungswellen im Abstand von einigen Jahren.

Steckbrief: Mumps

Mumps (Parotitis epidemica): akute, viral bedingte Allgemeinerkrankung mit Schwellung der Ohrspeicheldrüse.
Erreger: Mumpsvirus.
Übertragung: Tröpfcheninfektion, Ansteckungsfähigkeit frühestens sieben Tage vor Beginn der klinischen Symptome und bis zu maximal neun Tage nach deren Auftreten.
Inkubationszeit: 2–3 Wochen.
Symptome: Nach zwei bis drei Wochen Inkubationszeit kommt es im typischen Fall zu Fieber, Krankheitsgefühl und schmerzhafter Parotisschwellung, die meist einseitig beginnt und häufig nach ein bis drei Tagen auf die andere Seite übergreift. Viele Ärzte sind heute mit dem Krankheitsbild nicht mehr vertraut, sodass die Abgrenzung von einer Lymphadenitis colli Schwierigkeiten bereiten kann.

Gelegentlich sind auch die Glandulae sublinguales und submandibulares befallen, was zu einer Schwellung und Schmerzhaftigkeit unter Zunge oder Kinn führt. Bei Kindern heilt Mumps meist innerhalb einer Woche komplikationslos ab. Spätestens neun Tage nach Beginn der Parotisschwellung erlischt die Ansteckungsfähigkeit.

Komplikationen: Mit zunehmendem Lebensalter werden Komplikationen des Mumps wahrscheinlicher.

- Während Kopfschmerzen ein häufiges Symptom der akuten Mumpserkrankung sind, kommt es bei ein bis zwei Prozent der Erkrankten am zweiten bis fünften Tag zur klinisch manifesten Mumps-Meningitis. Sie bedarf wegen der guten Prognose in der Regel keiner spezifischen Diagnostik oder Hospitalisierung (AWMF).
- Eine Mumpsenzephalitis ist eine extreme Seltenheit und wird praktisch nur während oder nach der Pubertät gesehen. Ebenfalls sehr selten kommt es infolge einer Akustikus-Neuritis zu einem einseitigen Hörverlust. Vor allem bei Mumps nach der Pubertät kann sich eine Pankreatitis durch Erbrechen, unspezifische Oberbauchbeschwerden und Erhöhung von Amylase und Lipase bemerkbar machen. Der Zusammenhang zwischen Mumps und Diabetes mellitus ist nicht gesichert.
- Etwa 15 % der nach der Pubertät erkrankten Männer entwickeln eine meist einseitige Orchitis, die bei jedem dritten zur Hodenatrophie führt. Eine beidseitige Entzündung mit nachfolgender Sterilität wird häufig als Impfargument ins Feld geführt, ist aber extrem selten. Insgesamt ist seit der Einführung der Mumpsimpfung eher eine Zunahme der Orchitis zu beobachten, da das Durchschnittsalter der Erkrankten höher liegt als früher (Siemer).
- Bei Mädchen nach der Pubertät kann es zu Beschwerden durch eine Ovariitis oder Mastitis kommen, die in der Regel spontan ausheilen. Sehr seltene Komplikationen sind Arthritis, Karditis oder Thyreoiditis.

> **Protektive Wirkung des Mumps:** Ebenso wie andere Kinderkrankheiten soll Mumps das Risiko von Krebserkrankungen und Multipler Sklerose im späteren Lebensalter verringern (Albonico, Kesselring). Den klassischen Kinderkrankheiten scheint eine wichtige Funktion im Lernprozess des Immunsystems zuzukommen, die noch wenig erforscht ist.

Als Allgemeinmaßnahmen sind warme Ölkompressen oder das Auflegen einer Speckschwarte zu empfehlen. Die Kinder sollen zudem zum Kauen einer Brotrinde angehalten werden, um einer Kiefersperre zuvorzukommen. Zitrusfrüchte regen den Speichelfluss an. Wegen der Möglichkeit einer Metastasierung in die Hoden oder Mammae, in das Pankreas oder auch in das Gehirn sollte Bettruhe eingehalten werden.

PRAXISTIPP

Unter den im Repertorium genannten etwa 35 Mitteln stehen in Fettdruck: ***Barium carbonicum, Belladonna, Carbo vegetabilis, Cistus canadensis, Mercurius solubilis, Pulsatilla,*** – in der regenreichen Gegend des Teutoburger Waldes war ***Belladonna*** das häufigste.

Fieber

Bei akut hohem Fieber sind insbesondere *Aconitum*, *Belladonna* und *Pulsatilla* angezeigt, bei mäßigem Fieber ist *Mercurius solubilis* das Mittel der Wahl (▶ Tab. 6.1).

Akut hohes Fieber	
Belladonna	**Aconitum**
< feuchte Kälte oder verschwitzt und Zugluft *plötzliche* Schmerzen	< trockene Kälte, Landwind großer Durst, Unruhe
Pulsatilla: durstlos bei Fieber, will nur wenige Schlucke kalten Wassers, oft beidseitige Drüsenschwellung, Zunge weiß, fühlt sich sehr warm, möchte frische Luft, offenes Fenster verhindert Metastasierung an Hoden und Mammae	
Fieber weniger hoch	
Mercurius solubilis: Drüsenschwellungen, Eiterungstendenz, enormer Speichelfluss, lästige, übelriechende Schweiße < nachts, Bettwärme < regnerisches, kaltes Wetter	

Tab. 6.1: Schaubild zur homöopathischen Behandlung von Mumps

Drüsenverhärtungen

Stehen Drüsenverhärtungen im Vordergrund, sind folgende Mittel und Symptome zu differenzieren.

❯ Cistus canadensis
- Folgen von Ärger und Furcht.
- Kopfschmerz, > Essen, **Kälteempfindungen** in Stirn, Hals, den Atemwegen und im Magen.

- Der Kopf und die Gesichtsmuskulatur werden durch die Drüsenschwellung der Speicheldrüsen zur Seite gezogen.

> **Barium carbonicum**
- *Barium muriaticum:* Fühlt sich klein und ängstlich, Drüsenschwellungen, idiotischer Gesichtsausdruck, altes faltiges Gesicht, große Mandeln, kaut Nägel.
- Mund steht offen, Mundtrockenheit, nach Trinken nicht gebessert.
- Foetor, lästige Trockenheit in der Nase, Nasenbluten beim Schnauben. Parotitis nach Exanthem, Masern oder Scharlach, scharfe Stiche im Gesicht.

> **Carbo vegetabilis**
- Kaltes, eingefallenes blasses Gesicht, erschöpft, spitze Nase.
- Zyanose, Beteiligung von Brustdrüsen und Hoden.

PRAXISTIPP

Persönlich habe ich früher, vor allem in meiner noch klinisch ausgerichteten Phase, häufig *Spongia* D4 bei fieberlosem oder *Phytolacca* D4 bei fieberhaftem Verlauf verordnet. Mit ausnahmslos guten und schnellen Ergebnissen! In den letzten 10 Jahren habe ich keinen Mumpspatienten mehr gehabt.

Bei dieser Gelegenheit möchte ich an den *Gelsemium*-Fall meiner eigenen Tochter bei ihrer Mumps-Meningitis nach Herumhopsen erinnern. (Leitsymptom: Sie konnte den Kopf nicht aufrecht halten, als sie nachts nach dem Töpfchen verlangte.) Das ist die einzige Komplikation, an die ich mich erinnern kann.

Komplikationen und schwere Formen

Die folgende Tafel (▶ Abb. 6.1) gibt Orientierung für differenzialdiagnostische Überlegungen bei Komplikationen und schweren Krankheitsverläufen.

PAROTIDINUM

Komplikationen — *Schwere Formen*

Zu Beginn:
BELLADONNA

Phytolacca
Kali-bi.
Merc-corr.

Aconit.
Ferrum-phos.

voll entwickelt:
Phosphor ← Arsen alb. ← **MERCUR-SOL.**

Eiterungstendenz:
Bryonia
Rhus-tox. →Lachesis
Arsen
Hepar sulf. →Silicea

Pilocarpus jaborandi   Apis

zum Abschluß:
PULSATILLA

Pyrogenium
Echinacea

Bryonia
Aurum
Clematis

Conium
Phytolacca
Calc-fluor.
Hydrastis

Hamamelis
Rhus-tox.

SULFUR

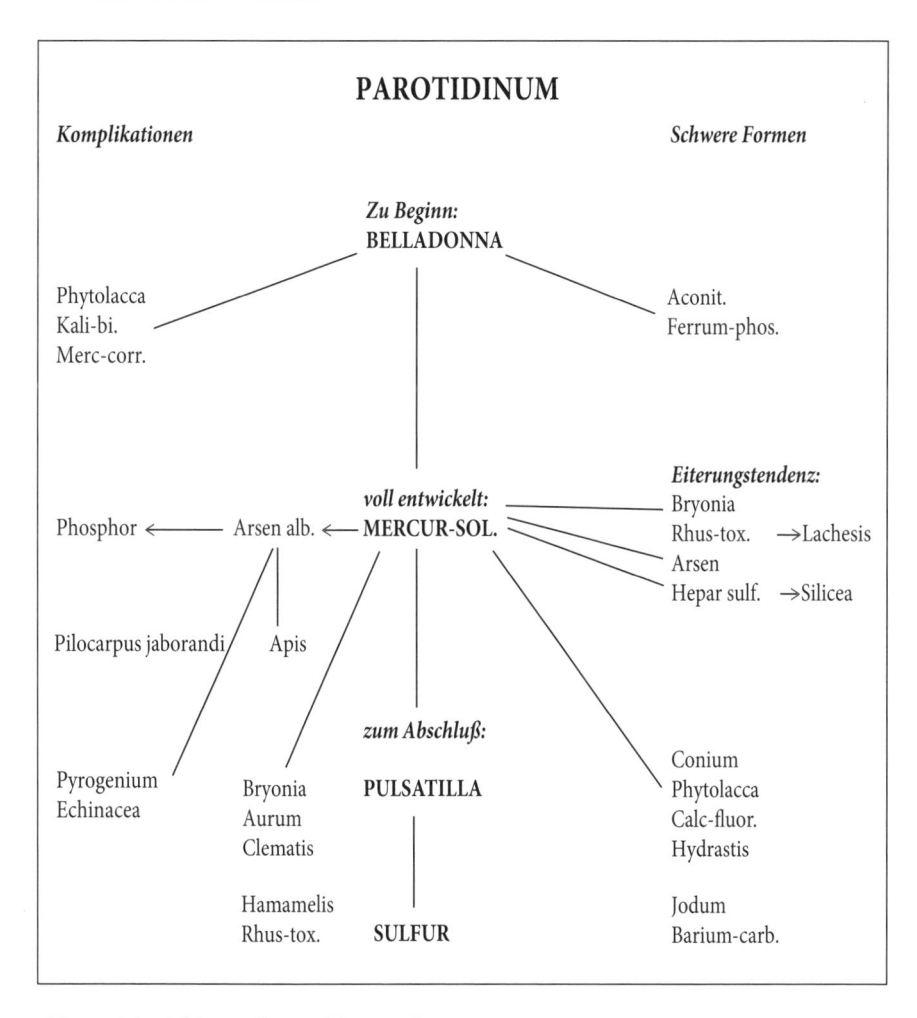

Jodum
Barium-carb.

Abb. 6.1: Schaubild zur Differenzialdiagnose bei Mumps

6.2 Röteln

Steckbrief: Röteln

Rubeola (Röteln): In der Regel harmlose Virusinfektion. Es besteht jedoch die Gefahr einer schwerwiegenden Rötelnembryopathie bei Erkrankung einer Schwangeren im ersten Schwangerschaftsdrittel.

Erreger: Rubeolavirus.

Übertragung: Tropfcheninfektion, Ansteckungsfähigkeit beginnt sieben Tage vor Beginn des Exanthems und hält bis zu 14 Tage nach dem Exanthemausbruch an.

Symptome:

- Prodromalstadium: ein bis zwei Tage mit unspezifischen Atemwegssymptomen und leicht reduziertem Allgemeinzustand
- Exanthemstadium: Rötelnexanthem beginnt hinter den Ohren oder im Gesicht und breitet sich innerhalb von wenigen Stunden über Rumpf bis zu den Extremitäten aus. Typischerweise erfasst es auch das Munddreieck. Das Exanthem besteht aus bis zu linsengroßen, nicht konfluierenden, zart-rosafarbenen Flecken oder auch Papeln, teils mit anämischem Hof. Bei älteren Kindern und Erwachsenen kommt es auch zum Juckreiz. Nach ein bis drei Tagen ist das Exanthem wieder verschwunden. Häufig sieht man am ersten Exanthemtag ein Enanthem; am weichen Gaumen. Die Körpertemperatur steigt selten über 38,5 °C an, bei meist nur wenig reduziertem Allgemeinzustand. Oft finden sich Lymphknotenschwellungen, besonders retroaurikulär und okzipital; gelegentlich schwellen Milz und Leber an.

Komplikationen:
- Die Prognose der Röteln ist ausgesprochen gut. Harmlose Komplikationen sind Thrombozytopenie, Hepatitis, Bronchitis und Otitis. Vor allem bei jungen Frauen ist das Abblassen des Exanthems oft von flüchtigen Arthralgien oder Arthritiden begleitet. In Einzelfällen kommt es zur Röteln-Enzephalitis. Das Risiko von Komplikationen nimmt mit steigendem Erkrankungsalter zu.
- Rötelnembryopathie als schwerwiegendste Komplikation bei Erkrankung der Schwangeren im ersten Schwangerschaftsdrittel. Sie führt in 85 % der Fälle zu einem Abort oder zu Missbildungen. Bei Infektion nach dem dritten Schwangerschaftsmonat sinkt die Missbildungshäufigkeit auf unter ein Prozent („Late onset-Syndrom").

Positive Aspekte der Röteln: Die Röteln gehören zu den Kinderkrankheiten, die sehr wahrscheinlich im späteren Leben das Erkrankungsrisiko an Krebs und multipler Sklerose verringern (Albonico, Kesselring, Newhouse). Die Massenimpfung gegen Röteln könnte daher das Krankheitsspektrum hin zum chronisch-destruktiven Anteil verschieben.

Bei Verdacht auf **Rötelnembryopathie beim Neugeborenen** kann die Virusisolierung aus Körpersekreten versucht werden, vor allem aus dem Urin. Eine Infektion in der Frühschwangerschaft hinterlässt spezifisches IgM im Nabelschnurblut. IgG-Antikörper, die bis ins Alter von 12 Monaten persistieren, beweisen eine fetale Infektion. Differentialdiagnostisch sind andere kongenitale Infektionen wie Syphilis, Toxoplasmose, Zytomegalie oder Herpes simplex abzugrenzen.

℗ PRAXISTIPP

Belladonna dürfte das häufigste Mittel sein, *Ferrum phosphoricum* stabilisiert, *Dulcamara* hat sich bei Stockschnupfen sowie Rücken- und Gliederschmerzen bewährt, besonders nach Durchnässung und Unterkühlung.

Der Impfstoff wird auf menschlichen Krebszellen gezüchtet, ist also besonders bedenklich. Gelenkbeschwerden, neurologische Komplikationen und das Guillain-Barré-Syndrom sind als Nebenwirkungen auf dem Beipackzettel der Behringwerke aufgeführt.

Da die Röteln für den Fötus in den ersten drei Schwangerschaftsmonaten eine Missbildungsgefahr darstellen, wird die Impfung bei Frauen, die keine Röteln gehabt haben, empfohlen. Es ist jedoch nicht einzusehen, warum Kinder vor der Geschlechtsreife geimpft werden sollen, da sie daran gehindert werden, eine natürliche Immunität zu entwickeln.

6.3 Windpocken

Steckbrief: Windpocken

Varizellen (Windpocken): hochansteckende, virusbedingte Allgemeinerkrankung.

Erreger: Varicella-Zoster-Virus.

Übertragung: Tröpfchen- oder Schmierinfektion. Sie ist extrem kontagiös, auch über eine Entfernung von mehreren Metern, mit einer Übertragungsrate von mehr als 90 % bei Haushaltskontakten. Außerhalb des Körpers verliert das Virus rasch seine Infektionskraft, sodass es durch Dritte kaum übertragen wird.

Inkubationszeit: Zwischen acht und 28 Tagen, meist bei 14–16 Tagen. Die Ansteckungsfähigkeit beginnt ein bis zwei Tage vor Beginn des Exanthems und endet spätestens acht Tage danach.

Symptome: Am Anfang steht gelegentlich ein unspezifisches, leicht fieberhaftes Prodromalstadium. Die eigentliche Krankheit beginnt mit der schubweisen Entwicklung der typischen Effloreszenzen – juckende, wassergefüllte Bläschen auf rotem Grund, vor allem am Stamm, im Gesicht und am behaarten Kopf. Auch im Genitalbereich und auf der Mundschleimhaut können sich Bläschen oder Aphthen entwickeln. In den ersten Krankheitstagen kann Fieber und allgemeines Krankheitsgefühl auftreten. Die Bläschen gehen in der Reihenfolge ihres Erscheinens in Pusteln und verkrustete Papeln über, sodass zur gleichen Zeit verschiedene Entwicklungsstadien der Effloreszenzen auf dem Körper sichtbar werden („**Sternenhimmel**"). Sie heilen in der Regel in der zweiten Woche narbenfrei ab, wobei noch wochenlang Depigmentierungen zu sehen sind.

Komplikationen:

- Komplizierte Krankheitsverläufe sind bei Kindern extrem selten, kommen jedoch mit steigendem Erkrankungsalter häufiger vor. Ein erhöhtes Risiko für Komplikationen haben Früh- und Neugeborene, Patienten mit T-Zell-Defekt, etwa AIDS-Patienten, und Patienten unter immunsuppressiver Therapie. So unterliegen Kinder, die wegen eines Asthma bronchiale systemisch mit Glukokortikoiden behandelt werden, einem hohen Komplikationsrisiko. In ein bis zwei Prozent der Windpocken-Erkrankungen während der Schwangerschaft erkrankt auch das Ungeborene. Das konnatale Varizellensyndrom tritt vor allem bei Infektion zwischen der 13. und 20. Schwangerschaftswoche auf und ist gekennzeichnet durch schwere Hautveränderungen mit Vernarbungen, Hypoplasie von Extremitäten, Augenschäden (Katarakt, Chorioretinitis) und zerebrale Schädigungen.
- Der Erreger kann aber im Körper verbleiben und später bei Reaktivierung zu einem Herpes zoster führen. Effloreszenzen.

Protektive Wirkung von Windpocken: Risiko für Diabetes und Krebserkrankungen im späteren Leben verringert (Albonico, ESPED). Der Versuch der Elimination der Windpocken könnte also das Verschieben des Krankheitsspektrums von einer akuten, in aller Regel harmlosen Krankheit hin zu chronisch-destruktiven Erkrankungen zur Folge haben.

Nach meinen Erfahrungen helfen Einreibungen mit Kartoffelmehl am besten, man kann auch schwarzen Tee probieren. Gegen den Juckreiz wird *Dolichos pruriens*, die Juckbohne, empfohlen, wobei ruhig die C200 gegeben werden kann.

ⓠ PRAXISTIPP

Im Repertorium stehen etwa 35 Mittel für die Behandlung, wobei **Antimonium crudum, Pulsatilla, Sulfur** in Fettdruck als besonders bewährt aufgeführt, und *Antimonium tartaricum, Belladonna, Carbo vegetabilis, Ledum, Mercurius solubilis, Rhus toxicodendron, Sepia,* und *Thuja* als häufig angezeigt werden.

- **Antimonium crudum** ist überwiegend mürrisch, will nicht angesehen oder berührt werden, hat häufig eine weiße Zunge (Kälteschädigung), gilt als grand mangeur, lieber gut und viel als schlecht und wenig, der Ausschlag befällt vor allem die Wangen.
- **Antimonium tartaricum** kommt in Betracht, wenn der Ausschlag verspätet erscheint und die Lunge betroffen ist, rasselnde Bronchitis mit Atemnot, Schläfrigkeit.
- **Pulsatilla** ist weinerlich, will weder essen noch trinken, verträgt die Wärme nicht, möchte ein offenes Fenster, ist jedoch brav und fügsam. Kratzen nutzt nichts.
- **Sulfur** ist es ebenfalls zu warm im Bett, kratzt sich wund, streckt die Füße aus dem Bett. Großer Appetit, sog. 11-Uhr-Krise, Verlangen nach Speck, Eiern, Süßem. Schweiße stinken.
- **Rhus toxicodendron** ist unruhig im Bett, es treibt ihn aus dem Bett, Wärme tut eher gut, häufig Gliederschmerzen, wie zerschlagen.
- **Thuja** war das bevorzugte Mittel von Leonid von Bock, einem Landarzt aus Augustdorf, er verordnete es routinemäßig; es ist besonders bei geimpften Kindern angezeigt.
- **Sepia**-Kinder sind überwiegend dunkel mit runden Knopfaugen, sehr aufmerksam, sehr sportlich, immer in Bewegung, zu Widerspruch aufgelegt. Andererseits aber auch Brillenträger mit dem Aspekt des Schulversagers, sehr leicht beleidigt, weint dann und zieht sich resigniert zurück. Kratzt sich ebenfalls wund. < Bettwärme, streckt Füße ebenfalls aus dem Bett.

Bei **Eiterungen** muss auch noch an *Mercurius solubilis* gedacht werden, das als Affe unter den homöopathischen Mitteln gilt, weil es leicht mit anderen Mitteln verwechselt werden kann, wenn die Symptome nicht die für das Mittel typischen sind.

Auch bei dem Durchmachen der Windpocken lässt sich – wie bei den Masern – ein deutlicher Entwicklungssprung beobachten. Die Haut als Abgrenzungsorgan ist betroffen, Pusteln treten auf – wie hässlich, wie grässlich – und hinterher, wenn nicht allzu viel gekratzt wurde, neue Schönheit. Individualitätsverlust droht, aber neues Selbstbewusstsein erwacht.

6.4 Krupphusten

PRAXISTIPP

Von Hahnemann stammt die Angabe: *Aconitum, Spongia, Hepar sulfuris* – im Allgemeinen ist das auch ausreichend. Nur wird dabei nicht berücksichtigt, dass alle drei Mittel *überwiegend nach kaltem, trockenen Wind* angezeigt sind. Ich habe mich immer gewundert, wenn Kollegen im August-Weihe-Institut diese Mittel erfolglos verordneten und auf meine Frage, wann wir denn in Westfalen-Lippe solches Wetter hätten, ihrerseits staunten. Also bei feuchter Kälte oder Abkühlung im verschwitzten Zustand zuerst an *Belladonna* denken!

Trotzdem gab es *Aconitum*-Fälle. So wurde ich eines Abends spät zu einem kleinen Mädchen gerufen, das mit einem Pseudokruppanfall aus dem ersten Schlaf erwacht war. Es war etwa 23 Uhr, und schon unten an der Haustür hörte ich den harten, erstickenden Husten, die geräuschvolle heftige Atmung, sah dann das aufrecht sitzende Kind, mit angstvoll geweiteten Augen, sehr unruhig, und sofort zog ich meine Wassily-Taschenapotheke und verabreichte ihr drei Kügelchen *Aconitum* C30. Die ängstliche Mutter, eine sehr elegante und gebildete Dame, stand am Bett und versuchte, das Töchterchen zu trösten. Der Vater kam mürrisch im Pyjama aus seinem Arbeitszimmer. ich wusste, dass er der Homöopathie nicht traute. Auch war mir bekannt, dass die Mutter ungern jetzt im kleinen Detmold lebte und von Düsseldorf schwärmte. Es gab also Spannungen zwischen den Eltern. So versuchte ich etwas Kontakt mit dem Vater des Kindes zu bekommen, als die Atmung des Kindes sich bereits zu normalisieren begann. Nach 10 Minuten war alles gut und der Vater überzeugt. Im Nachhinein erfuhr ich, dass es abends zwischen den Eltern eine energische Auseinandersetzung gegeben hatte. Der Vater hatte eine umsatzstarke Firma übernommen und bereitete sich auf eine Professur vor. Die Mutter hatte ihn gemahnt, er solle doch auch für den Sohn und die Tochter mehr Zeit haben. Dieser Wortwechsel war ein großer Schreck für das Kind gewesen.

Der *Spongia*-Husten ist hohl, bellend, trocken mit schmerzendem Kehlkopf. Die Atmung – wie durch einen Schwamm – zwischen den Hustenanfällen klingt, als ob eine Säge durch ein Brett geht: Ch – Ch – Ch – Ch (wie in „Ach"). Die Stimme ist sehr rau. Der Anfall weckt gewöhnlich gegen Mitternacht aus dem Schlaf.

Eines nachts klingelten die Nachbarn uns aus dem Bett, weil der Vierjährige einen Krupp-Husten-Anfall hatte. Das Kind weinte vor und beim Husten, ängstliches, heiseres, pfeifendes Atmen und ein unglaubliches schleimiges Rasseln in der Trachea. Hier war **Hepar sulfuris** angezeigt, ein paar Kügelchen der C6 lösten den Anfall innerhalb von 10 Minuten. Die Nachbarn waren voll zufrieden. Der Junge war an sich ein munteres Kerlchen, stand jedoch im Schatten seines größeren, sehr braven Bruders. *Hepar sulfuris* ist nicht nur ein heftiges Eiterungs- und Abszessmittel, es kann ungeheure Wutgefühle haben, die zu Untaten führen können. Die Entwicklung dieses Jungen ging unkompliziert weiter.

Bei **Belladonna** ist ein Leitsymptom, dass sich das Kind krampfhaft an den Hals greift, weil der *plötzlich einsetzende* trockene krampfhafte Husten ihm keine Luft lässt, sodass das Gesicht eine bläulichrote Färbung annimmt. Heißer Kopf, kalte Hände und Füße. **Sambucus nigra** habe ich nur selten verordnen müssen, es wird für das Schniefen der Säuglinge gepriesen, wobei mir die D3 stets hilfreich war. Meistens half *Pulsatilla* viel besser. Der Infekt kann jedoch absteigen, und wenn das Kind angstvoll nach Mitternacht mit einem heftigen Kruppanfall erwacht und fast erstickt mit den Beinen strampelt, mit offenem Mund, den Kopf nach hinten gestreckt, schon dunkelblau im Gesicht ist, dann sollte nicht gezögert werden und eine Dosis *Sambucus nigra* C200 oder was gerade greifbar ist, gegeben werden.

6.5 Keuchhusten

Steckbrief

Pertussis (Keuchhusten): bakteriell bedingte, besonders für Säuglinge bedrohliche Allgemeinerkrankung.

Errreger: Bordetella pertussis, ein gramnegatives Stäbchen, das ein Endotoxin (Pertussin) bildet.

Übertragung: Tröpfcheninfektion und direkter Kontakt. Die Kontagiosität ist hoch und beträgt bei Haushaltskontakten etwa 80 %. Die Intensität des Kontakts mit dem Erkrankten scheint die Schwere des Keuchhustenverlaufs zu bestimmen.

Inkubationszeit: 7–14 Tage.

Symptome: Keuchhusten ist in der Regel eine Erkrankung über mehrere Wochen. Er lässt sich in drei Stadien einteilen:

- Stadium catarrhale mit einer Dauer von ein bis zwei Wochen. Es treten uncharakteristische Symptome wie Schnupfen, Husten und leichtes Krankheitsgefühl auf. Gegen Ende der zweiten Krankheitswoche verschärft sich der Husten – die Krankheit geht über in das
- Stadium convulsivum mit einer Dauer von einer Woche bis sechs Wochen. Es kommt zu Hustenattacken mit Staccato-Charakter, im typischen Fall gefolgt von einem inspiratorischen Juchzen oder Ziehen. Die Zunge wird während des Hustens herausgestreckt und es kann zur Zyanose kommen. Häufig wird zäher Schleim hervorgewürgt; unmittelbar vorher gegessene Speisen werden erbrochen. Anfallsauslösend wirken Aufregung und körperliche Anstrengung. Fieber fehlt in der Regel und weist auf Komplikationen wie Pneumonie hin. Zwischen den Anfällen macht der Patient einen völlig gesunden Eindruck.

- Stadium decrementi mit einer Dauer von zwei bis drei, gelegentlich auch mehreren Wochen: Die Hustenanfälle klingen allmählich ab; manchmal bleibt über viele Wochen eine Hyperreagibilität des Bronchialsystems bestehen.

Komplikationen: Junge Säuglinge können statt der Hustenanfälle Apnoezustände bekommen. Mehr als jeder zweite erkrankte Säugling muss daher mit einem Atemmonitor überwacht oder hospitalisiert werden. Bei anderen Personengruppen können Bronchiektasen, Bronchopneumonien, Otitis media und Enzephalopathien mit Krämpfen und Lähmungen auftreten.

Husten korrekt homöopathisch behandeln zu können, erfordert ein sehr genaues Hinsehen und Hinhören. Wie verhält sich der Patient, wie ist der Klang des Hustens, löst er Schmerzen aus, wo ist der Kitzelreiz, in welcher Position fühlt sich der Patient am wohlsten, Zeiten der Verschlimmerung. Das Repertorium bietet viele intelligente Fragemöglichkeiten, um das Mittel relativ rasch identifizieren zu können. Voraussetzung ist natürlich, dass die Mittel alle einmal mehr oder weniger gründlich studiert und memoriert wurden. Das erfordert eine Menge Erfahrung (▶ Fall 14).

PRAXISTIPP

Speziell für den Keuchhusten sind in der Rubrik an die 120 Mittel angeführt, wobei in Fettdruck *Carbo vegetabilis, Dirca palustris, Drosera rotundifolia,* und *Kalium sulfuricum* stehen.

Merkwürdigerweise wird *Dirca palustris,* (eine Thymelaeaceae wie Daphne indica und Mezereum) wenig gebraucht. Ein Charakteristikum ist der stichelartige, scharfe Schmerz im Kehlkopf mit Erstickungsgefühl. Der Husten ist < morgens mit Aufsteigen von süßlichem Schleim und starker Dyspnö bei Anstrengung. Der Patient krümmt sich, auch bei Koliken, Diarrhö und Tenesmus.

Nun habe ich nicht vor, diese Mittel allesamt zu besprechen, denn das wäre Elementararbeit. Der praktizierende Allgemeinarzt bekommt seine Keuchhustenpatienten selten im Primärstadium, sondern in verschiedenen weiteren Stadien zum ersten Mal zu Gesicht, weil die Eltern schon dies und das ausprobiert haben. Wenn es heißt, „Mein Kind hat Husten, bitte schreiben Sie etwas auf …" ist auch der verantwortungsvolle Arzt froh, wenn ihm ein unschädliches Patentmittel einfällt, wie z.B. *Thymipin*, eine *Thymian/Drosera*-Zubereitung, und er das Kind in die Praxis bestellen kann.

In der anthroposophischen Trickkiste befindet sich seit den 1920er-Jahren das Präparat *Pertudoron 1* und *2*, Nummer 1 ist *Cuprum aceticum* D3, also eine sehr tiefe Potenz und Nummer 2 ein Mixtum aus mehreren Mitteln. Der berühmte Kinderarzt Dr. Wilhelm zur Linden hat damit in seiner Berliner Zeit epochemachende Erfolge erzielt, genauso wie bei der Kinderlähmung mit *Skorodit* D30, wobei er an die 2000 Fälle gesammelt hatte. Diese Unterlagen verbrannten bei einem Fliegerangriff.

6.6 Keuchhusten und Psyche – interessante Zusammenhänge

An dieser Stelle sei mir ein Ausflug in die Chinesische Medizin (▶Abb. 6.2) gestattet, wonach die Lunge das Organ der Traurigkeit, bzw. der Heiterkeit ist, je nachdem, was auf einem lastet oder wovon sich der Mensch befreit. Da der Keuchhusten nicht nur mit dem ererbten Tuberkulinismus zu tun hat, sondern sehr viel mit psychischen Verfassungen, möchte ich auf die Erfahrungen hinweisen, die ich im Abschnitt bei den weniger glatt verlaufenen Scharlachfällen beschrieben habe (S. 130).

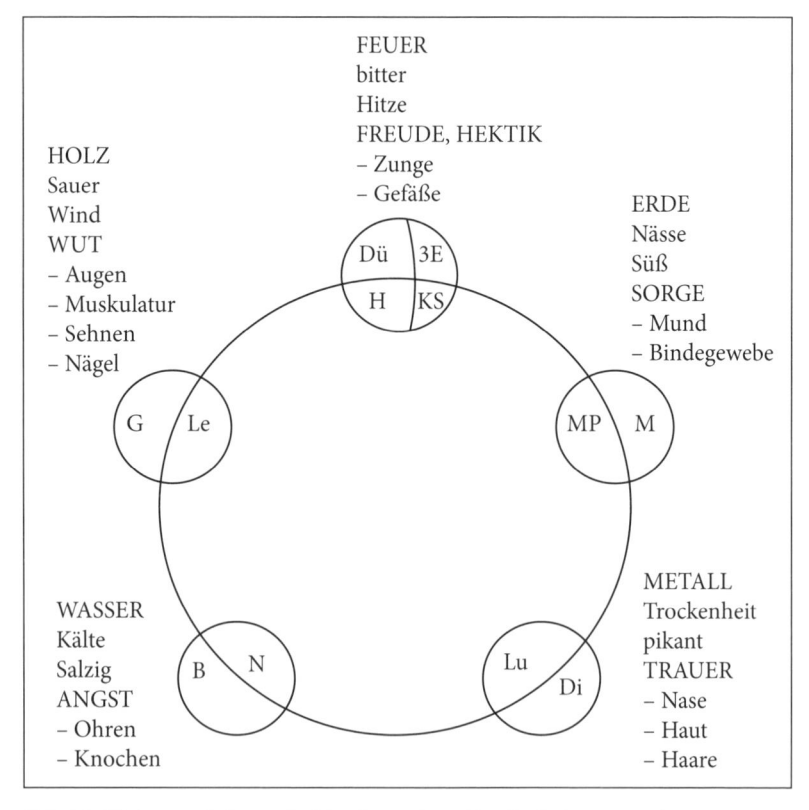

```
                         FEUER
                         bitter
                         Hitze
     HOLZ                FREUDE, HEKTIK
     Sauer               – Zunge
     Wind                – Gefäße            ERDE
     WUT                                     Nässe
     – Augen          Dü  3E                 Süß
     – Muskulatur                            SORGE
     – Sehnen          H  KS                 – Mund
     – Nägel                                 – Bindegewebe

           G  Le                      MP  M


                                            METALL
     WASSER                                 Trockenheit
     Kälte                                  pikant
     Salzig          B  N         Lu        TRAUER
     ANGST                           Di     – Nase
     – Ohren                                – Haut
     – Knochen                              – Haare
```

Abb. 6.2.: Die Lunge als Organ der Wandlungsphase Metall mit den zugeordneten Charakteristika

Auch die Lungen-Tuberkulose hat viel mit Traurigkeit und Hoffnungslosigkeit zu tun. Es gehören allerdings weitere Affekte dazu, nämlich die der zugehörigen Funktionskreise des Dickdarms und des Magen/Milz-Pankreas, also des sog. vorderen Energieumlaufs. Wir verfügen über deren drei mit jeweils vier Funktionskreisen. Während meines Studiums hörte ich höchst interessiert zu, als unsere Professoren von den Arbeitslosen erzählten, die sich in den 1920er Jahren den ganzen Tag in den Isarauen sonnten, Sorgen und wenig zu essen hatten und braungebrannt wie die Kurgäste in die Klinik kamen, wo dann Tuberkulose diagnostiziert wurde. Ähnliches haben wir ja nach dem 2. Weltkrieg auch erleben können. Als es wirtschaftlich wieder aufwärts ging, verschwand auch die Tuberkulose wieder.

Von Eugenio Candegabe, dem Nachfolger Tomás Pablo Pascheros als Leiter der Homöopathischen Schule in Buenos Aires, konnte ich lernen, wie er das Graphologie-Schema von Klages zur Ordnung der Geistes- und Gemütssymptome verwendete.

In Europa wird von links nach rechts geschrieben, sozusagen von der Vergangenheit in die Zukunft. Die Oberlängen entsprechen dem Geist, die Unterlängen der Seele und der mittlere Duktus dem körperlichen Anliegen. Also projiziert sich Vergangenes nach links, die Gegenwart in die Mitte und die Zukunft nach rechts.

Eugenio Candegabe lehrte uns einige wenige Fragen, mit denen er die persönlichsten Dinge bei den Patienten ansprach, die ich in dieses Schema einordnete. Die Interviewtechnik sieht nun das offene Fragen vor, wie es in den §§ 83 bis 91 gefordert wird:

A. Das Angebot. Weswegen kommen Sie zu mir? Warum ausgerechnet zu mir? Wann hat das begonnen, wo, wie und wann, auf welche Weise, was begleitet und verändert?

B. In welchen Familienverhältnissen leben Sie? Beleidigungen, Trost, intime Beziehungen?

C. Welches waren Ihre wesentlichen Gefühle, Ängste, Demütigungen? Welche Träume werden erinnert?
D. Welches war das größte geistig-moralische Problem in Ihrem Leben? Welches Gefühl wiederholt sich bei Ihnen in Konfliktsituationen?
E. Wie stehen Sie zur Arbeit? Konflikte, Belastung, Freude?
F. Welche Eigenschaften möchten Sie verändern?
G. Wie stehen Sie zur Gesellschaft? Hobbies?
H. Was konnten Sie nicht erreichen, was Sie sich wünschten? Welche Gefühle oder Ängste halten Sie davon ab?
I. Was haben Sie sonst noch, was Sie immer haben, fernab vom Brandherd? Gedächtnis, Phantasien, Lernfähigkeit, seltsame häufige oder permanente Symptome – obwohl sie mit der Krankheit nichts zu tun haben?

In das Klages-Schema eingeordnet sieht es dann so aus (▶ Tab. 6.2).

C	I	E
Ängste, Träume	Permanenz	Arbeit
F Eigenschaften	**A** Angebot	**G** Gesellschaft
D Konfliktbewältigung	**B** Familie	**H** Wesenswünsche

Tab. 6.2: Frageschema zur homöopathischen Anamnese

Psychodiagramme – als Erweiterung des Arzneimittelverständnisses analog der horizontalen Hirnfunktion lässt sich gleichfalls ein Psychodiagramm aufstellen, das uns den Patienten im Hier und Jetzt zeigt. In jedem Drama geht es um fünf Phasen. Nach der

Exposition folgt die Opposition, der Gegensatz, danach folgt die Krise. Die sog. Peripathetik – das Gespräch der Philosophen in der Wandelhalle – findet im Hier und Jetzt statt. Das bedeutet eigentlich in jedem Augenblick, jedoch auf uns bezogen den Moment in der Praxis. Hier arbeitet jeder Arzt auf seine Weise, um dem Patienten zu helfen. Unser Anliegen ist es, ihn wieder in Harmonie zu bringen.

Das Psychodiagramm-Schema entwickelt sich folgendermaßen. Deshalb zwei Beispiele, wie wir uns ein Arzneibild anschaulich machen können.

❯ Drosera rotundifolia
Sonnentau/Droseraceae; Weihepunkt: M 16

Charakteristika Bewährt bei Keuchhusten, Kehlkopf-, Lungen- und Knochentuberkulose. **Phthise junger Leute, nächtlicher Husten, Sputum blutig-eitrig, gelb-grün. Chronische Laryngitis, tonlose Stimme, Sprechen anstrengend.** Zu den Leitsmptomen
▶ Abb. 6.4, Abb. 6.5.

Gemüt Den ganzen Tag Unleidlichkeit und Angst, voller Misstrauen, als habe er ausschließlich mit falschen Menschen zu tun. Still und zurückgenommen, ängstlich; fürchtet immer, dass er etwas Unangenehmes erfahren werde. Angst, als ob seine Feinde ihn nicht in Ruhe ließen, ihn beneideten und verfolgten. Er ist traurig und niedergeschlagen wegen der Übel des Lebens, welche die Leute sich gegenseitig und ihm antun, worüber er ängstlich und besorgt ist; gleichzeitig Mangel an Appetit. Fühlt sich von seinen Freunden im Stich gelassen. Zorn über Banalitäten. Wahnidee, verfolgt zu werden; von Schikanen und Angriffen. Verlangen nach Gesellschaft. Wahnidee von Selbstmord durch Ertrinken.

Charakterbild: Drosera ▶ Tab. 6.3.

Furcht abends nachts, allein Gespenster, Unglück, *Angst* beim Erwachen, bei Fieber, hypochondrisch, *Träume* von Krankheit, lebhaft, angenehm, schrecklich	*Wahnidee* ... sieht Bilder, verfolgt von Feinden, Kränkungen, Gegenstände scheinen länger, jemand ruft; Konzentration schwer, Verwirrung abends beim Gehen, Fieberhitze, Hitzewallungen, Mangel an Selbstvertrauen	*Abscheu* vor dem Leben, *Selbstmord* durch Ertränken, < denken an Beschwerden, ruhelos, innerlich ängstlich
Fröhlich, heftig launenhaft mutig, gelassen	Gesicht blau beim Husten, muss die Brust mit Händen halten, Auswurf schaumig, blutig, durstlos bei Fieber, Riss in der Unterlippe, blind beim Lesen, Ischias im Liegen auf der kranken Seite, Gelenke stechen	**Schwermut** entmutigt Feigheit **Argwohn** leicht beleidigt zurückhaltend eigensinnig überempfindlich
Reizbarkeit, Raserei, Zorn, Beleidigungen	Stimmung wechselhaft, Weinen, zu Tränen geneigt, Auffahren im Schlaf, < schlechte Nachrichten	unentschlossen, unbeständig, ungeduldig

Tab. 6.3: Charakterbild *Drosera*

Psychodiagramm Drosera ▶ Abb. 6.3.

Freundlich

Weinen, zu Tränen geneigt
Launenhaft
Träume angenehm, lebhaft
Hypochondrische Angst
Unentschlossen
Feigheit, zurückhaltend
Unruhe beim Lesen
Konzentration schwierig

Fröhlich
Mutig
Befürchtet gar nichts
Gelassen

Abhängig ——————————————— *Unabhängig*

Furcht abends und nachts,
Furcht vor Gespenstern und Unglück
Zukunftsangst
Wahnidee verfolgt von Feinden
Wahnideen von Kränkungen
innere Unruhe
< denken an seine Beschwerden
< schlechte Nachrichten
Voller Misstrauen, Eigensinnig

Selbstmord durch Ertrinken
Abscheu vor dem Leben

Feindlich

Abb. 6.3: Psychodiagramm Drosera

Husten *Drosera* hat folgende Hustensymptome:
- Keuchhusten mit heftigen Paroxysmen, die schnell aufeinanderfolgen, bekommt kaum Luft (wacht um 6 bis 7 Uhr auf und hört nicht auf zu husten, bis eine große Menge zähen Schleims hochgekommen ist [*Coccus cacti*])– starkes Nasenbluten bei jedem Hustenanfall (*Indigo*).
- Schnellfeuerhusten bei Tag, Keuchen bei Nacht: (*Corallium rubrum*)
- Tiefklingender heiserer Bellhusten (*Verbascum thapsiforme*), < nach Mitternacht, bei oder nach Masern; spastisch, mit Würgen, Brechreiz und Erbrechen (*Bryonia cretica*, *Kalium carbonicum*). (Lockerer Schleim, der aber geschluckt wird).
- Ständiger nächtlicher Kitzelhusten bei Kindern, beginnt, sobald der Kopf das Kissen berührt (*Belladonna*, *Hyoscyamos niger*, *Rumex*).
- Nächtlicher Husten junger Leute bei Phthise; blutiges oder eitriges Sputum. Tuberkulose bei einem Kind trotz mehrmaliger BCG-Impfung, die auf Dreifach-Antibiose nicht ansprach mit hilärer Lymphadenopathie. Der Weg für die Tuberkuloseerkrankung war durch eine schlecht vertragene Keuchhustenimpfung bereitet worden.

Magen Das Brot schmeckt bitter. Appetitlos, auch Heißhunger bald nach dem Essen. Nächtliches Erbrechen, Erbrechen von Galle früh, Erbrechen vor dem Mittagessen. Bitterer Geschmack im Halse bis zum Mittagessen. Häufigere Stühle mit Leibschneiden, vergeblicher Drang nach dem Stuhl, Abgang blutigen Schleims.

Augen Plötzliche Blindheit beim Lesen. Presbyopie und Augenschwäche; wenn er kleine Dinge zu erkennen sucht, flimmert es ihm vor den Augen. Augenschmerz bei Augenanstrengung.

Ohren Hinter und unter dem linken Ohr ein bei Berührung schmerzhafter Knoten.

Bewegungsapparat Hier und da Schmerz auf dem Rücken, in den Gliedern, wie zerschlagen. Alles wie gelähmt. Das Bett fühlt sich zu hart an. Bei Bewegung fühlbarer Rheumatismus zwischen den Schulterblättern, erstreckt sich bis zum Kreuz. Nackensteife < Bewegung. Langanhaltender schmerzhafter Klamm der Rücken- und Bauchmuskeln beim Umdrehen von Kopf und Rumpf, um sich umzusehen.

- Im **Schultergelenk** Schmerz wie zerschlagen, < wenn er den *Arm rückwärts biegt,* oder *erhebt,* oder *sich drauflegt,* oder auch nur das Gelenk befühlt. Als ob der Arm „einschlafen" wollte, > fortgesetzte Bewegung. Stechender Schmerz im rechten Arm von der Achsel bis zum Ellbogen.
- Epicondylitis: Schmerz < Berührung, wie unterschworen (= von innen heraus, wie unter der Oberfläche eiternd); wie zerquetscht, erst in der Gegend des Ellbogengelenks, dann des Schultergelenks.
- Schmerz am **Handgelenk,** wo die beiden Köpfe von Elle und Speiche sich berühren, beim Biegen und Wenden der Hand und beim Befühlen. Schmerz wie zerschlagen und zerquetscht, in den Händen bis zum Ellbogengelenk. Neigung der Finger, sich klammerartig zusammenzuziehen, und beim Zugreifen ergibt sich eine Starre in den mittleren Fingergelenken; als ob die Flechsen (Sehnen) nicht nachgeben wollten, bald in der rechten, bald in der linken Hand.
- **Ischias** < durch Liegen auf der kranken Seite. Während der Nacht drückender Schmerz in den hinteren Muskeln des Oberschenkels, vermehrt vom Draufdrücken und Bücken; er konnte nachts nicht draufliegen – nach dem Aufstehen verging es. Schmerzen links oberhalb des Steißbeins, die sich zur linken Gesäßhälfte und in die Hüfte erstrecken, < beim Bücken und Draufliegen nachts.

- Steifheit der Fußgelenke; reißender Schmerz in der Ferse bei Bewegung (im Gehen). Zieht zu den Waden.

Allgemeines Es ist ihm immer zu kalt, er kann sich nicht erwärmen. Kälte in der Nacht im Bette, doch ohne Schauder.

Verschlimmerung nach Mitternacht, beim Hinlegen. Wärme, Sprechen, Lachen; kalte Speisen; nach Masern. Liegen auf der schmerzhaften Seite, Berührung, Bücken.

Besserung Druck. Gesellschaft. Wenn jemand mit ihm spricht.

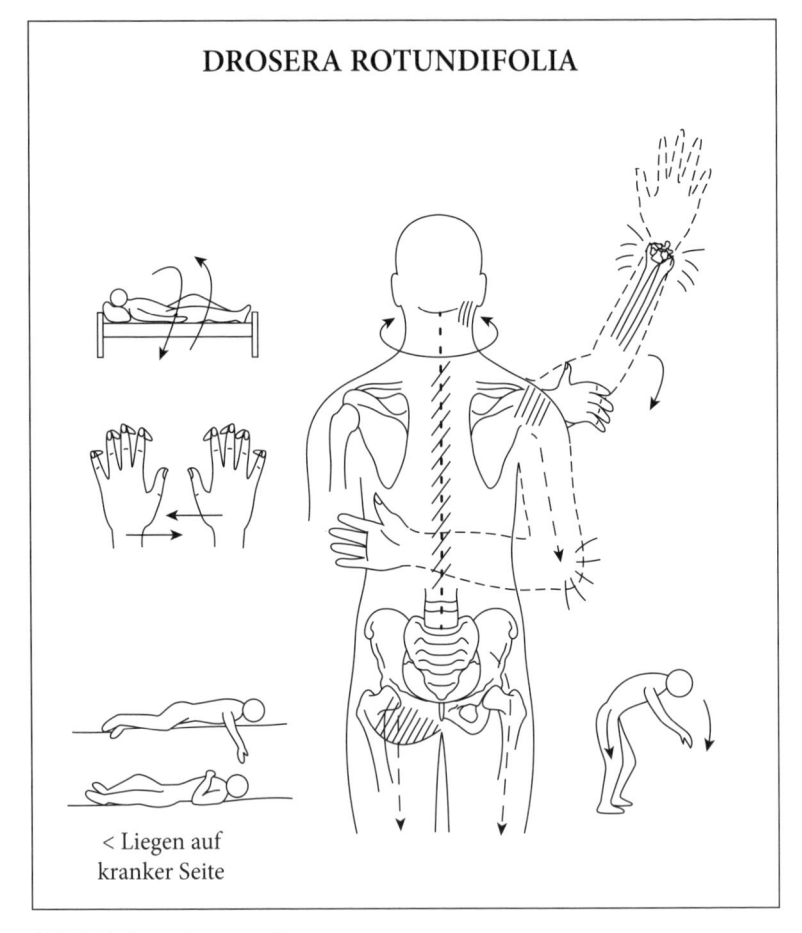

Abb. 6.4: Leitsymptome von *Drosera*

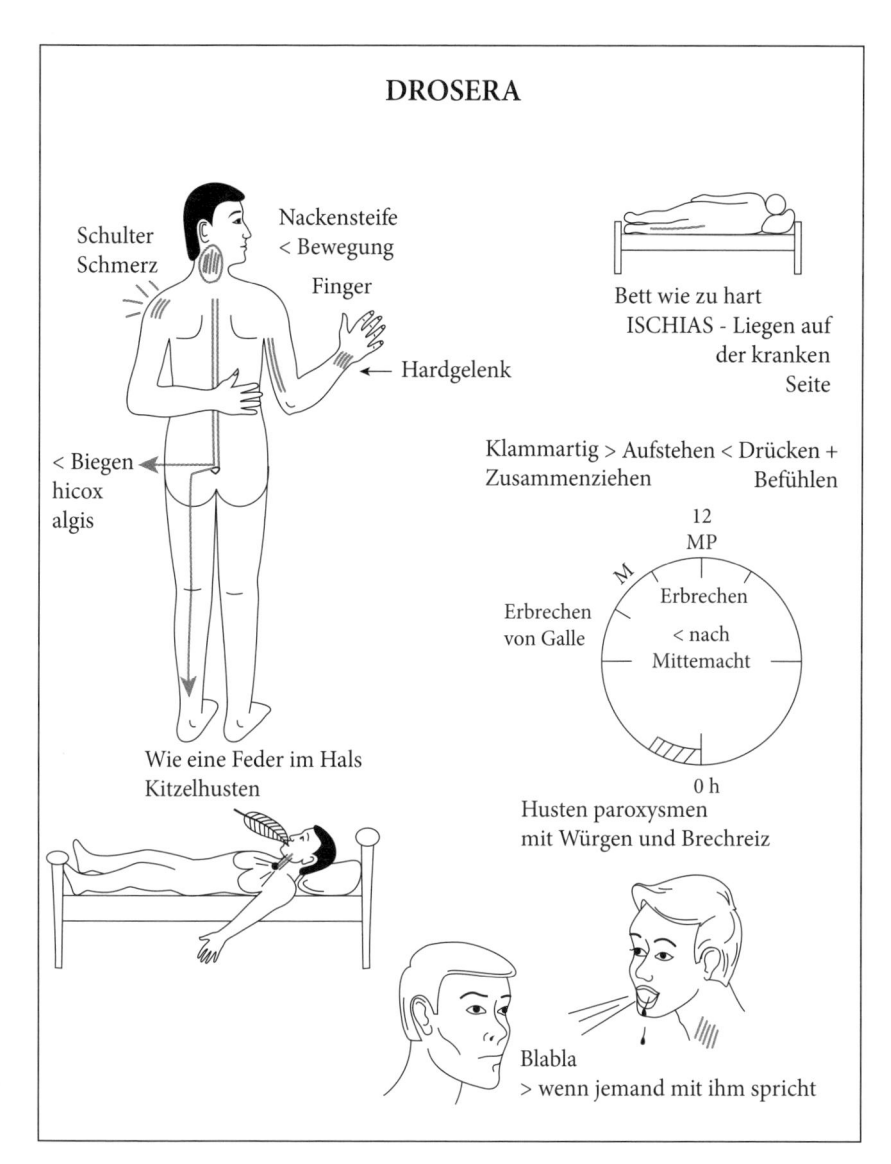

Abb. 6.5: Leitsymptome von *Drosera*

> Coccus cacti

Cochenillelaus/Hompterae; Weihepunkt: B 47.

Charakteristika Ein weiteres großes Keuchhustenmittel. Passt für tuberkulinische, zähe Menschen, spastischen Husten und Blasenkatarrh, spastische Nierenschmerzen und Eingeweidetenesmen. Harnverhalt, Anasarka, harnsaure Diathese, Hämorrhagien.

Kopf Kopfschmerzen und Traurigkeit morgens; beim Erwachen zwischen 2 und 3 Uhr; Stirnkopfschmerz über dem rechten Auge, Schläfen und Hinterkopf.

Mund Empfindlich, bei Zahnprothesendruck; Zahnschmerzen bei Berührung.

Hals Übelkeit wird im Hals empfunden, **Brechwürgen beim Zähneputzen,** durch Zahnprothese, **bei Berührung der Halsinnenseite.**

Magen Abneigung gegen Fleisch; Empfindung wie ein Stein; Verlangen oft und viel zu essen.

Abdomen Bauchschmerzen ziehen in den Rücken, in die Hypochondrien, < bei Linkslage.

Harnorgane
- Heftige Nierenschmerzen mit Dysurie, Harndrang; > durch Abgang von Blutgerinnseln aus der Vagina; schneidende und stechende Schmerzen den Harnleiter hinunter in die Harnröhre. Kältegefühl im Rücken.
- Urin: Ziegelmehlsediment; rot; blutig; scharf; Nierensteine; Urate.

Männliches Genitale Heiß, rot geschwollen, häufige Erektionen, Sexualtrieb vermehrt, lüsterne Stimmung, nächtliche Pollutionen. Verlust der Sexualkraft, Lendenschmerz, wie zerbrochen.

Weibliches Genitale Menses früh, lang, reichlich, dunkel, **klumpig,** unterdrückt, fließt nur abends im Liegen, vermehrt in der Nacht. **Metrorrhagie,** große Klumpen kommen beim Wasserlassen. Labien entzündet. Fluor **dick, zäh,** geleeartig.

Atemwege Husten morgens beim Erwachen, **erstickend,** Kitzeln in Kehlkopf und Brust, mit dauerndem Schluckzwang; **beim Zähneputzen;** anfallsweise, mit **Würgen;** beim Essen, **durch warme Speisen und Getränke; ins warme Zimmer kommend;** durch Ofenwärme. > kalte Luft, > kaltes Trinken.

Mit **fadenziehendem, eiweißartigem, glasigem, zähklebrigem Auswurf,** Sputum schwer vom Mund abzulösen; < 14 Uhr und 23 Uhr 30, muss mühsam abgewischt werden.

Keuchhusten Mit Wundheit und Stichen in den Lungenspitzen.

Brust Am Herz ein Gefühl, als ob alles gegen das Herz gepresst würde.

Extremitäten Empfinden wie feine Glassplitter in den Fingerspitzen, unter den Nägeln. Stiche im rechten Hüftgelenk; Knie heiß geschwollen. Beim Gehen schmerzt die rechte Patella.

Schlaf Unwiderstehliches Schlafbedürfnis; erwacht häufig, wie nach zu viel Kaffee.

Verwandtschaft *Apis mellifica, Berberis vulgaris, Cantharis, Sarsaparilla* bei Harnwegserkrankungen. *Cactus* bei Stenokardie. *Lachesis, Phosphorus* bei Hämorrhagien.

Verschlimmerung Morgens, nachts, beim Erwachen; Druck; im Winter; Wärme, Zimmerwärme, Bettwärme, Ofenwärme, Kleidung. Berührung. Zähneputzen. Leichte Anstrengung.

Besserung Im Freien; Trinken kalter Getränke; beim Gehen.

Charakterbild: Coccus cacti ▶ Tab. 6.5.

Angst nachts, Furcht abends	Benommenheit, Bewusstlosigkeit, Erregung nachts u. beim Erwachen, < nach BIER, Wahnideen: *Körper* klebt an wollenem Sack, ist *vergrößert*	Gutes Gedächtnis, Ideenreichtum, Verwirrung morgens nach dem Essen, > im Freien, i.d. Fieberhitze Geistesträgheit
Faulheit, Indolenz, Teilnahmslosigkeit gegen aufregende, unangenehme Dinge	Wie eine walnussgroße Krume im Hals, Neigung zu Spucken, Sputum zieht Fäden, KEUCHHUSTEN, Trachea juckt bis zu den Sinus, Brechreiz beim Zähneputzen, **harnsaure Diathese,** Schmerz linke Hypochondrien, linker Rücken, LWS, brennendes Ziehen in der Milzgegend, linke Brustseite, ISG	Fröhlich, ausgelassen, Geschwätzigkeit
Reizbar nach dem Essen, mittags Selbstmordneigung	Schwermut, depressiv < nachmittags, niedergeschlagen frühmorgens, nachmittags traurig, eine Wolke scheint über allem zu hängen, bange Gedanken	Wolllüstig, lüstern, erotische Träume, lebhafte Träume von Kirchen

Tab. 6.5: Charakterbild *Coccus cacti*

Psychodiagramm Coccus cacti ▶ Abb. 6.6.
Zu den Leitsymptomen ▶ Abb. 6.7.

COCCUS CACTI

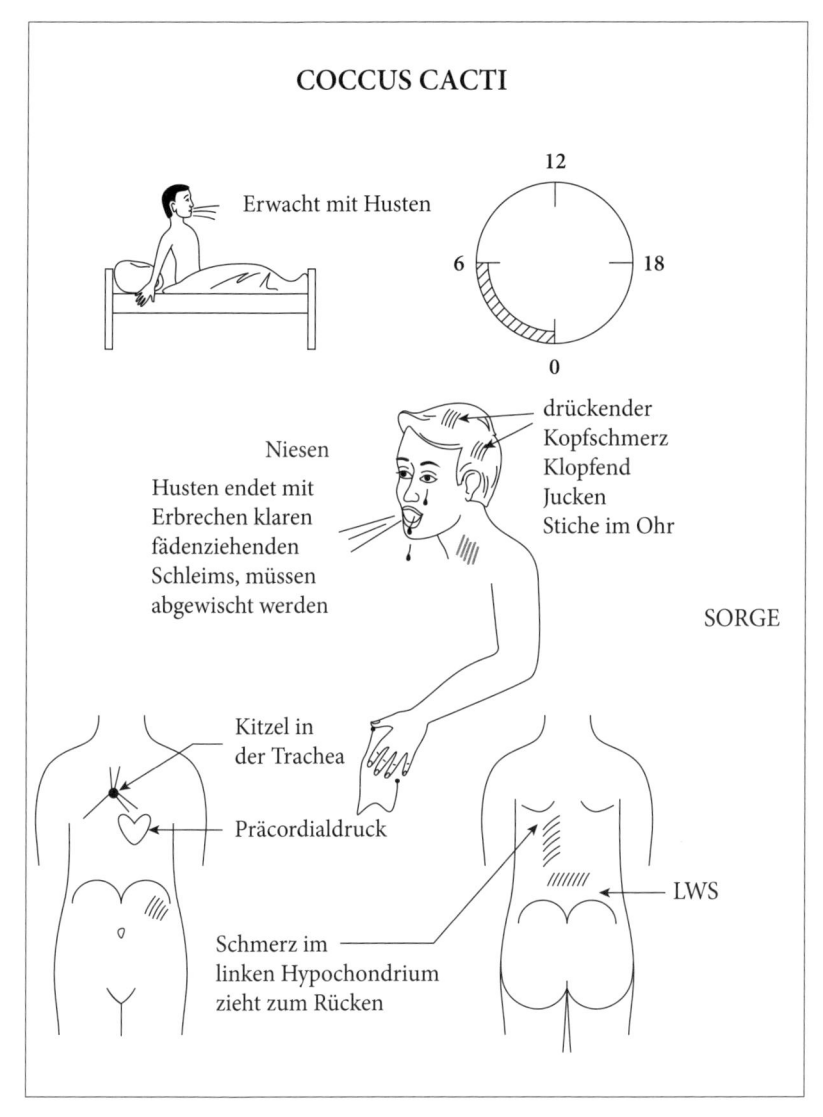

Erwacht mit Husten

Niesen

Husten endet mit
Erbrechen klaren
fädenziehenden
Schleims, müssen
abgewischt werden

drückender
Kopfschmerz
Klopfend
Jucken
Stiche im Ohr

SORGE

Kitzel in
der Trachea

Präcordialdruck

LWS

Schmerz im
linken Hypochondrium
zieht zum Rücken

Abb. 6.6: Psychodiagramm von *Coccus cacti*

6.6 KEUCHHUSTEN UND PSYCHE – INTERESSANTE ZUSAMMENHÄNGE

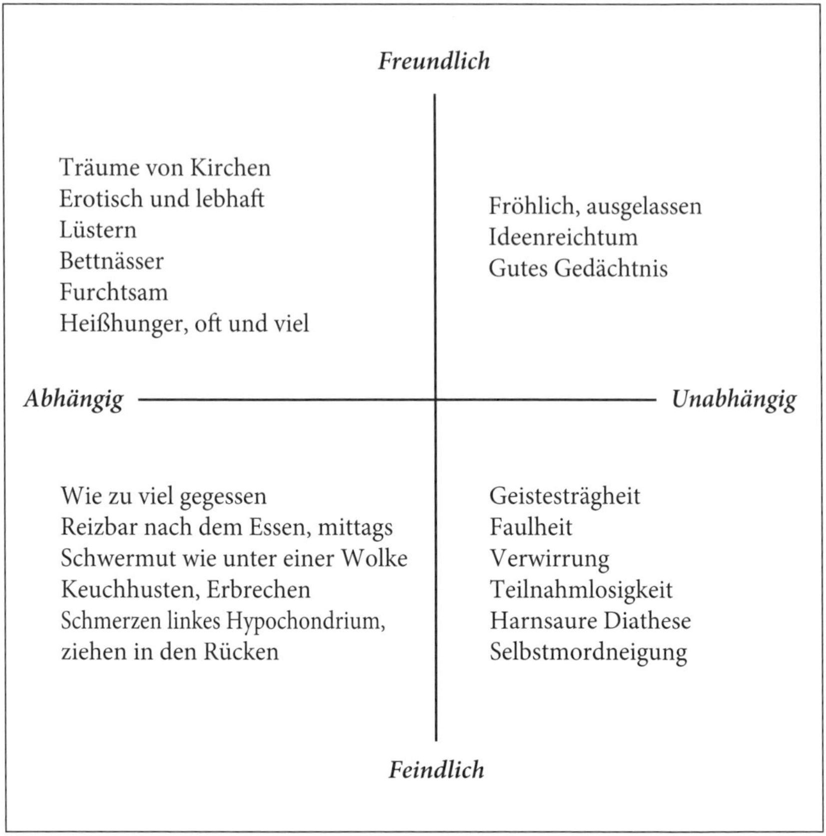

```
                        Freundlich
                            │
  Träume von Kirchen        │
  Erotisch und lebhaft      │   Fröhlich, ausgelassen
  Lüstern                   │   Ideenreichtum
  Bettnässer                │   Gutes Gedächtnis
  Furchtsam                 │
  Heißhunger, oft und viel  │
                            │
  Abhängig ─────────────────┼───────────────── Unabhängig
                            │
  Wie zu viel gegessen          Geistesträgheit
  Reizbar nach dem Essen, mittags  Faulheit
  Schwermut wie unter einer Wolke  Verwirrung
  Keuchhusten, Erbrechen        Teilnahmlosigkeit
  Schmerzen linkes Hypochondrium,  Harnsaure Diathese
  ziehen in den Rücken          Selbstmordneigung
                            │
                        Feindlich
```

Abb. 6.7: Leitsymptome von *Coccus cacti*

Nosode Pertussinum

Carola und Ravi Roy bevorzugen es, jedem Patienten eine Dosis *Pertussinum* C200 zu verabreichen, auch den Familienangehörigen als Prophylaxe. Das kann klappen. Mir fehlen damit die Erfahrungen, da ich seit etwa 40 Jahren sehr zurückhaltend mit Nosoden umgehe. Sie müssen schon deutlich angezeigt sein. Es könnte genauso gut auch *Tuberculinum* in Frage kommen.

Symptome verstehen

Wenn ich jetzt auf meine Erkenntnisse aus den nicht so glatt verlaufenen Scharlachfällen zurückgreife, sollte in jedem einzelnen Fall **die Frage** geklärt werden, **wem das Kind etwas husten will** und warum. Der krampfhafte Husten signalisiert nicht nur Traurigkeit, sondern auch unterdrückte Wut. Insofern bietet sich die Familien- und Schulsituation zur Hinterfragung an. Wovor hat das Kind Ängste? Was ist mit den Freundinnen und Freunden?
Es ist das unbestrittene Verdienst von M. L. **Sehgal,** uns mit der Beschäftigung von Wahnideen eine wesentlich erweiterte Möglichkeit gegeben zu haben, das aktuelle Simile oder gar das Simillimum zu finden. In Band 1 von *Die Chronischen Krankheiten* spricht Hahnemann neben vielen anderen Störfaktoren über die Gemütssituation der Kranken. Gram und Ärger, sog. Dauerstress sind die größten Therapiehindernisse, sofern der Patient nicht Charakterstärke, Religion oder Philosophie hat, all diese Dinge gelassen zu ertragen. Einige Wochen unglücklicher Ehe, ein drohender Prozess oder ein plötzlicher Vermögensverlust können einen Menschen in Kürze so verändern, dass ihn seine Angehörigen nicht wiedererkennen. Deshalb forderte ich auf der Jahresversammlung 1972 in meinem Vortrag über den *Ignatia*-Affekt, dass wir die **Affektmittel** zu allererst benötigen, um den Zugang zur kranken Person zu finden. Wegen dieser Auffassung – insbesondere wenn es doch quasi in der Luft liegt – bin ich häufig kritisiert worden, weil ich die Homöopathie zu „verpsychologisieren" versuche. Insofern freut es mich, dass heute eine spirituellere Homöopathie möglich wird.
Trotz alledem ist es gleichsam notwendig, die **Lokalübel** als Symptome weitab vom Brandherd genauso ernstzunehmen. Sie zeigen das noch **Ungeheilte** an. In den §§ 210-230 gibt Hahnemann genaue Segelanweisungen. Da bei allen Krankheiten die Geistes- und Gemütsverfassung verändert ist, spielt sie bei der Wahl des homöopathischen Mittels eine wichtige Rolle. Es ist aber nicht mit der Ver-

ordnung für die akute psychische Erregung o.ä. getan, weil denen die Psora (▶ Abb. 1.1) – die erbliche und erworbene körperliche Belastung – zugrunde liegt. Es muss deshalb zur rechten Zeit die antipsorische Behandlung erfolgen.

Wir können bei den verschiedenen Lehrern der Homöopathie vier verschiedene, den einzelnen horizontalen Hirnfunktionen entsprechende Richtungen beobachten (▶ Abb. 6.8).

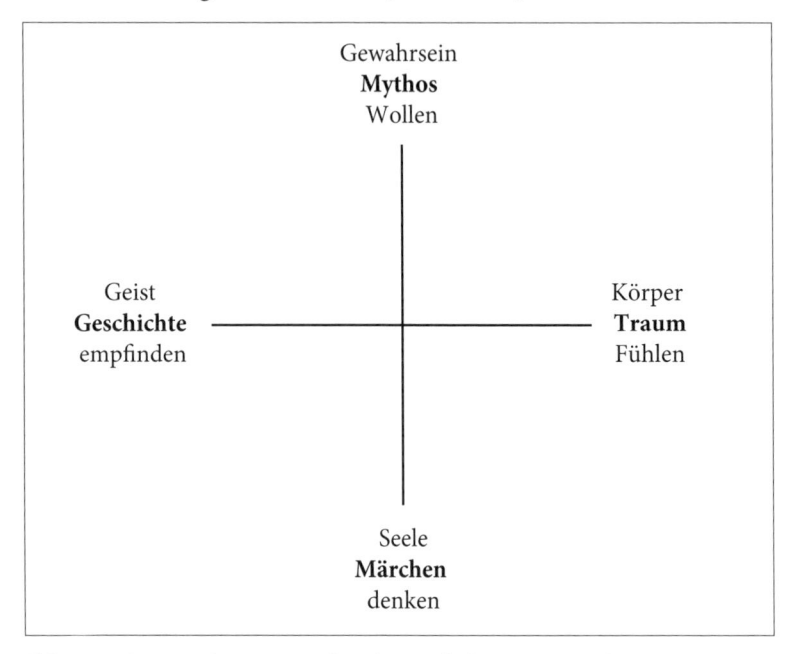

```
                    Gewahrsein
                     Mythos
                     Wollen


   Geist                                    Körper
 Geschichte  ─────────────┼─────────────   Traum
  empfinden                                 Fühlen


                      Seele
                     Märchen
                     denken
```

Abb. 6.8: Richtungen der Homöopathie, den Hirnfunktionen zugeordnet

Im Märchen verdichtet sich das Wahrgenommene in künstlerischer Schau der Sinnesdaten der (Kranken-)Geschichte und der Träume. Für mein Verständnis ist das alles eine Möglichkeit, sich zu den Arzneizügen gehörige Fakten merken zu können. Denn ein praktisch tätiger Arzt muss im Hier und Jetzt seine Entscheidungen fällen können und dafür auch so einiges auswendig wissen, ohne lange ins Buch zu gucken.

Um jedoch den Kranken zu verstehen, ist das Entdecken des Mythos unentbehrlich, denn jeder Mensch identifiziert sich mit seinem Mythos. Wir sehen aus dem Achsenkreuz der vorherigen Seite, dass dem Gewahrsein das Wollen zugrunde liegt. Wollen heißt bereit sein.

Es geht nicht ohne unsere Bereitschaft. Wenn wir unseren Heilerwillen ernsthaft umsetzen wollen, dann brauchen wir uns nur an die Hahnemann'schen Angaben zur Anamneseerhebung zu halten.

6.7 Diphtherie

Ich selbst hatte Anfang 1947 in Leipzig als 16-Jähriger Diphtherie und wurde von meiner Mutter behandelt. Es war eine Zeit der nationalen Notlage, es gab sehr wenig zu essen, der Schwarzmarkt blühte, es waren zwei sehr kalte Winter gewesen, es gab keine Kohlen, viele Leute wurden erfroren und verhungert tot in ihren Betten aufgefunden. Wir waren vor der russischen Besatzung nicht sicher. Es gab aber schon vorher, im Krieg, viel Diphtherie, obwohl das deutsche Volk nicht hungern musste. Aber es waren viele Schrecknisse, welche die Menschen verunsicherten. Viele Fliegeralarme, Fliegerangriffe, der Parteiterror durch Denunziationen, die Angst um Angehörige im Felde – alles das waren begünstigende Faktoren der Diphtherie. Deutlich erinnere ich mich, wie schwach und elend ich mich gefühlt habe, als ich von meiner Familie aufgefordert wurde, aufzustehen und drei Zimmer weiter zu kommen. Dort war nämlich ein Erker, von dem die ganze Lessingstraße bis zum Dittrichring zu übersehen war, und dort stand der sattgelbe Vollmond, wunderschön in voller Größe anzusehen. Als ich dort angekommen war, kollabierte ich. Herzschwäche und Lähmungen sind Gefahrenpunkte der Diphtherie.

Heutzutage spielt die Diphtherie bei uns keine Rolle. Ich habe in den 50 Jahren eigener Praxis von 1962 bis 2012 keinen einzigen Fall zu Gesicht bekommen. Allerdings kannte ich homöopathische Ärzte, die noch reichlich Erfahrungen damit sammeln konnten. Dr. Kurt Wiener, der mich behandelte, wenn meine Mutter nicht so richtig objektiv entscheiden konnte, sagte mir, als ich studierte, er impfe nicht mehr, ihm seien die ersten beiden so behandelten

Kinder nach der Diphtherie-Impfung am allergischen Schock infolge Erstickung gestorben. Dem kann entgegen gehalten werden, inzwischen sei der Impfstoff verbessert worden. In Russland, wo am meisten dagegen geimpft wird, gibt es die meisten Fälle, die Impfung scheint also auch hier wenig zu nützen. Die statistische Möglichkeit, einen Impfschaden davonzutragen ist ungleich höher, als die, an Diphtherie zu erkranken.

Die infrage kommenden Mittel finden sich im Repertorium unter ‚INNERER HALS – **Belag,** *Exudat, Diphtherie usw.*'. Dieser Belag erscheint bei mäßigem Fieber nach einer leichten Schwellung der Gaumenmandeln mit weißen Stippchen, die alsbald zusammenfließen und einen weißen bis grauweißen einheitlichen Belag bilden. Er kann einseitig und beidseitig sein, sich in die Nase (*Lycopodium, Mercurius sublimatus corrosivus, Mercurius cyanatus*) und in den Kehlkopf (*Brom, Kalium bichromicum*) erstrecken. Es gibt bei wunden Stellen auch eine Hautdiphtherie. Antibiotika sind unwirksam. Die Homöopathie war bei Epidemien mit 80 % erfolgreich.

Die gefürchtete **Gaumensegellähmung** steht im Repertorium unter ‚NASE – **Flüssigkeiten** *kommen beim Versuch zu schlucken aus der Nase heraus*', in der Rubrik sind ca. 30 Mittel aufgeführt. Drei davon scheinen mir besonders wichtig, da ich sie in dem von mir 1992 veröffentlichten Buch *Homöopathisch behandelte Scharlachfälle* noch nicht besprochen habe.

➤ Mercurius cyanatus

- Dieses Mittel ist bei schnell fortschreitender Diphtherie mit schmutziggrauen Belägen und großer Entkräftung bei adynamischen Fieber angezeigt, Nasenbluten und Speichelfluss, membranöse Beläge und Neigung zu Geschwüren.
- Ohnmachtsneigung und Schweißausbrüche bei geringster Anstrengung.

> **Lac caninum**

- Das wichtigste Merkmal ist der Seitenwechel, und zwar der wiederholte Seitenwechsel der Halsschmerzen und Beläge. Es heißt, die Diphtherie beginnt links und geht nach rechts. Es kann genau so gut umgekehrt sein, wenn wir ins Repertorium schauen.
- Auch hier spielen die Geschwürbildungen eine Rolle, die Membranen sind schmutziggrau und leuchtend, die Halsschmerzen fühlen sich an, als seien sie voller Splitter.

Dr. Hans Triebel aus Kettwig, Vorsitzender des Landesverbandes Nordrhein-Westfalen im Deutschen Zentralverein homöopathischer Ärztinnen und Ärzte e.V. in den 1950er Jahren beschrieb einen Fall, den er mit einer Dosis *Lac caninum* C200 heilen konnte.

> **Carbolicum acidum**[4]

Phenol/C6H5OH; Weihepunkt: Mitte zwischen N 16 und M 21 re. Wird nur mit Alkohol potenziert (Ausnahme von der Regel zur Herstellung von Säurepräparaten).

Charakteristika Schreckliche Schmerzen; **plötzlich auftretend,** kurze Zeit anhaltend und plötzlich verschwindend (*Belladonna, Magnesium phosphoricum*). Äußerste Schwäche, Kollaps; Haut blass und in kalten Schweiß gebadet (*Camphora, Carbo vegetabilis, Veratrum album*). Physische Anstrengung, sogar viel Umhergehen, bringt in irgendeinem Körperteil einen Abszess hervor – aber meistens im rechten Ohr (*R. T. Cooper*).

Kopf Dumpfer, schwerer Stirnkopfschmerz, **als ob ein Gummiband eng über die Stirn gespannt wäre, von Schläfe zu Schläfe** (*Gelsemium, Platinum metallicum, Sulfur*).

Magen Verlangen nach Whisky und Tabak (*Asarum europaeum, Carbo vegetabilis*); Erbrechen: bei Trinkern, in der Schwangerschaft, bei Seekrankheit, bei Krebs; von dunkler, olivgrüner Flüssigkeit (*Pyrogenium*).

---

4 Die folgenden Ausführungen stammen von H. C. Allen, Leitsymptome.

Rektum Dysenterie: flüssiger Schleim, wie Fetzen von Schleimhaut, und starker Tenesmus (*Cantharis*); Diarrhö, dünner Stuhl, unfreiwillig, schwarz, unerträglich stinkend. Verstopfung, **mit schrecklich übelriechendem Atem** (*Opium, Psorinum*).
Genitalien Leukorrhö: scharf, reichlich, stinkend, grün.
Haut Wenn Verbrennungen zu Ulzeration und jauchiger Absonderung tendieren.
Eitrige Absonderung Aus Mund, Nase, Hals, Rektum und Vagina (*Anthracinum, Psorinum, Pyrogenium*). Diphtherie, maligne Scharlach- und Pockenerkrankung (*Ammonium carbonicum*).
Risswunden Von stumpfen Instrumenten; Knochen bloßgelegt, zermalmt; große Abschürfungen weicher Teile (*Calendula officinalis*).
Verwandtschaft Vgl. *Arsenicum album, Kreosotum* bei Verbrennungen; bei Ulcera mit ungesunder, stinkender Absonderung: *Gelsemium, Mercurius solubilis, Sulfur*. Phenol wird antidotiert durch verdünnten Apfelessig, äußerlich wie innerlich, wenn es zufällig oder in suizidaler Absicht geschluckt worden ist.

PRAXISTIPP

* Verschlimmerung: Lärm; Lesen; Schwangerschaft; Haarekämmen.
* Wichtiges Mittel bei Insektenallergie. Kollaps nach Bienen- oder Wespenstichen. C30, C200. Toxische Zustände bei akuten Infektionskrankheiten, wie Diphtherie mit Gaumensegellähmung. Bewährt: C3

Jost Künzli beschrieb 1959 in einem Repertorisationskurs einen mit *Carbolicum acidum* C3 geheilten Diphtheriefall mit Gaumensegellähmung.

6.8 Dreitagefieber

In der zweiten Hälfte des ersten Lebensjahres bekommen Kinder, die eine gute Abwehrlage haben und nicht geimpft wurden, das sog. Dreitagefieber.
Das Fieber ist nicht besonders hoch, nur ist das Kind sehr quengelig und beansprucht die Mutter Tag und Nacht. Der rieselartige Ausschlag am dritten Tag beendet das Fieber, und das Kind ist durch die Ruhe- und Schonbedingungen danach sehr gefestigt. Mitunter ist damit auch eine erste Zahnung verbunden. Nach meinen Beobachtungen kommen *Chamomilla*, *Ferrum phosphoricum* und *Pulsatilla* als Hauptmittel infrage.

6.9 Pocken

Die Pocken wurden ausgerottet durch Quarantäne und nicht durch die Impfungen. Frisch und mehrfach Geimpfte waren bei den letzten Pockenepidemien besonders häufig erkrankt. Diese Zusammenhänge sind bei der jungen Generation vielleicht nicht mehr so gegenwärtig.
Wenn zu lesen ist, dass die Bundesregierung große Mengen von Pockenimpfstoff gelagert hat, um evtl. Terroranschlägen zu begegnen, möchte ich nicht versäumen mitzuteilen, dass beste Erfahrungen von den alten homöopathischen Autoren mit *Variolinum* C30 vorliegen. Diese sehr kostengünstige und schnell wirksame Prophylaxe sollte als Alternativprogramm zumindest erwogen werden, bevor ein die Volksgesundheit gefährdendes Pockenimpfprogramm verfügt wird.

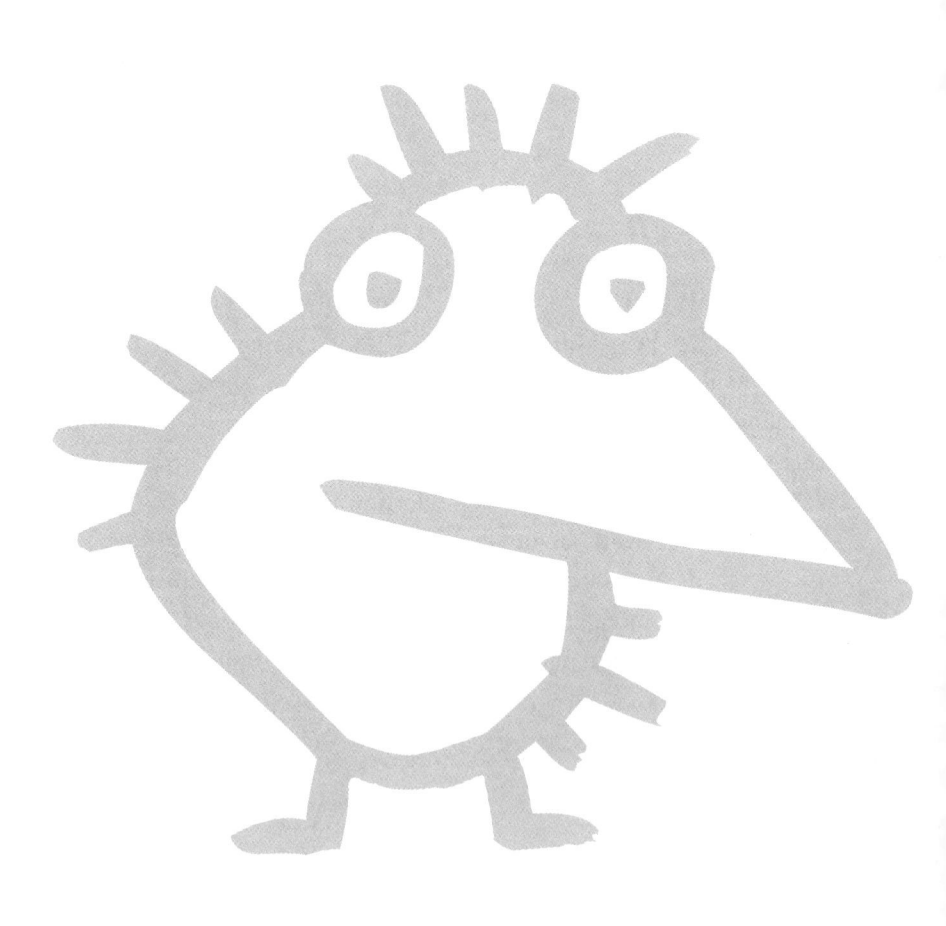

Teil III:

Varia

7 Homöopathie in Klinik und Praxis

Am 10. Dezember 2011 lud die Münchner Kinderklinik, das Dr. v. Haunersche Kinderspital der Ludwig-Maximilians-Universität, zum 10. Internationale Symposion *Homöopathie in Klinik, Praxis und Forschung* ein. Es war zugleich eine Memoriam-Veranstaltung für den vor 10 Jahren verstorbenen Prof. Dr. Mathias Dorcsi. Diesmal stand das chronisch kranke Kind im Mittelpunkt der Vorträge und der Diskussion.

Mathias Dorcsi, der Begründer der Wiener Schule der Homöopathie als Medizin der Person, hatte die Fähigkeit, Freundschaften zu stiften. In der Begegnung mit Prof. Dr. Theodor Hellbrügge fand er über das Problem des therapeutischen Notstands den Zugang zu dem großherzigen Mann, der sich so sehr der Förderung entwicklungsgestörter Kinder gewidmet hat. Als ich in selbiger Klinik bei Prof. Wiskott und bei Prof. Weber in der Poliklinik Kinderheilkunde studierte, war Hellbrügge der Vorlesungsassistent Wiskotts, der sich den studentischen Wünschen stets aufgeschlossen zeigte. Dorcsi hielt jahrelang zusammen mit seiner Ehefrau Dr. Mira Dorcsi-Ulrich an der Münchner Kinderklinik Kurse für Kinderärzte ab. Dann kam durch ihre Initiative eine Erfüllung des allgemeinen Wunsches zustande. Mit Unterstützung der Karl und Veronica Carstens-Stiftung und der Häuser Wittelsbach und Hohenzollern wurde vor 16 Jahren eine Abteilung mit festen Assistentenstellen eingerichtet, die durch den Verein Globulus e.V. bezahlt wird, da öffentliche Mittel nicht dafür zur Verfügung gestellt werden. Die Leiterin Frau Dr. Sigrid Kruse und zwei weitere Ärztinnen haben es verstanden, mit den anderen Kollegen zum Vorteil der Patienten aber auch für das eigene Wachstum eng zusammenzuarbeiten und selbst die Facharztausbildung zu durchlaufen. Da Frau Dr. Mira Dorcsi-Ulrich niedergelassene Kinderärztin ist, fließen ihre praktischen Langzeiterfahrungen automatisch in die Klinikbehandlung ein, wodurch die Betrachtungsweise des ärztlichen Handelns sehr sinnvoll ergänzt wird.

7.1 Neurodermitis

Ein großes Thema war die Neurodermitis, wozu PD. Dr. Christina Schnapp eine Übersicht der Dermatologie lieferte. Betrachten wir die befallenen Areale: Aus der phänomenorientierten Sicht der TCM zeigen sie deutlich, dass die Funktionskreise Lunge/Dickdarm und Magen/Milz-Pankreas behandelt werden müssen, um die Haut zu beeinflussen, denn sie liegen gerade in den Ausbreitungsgebieten der zugehörigen Meridiane. Leider werden diese Zusammenhänge weder von der konventionellen Medizin noch vonseiten der Homöopathie besonders wahrgenommen. Das Wissen darum würde jedoch die Befragung und Untersuchung auf das Wesentliche lenken und Zeit, Geld und Nebenwirkungen ersparen. Temperamentvoll sprach dann Dorcsis langjähriger Mitarbeiter Dr. Leopold Drexler über die Konstitution und Diathese Neurodermitiskranker, wobei er die bewährtesten Mittel beschrieb. Ihm haben sich besonders die *Calciumsalze, Lycopodium, Sepia, Staphisagria, Causticum, Arsenicum album* und *Berberis* bewährt. Wir, die wir hier im regenreichen Gebiet des Teutoburger Waldes leben mit häufigem Wetterwechsel und auch schwülen Tagen, benötigen anscheinend öfter *Phosphor* als in anderen Gegenden üblich. Getoppt wurde sein Vortrag durch die Ausführungen von Mira Dorcsi-Ulrich über die Diathese der Neurodermitiker mit den Beschreibungen der körperlichen, geistigen, emotionalen und ethischen Ebene des menschlichen Daseins. In ihrer Praxis war 2010 bei 7 % ihrer Patienten, genau gesagt bei 240 Patienten Neurodermitis zu behandeln gewesen. Dabei ergab sich, dass die sog. epigenetischen Schalter der erworbenen Gene durch Umwelteinflüsse reguliert werden. Von den genetischen Veranlagungen ist noch nicht so lange bekannt, wie stark die emotionalen Erlebnisse im Mutterleib das spätere Verhalten beeinflussen, insbesondere die Verarbeitung der

Außenwelteinflüsse Auch von Frau Dr. Dorcsi-Ulrich waren beste Erfahrungen mit den Salzen der Calciumgruppe gemacht worden, interessanterweise jedoch aber auch mit den Schlangengiften *Naja tripudians* bei den Lymphatikern, bei den Lithämikern *Lachesis muta*, wobei oft eine Hausstaub-, Tierhaar-, oder Frühblüherallergie vorlag und *Vipera berus* bei der destruktiven Diathese mit atopischem Ekzem im Feldwechsel mit Asthma. Eine ganz besondere entgiftende Rolle spielt auch in ihrer Praxis *Okoubaka aubrevillei*.

Die Rinde dieses tropischen bis zu 40 m hohen Urwaldbaums brachte seinerzeit Willmar Schwabe III. von seinen Reisen mit und führte die Probepräparate mit der Erzählung ein, dass die afrikanischen Häuptlinge die Gewohnheit hätten, sie zu verzehren, wenn sie zum Gastmahl geladen wären und nicht so genau wüssten, ob das Gebotene in freundlicher oder in feindlicher Absicht gereicht würde. *Okoubaka* ist seit 40 Jahren gut eingeführt und wirkt in allen Potenzen, gewöhnlich gebe ich für den Anfang D3 zur Kräftigung, bei echten Allergien höhere Potenzen. Mein schon öfter zitierter Freund Dr. Helmuth Lehmann in Sao Bras de Aportel nahe Faro, Portugal, hat die besten Erfahrungen in der Kinderpraxis mit der C30 gemacht.

7.2 Stoffwechselstörungen

Frau Dr. Sigrid Kruse sprach anhand des Themas der chronischen Darmerkrankungen über den gestörten Stoffwechsel der Kinder. Verständlicherweise ist ihre Sicht bezogen auf die Kinderklinik und sie arbeitet viel mit den bewährten Indikationen, worunter wir anekdotenhaft verdichtete ärztliche Erfahrungen verstehen, oder aber nach der Polaritätsanalyse nach Boenninghausen, also Modalitäten und Empfindungen. Für die Klinik empfiehlt sich die Zusammenarbeit mit dem Kindergastroenterologen. Um näher zu verstehen, warum so viele klinisch fundierte Bemühungen scheitern, halte ich persönlich eine gute Kenntnis der TCM-Physiologie für ganz besonders hilfreich, weil hier offen auf der Hand liegend jeder sehen kann, welche Fernsymptome zu den gestörten Funktionskreisen anzeigen, dass entweder die eigentliche Störung weiterbesteht oder eine Feldverschiebung vorliegt, eine sog. Metastasierung wie z.B. Gicht auf den Darm, Hautkrankheit auf die Lunge. Ergänzend kamen noch Vorträge über Ernährung aus der Sicht einer Diätassistentin, Frau Susanne Rudack, und einer TCM-erfahrenen homöopathischen Ärztin aus Wien, Frau Dr. Evemarie Wolkenstein, die auf die Wichtigkeit der chemischen Fabrik im Bauch hinwies. Der Darm hat wesentlich mehr Neuronenzellen als unser Gehirn, er wird gesteuert durch das sympathische Nervensystem, produziert über 40 Neurotransmitter und kann entleert und gewaschen je nach Inkrustierungen von Ablagerungen beim Erwachsenen 2 oder 20 kg schwer sein. Deshalb ist unsere ärztliche Aufgabe, einen allzu sorglosen Umgang mit industriell hergestellter Fehlernährung typengerecht umzuwandeln durch rigorose Aufklärung zum Gesundheitsbewusstsein und Pflege der eigenen Selbstregulation.

7.3 Arbeit mit dem Repertorium

Zunächst aber weiter mit Dorcsi. Mathias Dorcsi lud mich 1974 auf der Tagung der Liga medicorum homöopathica internationalis in Rotterdam ein, in seinem ersten Intensiv-Kurs in Baden bei Wien über das Organon der Heilkunst zu sprechen. Dorcsi und ich kannten uns schon einige Jahre, er hatte mich im Jahr zuvor zu einem Symposion am Attersee eingeladen, wo über Repertorisation und freie Verordnung gesprochen wurde. Dorcsi und ich waren uns über die gemeinsame Arbeit in der Liga näher gekommen, wo wir damals Posten mit Leben erfüllen sollten, er als Vizepräsident für Österreich, ich als stellvertretender Vizepräsident für Deutschland. 1973 hatte ich erstmals zu einem Seminar zur Propädeutik der klassischen Homöopathie nach Spiekeroog eingeladen, was sich sofort wegen der durchgehenden Arbeitsatmosphäre als Geheimtipp herumsprach und schließlich in 14 Länder ausstrahlen sollte. Dabei hatte ich die Unterstützung namhafter Kollegen, Dr. Jost Künzli v. Fimmelsberg, damaliger Vizepräsident für die Schweiz, Dr. Max Tiedemann, Schatzmeister der Liga und Dr. Cornelius (Kees) Eenhorn, Vizepräsident für die Niederlande, die gar bald zu meinen Duz-Freunden wurden und von unserem Verein selbstdispensierender homöopathischer Ärzte die Herren Dr. Heinrich Gerd-Witte und Dr. Karl Anton Kass für die Arzneimittelstudien. Wir handelten nach dem Prinzip „Das sollen alle Kollegen wissen dürfen" Mein eigenes Aha-Erlebnis, das mich mit allen Fehlern bekannt machte, die mich an den Langzeiterfolgen häufig gehindert hatten, lag etwa drei Jahre zurück. Nach 12 Jahren homöopathischer Arbeit, wobei ich von Prof. Dr. Hans Ritter, den Dres. Julius Mezger, Wolfgang Drinneberg, Fritz Stockebrand, Benno Schilsky, Henri Voisin und vor allem von Tomas Pablo Paschero wesentliche Impulse empfangen konnte, hatte ich schon einen überregionalen Ruf. Gewohnheitsmäßig besuchte ich die verschiedensten Arbeitskreise.

Das Gespräch in einem von Dr. Illing geleiteten Arbeitskreis in Kassel im Jahr 1971 drehte sich gar bald um die Hochpotenzen. Niemand bezweifelte die Wirkung, es ging uns um die Kriterien der Anwendung. Deichmann arbeitete schon viele Jahre mit dem Kent'schen Repertorium. Gemeinsam mit Illing war ich 1969 zu einem Repertorisationskurs nach St. Gallen zu Künzli gereist, hatte von drei Fällen auch zwei auf Anhieb lösen können, kam aber in der Praxis mit dem Repertorium nicht so gut zurecht. Jetzt sagte ich: „Wahrscheinlich muss man den ganzen Kent erst so zweimal durchlesen, bevor man damit so richtig arbeiten kann...". Dazu bemerkte Deichmann trocken: „Zweimal? Zweihundertmal!"

Damals hatte ich einen komplizierten Keuchhustenfall zu behandeln und ich berichtete, ich hätte schon *Drosera* C30 und *Cuprum* C30 vergeblich gegeben. Der kleine Junge müsse sich aufsetzen beim Würgen und brächte dann mühsam einen zähen Schleim hervor, der lange Fäden ziehe und schwer abzuwischen sei. Ab und zu flögen beim Husten die Bröckelchen. Da sagte der von Deichmann mitgebrachte argentinische Kollege Raoul Gulle: „Aber das ist doch *Kalium carbonicum*!" Verblüfft meinte ich: „*Kalium carbonicum* ist doch gar kein Keuchhustenmittel...", denn ich war noch ziemlich im klinisch-natur-wissenschaftlichen diagnosebezogenen Denken befangen. Darauf wiederholte Gulle meine Symptomaufzählung und seine Arzneimitteldiagnose, die ich nun bestätigen musste. Am selben Abend noch brachte ich *Kali-c.* C2 Kügelchen bei den Patienten vorbei (höher hinauf zu gehen traute ich mich noch nicht) und, siehe da, schon am nächsten Morgen kam die Mutter ganz aufgeregt, um zu verkünden, dem Jungen ginge es besser.

Daraufhin rief ich Deichmann an und fragte, ob Gulle engagiert werden könne, um meinen Blickwinkel zu erweitern. Ja, das ginge, er hätte selber drei Monate mit ihm arbeiten können, jetzt könne Gulle weitergereicht werden. Wir wurden uns schnell handelseinig, Gulle hatte vorher längere Zeit mit Heinrich Gerd-Witte, dann mit Max Tiedemann zusammengearbeitet, jetzt war er Gast bei mir. Er hatte Homöopathie in der Schule Tomas Pablo Pascheros studiert, hatte längere Zeit bei Margery Blacky im Royal London Homoeopathic Hospital und auch in Belgien gearbeitet. Jetzt saß er neben mir und hörte zu.

Als erstes kam eine ältere Patientin, eine Schlesierin, die schon eine ganze Zeit nicht mehr da gewesen war. Das war eine gute Gelegenheit, eine Star-Anamnese vorzuführen, denn ich wollte mich ja schließlich nicht blamieren. So fragte ich alles Mögliche, nach Gemüt, nach Appetit, Wetter usw. Komischerweise war alles in Ordnung und ich hatte keine Handhabe für eine Verordnung. So schickte ich die Patientin zum Wasserlassen und äußerte meinen Unmut. Die Patientin habe eine Cerebralsklerose und bekäme *Kalium jodatum,* denn ich hatte gelernt, dass dies das passende Mittel sei. Gulle fragte nur: „Warum?"- Geduldig setzte ich ihm das noch einmal auseinander, denn ich dachte an sprachliche Schwierigkeiten, aber Gulle sagte „Warum? Sie haben doch gar nichts gefragt!" Da musste ich mich erst einmal hinsetzen und entschied mich für Placebo und bestellte die Frau für einen Termin in drei Wochen wieder.

Der nächste Patient war ein kleiner Junge mit einem Impfschaden, der auf Vaters Schoß saß, wobei sein Köpfchen schlaff herunterhing. Während ich jetzt versuchte, durch Erfragen der näheren Umstände (Modalitäten) an Leitsymptome heranzukommen, blätterte Gulle in seinem handlichen Dünndruck-Kent. Irritiert schaute ich in sein Buch und sah: im Kapitel Head, die Rubrik ‚*hold up head, unable to – kann den Kopf nicht aufrecht halten*'. In der Rubrik standen etwa 30 Mittel, ein einziges in Fettdruck, also besonders bewährt, klinisch bestätigt. Donnerwetter, Sehen, Hören und Begreifen, was Dorcsi uns immer gesagt hatte, was Hahnemann in seinem § 84 Organon schreibt: *Der Arzt sieht, hört und bemerkt durch seine übrigen Sinne, was an dem Kranken ungewöhnlich ist …* wozu natürlich auch die handgreifliche Untersuchung gehört. Das einzige Mittel in Fettdruck hieß *Gelsemium*.

Aufgrund meiner Arzneikenntnisse war es jetzt für mich ein Leichtes, differentialdiagnostische Fragen zu stellen, wobei ich mich erinnerte, wie ich meiner vierjährigen Tochter *Gels*. C30 gegeben hatte, als sie nachts bei ihrer Mumpserkrankung aufgewacht war, *Harndrang* hatte, und als sie auf dem Töpfchen saß, *über von hinten aufwärts gehende Kopfschmerzen klagte und den Kopf nicht aufrecht halten konnte*. Sie war tags zuvor gegen meine Auflage, liegen zu bleiben, im Bett herumgehopst und jetzt war eine Hirnhautreizung im Anmarsch. Ein Sack Flöhe ist leichter zu hüten als Kinder im Bett. Wie oft rennen sie noch bei hohem Fieber herum. *Gels.* hatte prompt geholfen. Dieser neue Patient bekam also auch *Gelsemium* C30 und tatsächlich, als er wiederkam, war er geheilt.

Von dem Moment an, ab dem dritten Fall, begann bei mir ein Amoklauf des ständigen Entdeckens von Neuland und gar bald sah ich anhand immer besserem Zurechtfindens im Kent meine alten Patienten als Abbilder von Arzneimitteldiagnosen. Worauf hatte ich bei der alten Schlesierin nicht gehört? Die Flucht und Vertreibung war mehr als 25 Jahre her, das Ehepaar hatte sich neu etabliert, es ging ihnen wirtschaftlich gut, aber *der alte Kummer, still ertragen, und nachts* kamen doch ab und zu die *quälenden Gedanken*, die sie mit der *Ungerechtigkeit*, die der deutschen Bevölkerung noch nach dem verlorenen Krieg zuteil geworden war, beschäftigten. Dann musste sie *nachts weinen, damit der Mann es nicht merkte*. Ein typischer Fall von *Natrium muriaticum*.

Schon im nächsten Arbeitskreis berichtete ich von den bereits erlebten Heilungen und von jeder interessanten Indikation, von der neuen Wahrnehmung der Phänomene.

Die Kollegen hörten mir wie gebannt zu. Deichmann und Tiedemann waren eigens aus Hannoversch Münden und Celle gekommen, um meine Berichte und Gulles Kommentare dazu zu hören. Nach dem Treffen saßen wir vier noch stundenlang zusammen und überlegten, welche Nahziele zu verfolgen wären, um ein Lehrinstitut für klassische Homöopathie zu schaffen. Dieses sollte ähnlich wirksam sein wie die Schule Pascheros und im ersten Jahr Theorie, im zweiten Jahr Arzneimittellehre mit Lehrfällen und im dritten Jahr das Erarbeiten eigener Fälle umfassen. Da bereits eine Reihe von Kollegen bei mir hospitiert hatten, beschloss ich zunächst mit einer homöopathischen Lehrpraxis anzufangen. Max Tiedemann lud mich sogleich für die Jahrestagung 1972 nach Celle zum Thema Herzerkrankungen ein. Dort habe ich dann auch ausführlich über meine Erfahrungen mit Ignatia referiert, die Herzbeschwerden auch als prämonitorische Krankheitszeichen erfassten und allgemeines Aufsehen erregten. Als ich danach mit unserem Vorsitzenden des DZVhÄ, Willibald Gawlik, über meine Absicht sprach, auf Spiekeroog 1973 ein gesondertes Seminar einzurichten, das über das Unterrichtsprogramm des Vereins hinausginge, ermunterte er mich dazu und meinte, das läge im Interesse aller. Wie bereits erwähnt, er sollte recht behalten.

7.4 Organon

Nun sollte ich also 1974 in Baden bei Wien über das Organon sprechen, für mich eine gute Gelegenheit, es einmal gründlichst durchzustudieren. Denn während meiner eigenen Weiterbildungszeit war in den Kursen über das Organon immer ziemlich oberflächlich gesprochen worden und erst durch einen Besuch eines Eichelberger-Arbeitskreises in München 1969, als wir westfälischen selbstdispensierenden Ärzte von Martin Stübler an den Chiemsee geladen worden waren, um über unsere Erfahrungen mit der plateaumäßigen Auffassung der Arzneimittelbilder von Voisin zu sprechen, war mir die Bedeutung des § 153 so richtig klar geworden: Das Aufsuchen eines Prototyps unter den homöopathisch geprüften Mitteln, der den Zeichen-Inbegriff der natürlichen Krankheit mit seinen Symptomenreihen entspricht.

„… Dabei sind die auffallenderen, sonderlichen, ungewöhnlichen und eigenheitlichen (charakteristischen) Zeichen und Symptome besonders und fast einzig fest ins Auge zu fassen. Denn besonders diesen müssen sehr ähnliche in der Symptomenreihe der gesuchten Arznei entsprechen". Eichelberger sagte: Sie müssen dramatisch sein, als habe man so etwas noch nie gehört.

Als der Intensivkurs nahte, flog ich nach Wien, wo ich sehr ehrenvoll empfangen wurde und am Morgen beim Frühstück kam Dorcsi an den Tisch, wo ich mit Karl-Heinz Gebhardt, dem Vorsitzenden des DZVhÄ saß, um sich mit uns zu unterhalten. Dorcsi war ein gefragter Mann. Schließlich war er die Hauptperson in der Wiener Schule und der Präsident des Ludwig-Boltzmann-Instituts für Homöopathie. Wir waren gerade im angeregten Gespräch, als eine Kollegin – um die 50 – vorbeikam und ziemlich unpassend in die Unterhaltung hineinplatzte: „Du, Mathias, was kann ich denn tun, ich habe da ein periorales Ekzem, man sagt ja, das sei der Uterus, ja und außerdem habe ich hier oben am Haaransatz auch so einen störenden Ausschlag..." – Dorcsi ließ sich nicht weiter stören und meinte: „I weiß scho wos. I gieb Dir wos." und wendete sich uns wieder zu. Ich konnte mich nun nicht enthalten zu bemerken: „Es ist schon merkwürdig, was für Spielarten *Natrium muriaticum* so zuwege bringt." Wie von der Tarantel gestochen fuhr Dorcsi hoch mit den Worten: „Jetzt sogns'ma. Wias des gmöcht hom!" – „Ist doch klar, repertorisiert." -"A geh, wie ham's des gemocht?" „Nun ja, die Frau hat eine (klimakterische) Depression, redet drum herum, nämlich vom Uterus und vom perioralen Ekzem, anstelle dessen, was sie bedrückt. Dazu das auffallende Lokalsymptom das Ekzem am Haaransatz." Docsi nickte sehr zufrieden und sagte, er hätte es umgekehrt gemacht, um auf das gleiche Mittel zu kommen. Einige Minuten später führte er mich bei den Hörern auf die angenehmste und kollegialste Art ein und erzählte die soeben erlebte Anekdote, um zu erklären, dass zwei Ärzte von verschiedenen Seiten auf die gleiche therapeutische Idee kommen könnten. Kein Wunder, dass wir uns als Duzfreunde trennten.

Mein Vortrag über das Organon stellte es als das Buch von der Lebenskraft und ihrer Behandelbarkeit dar, wobei es in den ersten 8 Paragrafen um die Aufgaben des Arztes geht, der nüchtern sich aufgrund der Krankheitserkenntnis und der Kenntnis der Arzneikräfte ohne jedwede Spekulation um die Indikation und die der Lebenskraft anzupassende Dosis zu kümmern hat, um eine echte Heilung zu erzielen. Es ist eine Unterrichtsstunde von 45 Minuten schon ziemlich knapp, das gesamte Organon erschöpfend darzustellen, es gelang mir aber dank Dahmers Prioritätenliste ganz gut.

Das Organon ist die sicherste Segelanweisung für akute und chronische Fälle, für die Fallaufnahme, für die Fallanalyse, für das Studium der Arzneimittellehre und die Anweisung, wie eine Arznei geprüft werden soll. Es sagt uns, dass wir Lokalübel wie Warzen, Geschwüre, Lipome oder Naevi als Fernsymptome eines inneren (verborgenen) Krankheitsprozesses verstehen sollen und dass wir nicht einfach unbedarft Unterdrückungstherapie betreiben sollen, wenn wir die Heilung des Patienten erreichen wollen. Nur in lebensbedrohlichen Fällen sind Palliativmittel erlaubt. Das Organon berät uns über die geeignete Ernährung des individuellen Kranken – kurz, es muss studiert werden.

8 Kritische Überlegungen des Autors

8.1 Kinder und menschliche Gesellschaft

Hier kommt freilich ein gesellschaftliches Problem zum Vorschein, weil alleinstehende Mütter oder Mütter, die einen Arbeitsplatz innehaben, nicht immer auf Verständnis ihres Arbeitgebers stoßen. Oftmals fehlen Hilfspersonen, wie Großeltern oder Tanten. Unsere von den Amerikanern übernommene *„hire and fire"*-Betriebswirt-Philosophie muss hier einmal gründlich volkswirtschaftlich und sozial überdacht werden. Es ist ein offenes Geheimnis, dass nicht nur unser Volk unter der transgenerationellen Traumatisierung durch die beiden Weltkriege leidet. M.E. ist das Phänomen weltweit zu beobachten.

Ich selbst habe den Krieg, die Fliegeralarme und zwei von den drei großen Terrorluftangriffen auf Leipzig, brennende Städte, die Toten und die entschlossene Hilfsbereitschaft der betroffenen Bevölkerung für Ausgebombte und Flüchtlinge sowie den Einzug der US-Truppen und der Roten Armee miterlebt. Kurz nach dem Krieg riefen die Kirchen zu Notopfern für die um alles Gebrachten auf, wobei 10 Prozent des Einkommens gefordert und gegeben wurden. Die Umerziehung des deutschen Volkes nach 1945 hat uns u.a. auch die Auflösung der Familienstrukturen gebracht. So haben wir nicht nur die vierte Generation von Schlüsselkindern, sondern zunehmende Vereinzelung mit Drogenanfälligkeit, Kriminalisierung, Spielsucht u.a.m. Auch die Computer- und Fernsehsucht zeigt die Sehnsucht nach inneren Bildern und Ersatzbeglückung. Überforderte Eltern bringen Ihre Kinder um oder drangsalieren sie. Auswüchse, die in der Zeitung stehen, lassen uns erschauern. Insofern ist die Frühbetreuung in den Kindertagesstätten für viele Leute ein Segen. Aber ist dieser Segen für die Kinder oder vielmehr für die Erwachsenen? Das Ministerium beruft sich auf Studien, wie gut die derzeitige Förderung den Kindern bekommt. Es ist allerdings die Frage, wieweit durch die Frühintellektualisierung eine **wirkliche Gemütsbildung** zustande kommt. Jean Paul sagte schon sinngemäß, *ein Kind lernt mehr von seiner Amme, als auf allen seinen späteren Reisen*, d.h. Lernprozessen. Das heißt durch Personenbindung und wird bestimmt durch die Art, wie mit dem Kind gesprochen wird, dass liebevoll mit *Ge*boten statt *Ver*boten interagiert wird. Der kindliche Geist nimmt Negativeingaben nicht auf. Es hört: „Tu das, lass jenes", handelt entsprechend. Auf „Tu das bitte nicht" tut es genau das, was es nicht tun soll. Die Erziehungspersonen meinen dann, das Kind sei trotzig. „Fass nicht in die Kerze!" und schon verbrennt sich das Kind. „Vorsicht, heiß" lässt das Kind aufhorchen. Kein Wunder, dass die 10 Gebote, die entsprechend mit *„Du sollst nicht"* formuliert sind, so gern und ausgesprochen häufig übertreten werden.

Die Kitas wären im Grunde nicht unbedingt das nationale Unglück, wenn die sozialen Fähigkeiten durch gemeinsame Spiele und Singen erworben würden. Es gibt dafür Kindergeld und Elterngeld für jeden, auch für die Gutverdienenden, die sich eigentlich behandelt fühlen müssen, als würden sie für Ortsarme gehalten. Andererseits fehlt mir jedes Verständnis, dass Hausangestellte, Haushälterinnen oder Tagesmütter von berufstätigen und wirtschaftlich zum Volkseinkommen beitragenden Eltern mit geistigen Berufen nicht wie bei jedem anderen Arbeitgeber steuerlich voll anrechenbar sein sollen. Hier würde auch manche Schwarzarbeit wegfallen, wenn gut versteuertes Geld wieder in den wirtschaftlichen Kreislauf kommt.

Auf einer Ärztetagung in Dornach hörten meine Frau und ich von einer Resozialisierung der schweren Jungs in einem Zuchthaus in den USA. Man praktizierte mit ihnen mehrstimmigen Chorgesang. Nach deren Entlassung wurden lediglich 3 % von ihnen rückfällig. Ähnliches wurde in einem Zuchthaus in Thailand durch Eurythmie erreicht. Warum also so lange warten, bis die Kinder erwachsen und verdorben sind? *Früh krümmt sich, was ein Häkchen werden will.* Nach einer jüngst, im Juli 2013, bekannt gewordenen Studie der schwedischen Universität Gothenburg passen Chormitglieder während des gemeinsamen Singens auch ihre Herzfrequenzen aneinander an. Das kontrollierte Ein- und Ausatmen übt eine ähnliche Wirkung aus wie Yoga oder Qi-Gong. Auch die Bewegungen der Muskeln und Nervenaktivitäten werden in großen Teilen des Körpers synchronisiert. Infolgedessen brauchen unsere Kinder Reigenspiele mit Gesang, handwerkliches Plastizieren oder Malen mit Geschichten- und Märchenerzählen statt Fernsehen. Sprechen von Gedichten im Chor, Kanonsingen, Atemgymnastik, Qi-Gong, Autogenes Training usw. dürften die Bemühungen der Erzieher zu harmonischem Miteinander wesentlich schneller krönen, als freies Spiel, Fußball und übertrieben sportlicher Wettbewerb. Ähnliches gehört auch in die Schulen. Christian Martin Vogel, der Rektor der Hochschule für Musik in Detmold, NRW, propagierte 2011 das Schulsingen, woraufhin sich sofort über 20 Schulen meldeten. Gemeinsame Aussage der Schulen: Darauf hätten sie jahrelang gewartet! Christian M. Vogel weiß, wovon er spricht, denn er ist Thomaner und früherer Opernsänger. Als ehemaliger Alumnus – mit Freistelle im Alumnat – sang er im weltweit bekannten Thomanerchor in Leipzig. Für die Lateinsänger an der Thomaskirche wurde 1212 das humanistische Gymnasium, die Thomasschule, auch für leipziger Bürgerkinder gegründet. Im neuesten Thomanerjournal berichtet der gegenwärtige Thomaskantor Prof. Biller, dass etwa die Hälfte der ins Alumnat eintretenden Sänger aus nichtchristlich orientierten Elternhäusern kämen, aber im Laufe der Zeit nach gründlicher Auseinandersetzung mit den gesungenen Texten das Bedürfnis verspürten, sich taufen zu lassen.

Singvögel haben ein prozentual größeres Gehirn als gleichgewichtige Nichtsänger. Die Resonanz lässt das Gehirn und damit auch die kognitiven Fähigkeiten wachsen.

Der ungarische Komponist und Musikpädagoge Zoltàn Kodàly (*16.12.1882 in Kecskemét; †06.03.1967 in Budapest) hat als Kultusminister von Ungarn ein Riesenexperiment gestartet, indem er in den Schulen die Hälfte der Schüler täglich musizieren ließ und die zweite Hälfte nur einmal wöchentlich. Bereits nach einem halben Jahr, waren die täglich Musizierenden in den intellektuellen Fächern wesentlich besser als die anderen. Freude motiviert eben.

Einer im autogenen Training ausgebildeten Patientin, die mich um Auslage ihres Faltblatts in meinem Wartezimmer bat, gab ich die Empfehlung, lieber eine Probepackung ihres Könnens in der Klasse ihrer Tochter zu geben. Der Erfolg war nach bereits vier Wochen durch eine Notenverbesserung und bessere Konzentrationsfähigkeit der Kinder spürbar. So interessierten sich sofort die anderen Lehrer, weitere Eltern und auch andere Schulen für das Autogene Training von Schülern sowie die Krankenkassen, weil die Kinder seltener erkrankten. Hoffen wir, dass diese Entwicklung weiterhin zunimmt.

Während ich dies schreibe, steht heute am 06.05.2012 in der Lippischen Landeszeitung, dass der Kinderarzt und Neurologe Dr. Böhm, leitender Chefarzt in Bethel bei Bielefeld, vor dem vorzeitigen Besuch der Kindertagesstätten warnt, nämlich vor Vollendung des zweiten Lebensjahres, weil er durch den langen Aufenthalt im Gruppenstress zu Kopfschmerzen, Neurodermitis, Infektionen und anderen Krankheiten führe. Auch ich konnte durch Langzeitbeobachtung bis zu 30 Jahren die verzögerte Heranreifung aus dem kindlichen Verhalten beobachten. Als besonderes Beispiel unter ähnlichen erinnere ich mich an die Tochter einer Psychologin. Sie war mit einem genügend gut verdienenden Akademiker verheiratet und schob um ihrer Karriere Willen ihr Kind früh schon in die Kita ab, was schwerwiegende Verlassensängste in dem Kind auslöste. Wünschenswert wären Untersuchungen, warum so viele Studienabbrecher und Langzeitstudierende sich so schwertun, ihren Eltern nicht mehr auf der Tasche zu liegen.

In der Ärztezeitung war am 4. Mai 2012 zu lesen, die Zahl der Fehltage aufgrund psychischer Erkrankungen ist in den letzten zehn Jahren stark gestiegen; von 33,6 Millionen Arbeitsunfähigkeitstagen auf 53,5 Millionen Fehltage im Jahre 2010. Insgesamt sanken die AU-Tage von 508 Millionen im Jahr 2001 auf 408 Millionen 2010.

Der Psychotherapeutenverband forderte einen Ausbau der psychotherapeutischen Versorgung. Wenn es die Elternhäuser wegen der vielen *broken home*-Situationen nicht schaffen, lasst es uns mit einfachen Mitteln in die Kindertagesstätten und Schulen bringen. *Was Hänschen nicht lernt, lernt Hans nimmer mehr.* In seinem Buch *Die Erziehung des Kindes* spricht Rudolf Steiner davon, dass nie mehr nachzuholen ist, was das Kind bis zum dritten Lebensjahr nicht in sich veranlagen konnte.

Die gesellschaftlichen Probleme, die ich nur am Rande streifen konnte, sind genau so wichtig ins Auge zu fassen, wie die wirksame homöopathische Behandlung von Kindern.

8.2 Kostendämpfung in der Kinderarztpraxis

Interview mit Dr. med. Horst Hauptmann, Augsburg, anlässlich der Jahrestagung des DZVhÄ in Mainz 1982 von Dr. med. Manfred Freiherr von Ungern-Sternberg.

v. U: Herr Kollege Hauptmann, wenn ich mich nicht irre, haben wir uns auf der unvergesslichen Tagung in Bad Dürkheim kennengelernt, als es um die Nosoden ging. Damals hielt Prof. Schadewaldt den Festvortrag in einer Weise, dass jeder Zuhörer hätte meinen können, er sei seit Jahren einer von uns. So sehr atmete seine rein historisch aufgezogene Betrachtung homöopathischen Geist und war in Bezug auf die moderne Medizin zugleich hochaktuell. Es muss wohl etwa 12 Jahre her sein.

Hauptmann: Ganz recht. Ich weiß es noch genau. Ich habe damals meinen zweiten Kurs absolviert und war von der Tagung ganz hingerissen.

v. U.: Und inzwischen sind Sie doch sicher prima in die Homöopathie eingestiegen. In der Kinderpraxis hat es ja der Arzt noch mit relativ unverdorbenem Krankengut zu tun und sieht unmittelbar, wie die Kinder durch das aktive Überwinden von banalen Infekten und Kinderkrankheiten aufblühen und ihre Konstitution festigen können im Laufe der Jahre; ja, wie sie durch die Behandlung ihrer Diathese zu gesunden, leistungsfähigen Jugendlichen und Erwachsenen werden.

Hauptmann: Ja, das Einflussnehmen auf die Diathesebehandlung geht nur zum Teil, weil den Eltern oft noch das Verständnis dafür abgeht. Meistens ist es so, dass ein ganz aktuelles Problem anliegt, da gehen die Eltern dann zum Kinderarzt. Die homöopathisch behandelten Kinder – ich muss das einmal so aussprechen – werden meist zu schnell gesund. Die Leute kommen dann nicht wieder und oft könnte noch etwas an den Kindern getan werden, was für ihre Zukunft wichtig wäre. Aber es ist auch so schon gut, dass der

Immunhaushalt durch die aktive Überwindung von Krankheiten trainiert wird.

v. U: Das „zu schnelle Gesundwerden", das kenne ich auch. Und Ihre Patienten – unterscheiden sie sich von denen anderer Ärzte?

Hauptmann: Das denke ich nicht. Es sind freilich auch schon anderweitige Fälle, wie das in jeder homöopathischen Praxis vorkommt, und eigentlich auch in den anderen Arztpraxen, denn die Leute wechseln schon mal den Arzt. Warum auch nicht? Der nachbehandelnde Arzt hat es oft schon deshalb leichter, weil schon ein anderer über den Fall nachgedacht hat. Aber eines scheint mir schon bemerkenswert: Obwohl ich einen enormen Zulauf habe, bleibt meine Praxis relativ klein. Ich habe Dank der homöopathischen Therapie insofern dann doch noch andere Patienten. Wenn vor einiger Zeit in der *Medical Tribune* ein Artikel zu lesen war, es sei eben ganz normal, dass ein Kind 10-12 Infekte im Jahr absolviere, dann kann ich das eben nicht bestätigen. Solche Kinder gibt es bei mir nicht, und es ist klar, dass dadurch meine Sprechstunde auch nicht dauernd mit solchen Kindern überfüllt ist.

v. U: Das ist das Problem. Es ist ja das Zahlenspiel oft so ein Unfug. An welchen Zahlen soll z.B. eine sogenannte gutgehende Praxis gemessen werden? Der wirtschaftliche Erfolg eines Arztes, der ihm oft genug geneidet wird, sagt bekanntlich über die Qualität seiner Behandlung überhaupt nichts aus. Die Durchgangsquote eines Tages ist natürlich bei der Gebührenordnung unserer viel gepriesenen Sozialversicherung, die das Nachdenken nicht bezahlt, ein wesentlicher Faktor, von dem letztendlich die Existenzfähigkeit abhängt. Sie haben doch eine normale Kassenpraxis?

Hauptmann: Ich habe eine normale Kassenpraxis. Gerade dadurch bekomme ich einen guten Einblick in die volkswirtschaftlichen Zusammenhänge und kann die messbare Bedeutung einer homöopathisch geführten Praxis beurteilen.

v. U: Nämlich?

Hauptmann: Vierteljährlich bekommen wir Kassenärzte die Zusammenstellung einer Statistik, aus der geht dann einwandfrei hervor, wie wir liegen. Gegenüber meiner Fachgruppe habe ich z.B. ein wesentlich günstigeres Verhältnis in der Arzneiverordnung. Nicht allein, dass die homöopathischen Mittel, wohlgemerkt die gezielt verordneten Einzelmittel, trotz aller Teuerung immer noch ausgesprochen preisgünstig liegen, nein, wir haben überdies noch die Möglichkeit Hochpotenzen als Einmalgabe zu ordinieren. Ich liege je nach Schwere der Fälle in den einzelnen Versicherungsgruppen der verschiedenen Krankenkassen zwischen 61 und 85 % niedriger als meine Fachgruppe der Kinderärzte.
v. U: Das ist allerdings ein erheblicher Unterschied. Volkswirtschaftlich betrachtet bedeutet das ganz simpel, verminderte Ausgaben der Versicherten. Wer freilich auf die Arbeitsplätze abhebt, der könnte so pervers sein und ein Interesse an hohem Arzneimittelverbrauch haben. Wenn ich mal von meinen Tumorfällen absehe, bei denen ich durch die Iscador- oder Helixortherapie oder auch bei anderen Viscumpräparaten wie Iscucin in den Verordnungen ziemlich hoch liege, kann ich Ihre Angabe voll bestätigen. Meine selbst dispensierten Arzneien lagen im Jahresdurchschnitt pro abgerechnetem Fall – und ich habe nur Privatpatienten – etwa bei 14,00 DM wenn ich mich recht erinnere. Allopathika nebenher verordne ich kaum, vielleicht ein bisschen Digitalis oder bei neuen Patienten noch eine Weile bis zum Absetzten ihre gewohnten Präparate.
Hauptmann: Bis heute, also am 19. Mai 1982, habe ich erst in einem Fall Penicillin benötigt. 1981 waren es auch ganz wenige Fälle. Noch nie hab ich Kortison verwenden müssen.
v. U: Ich habe eine Asthma-Patientin übernommen, bei der ich Kortison bisher nicht absetzen konnte. Sie benötigt Minidosen von 1-4 mal täglich; absetzen ging aber nicht. Doch sie ist sehr zufrieden, weil sie früher häufig in die Klinik musste und nun schon jahrelang nicht mehr ernstlich krank war.

Hauptmann: Apropos Klinik. Mit Krankenhauseinweisungen liege ich auch wesentlich niedriger. Bei 100 Einweisungen von mir stehen die Kollegen im Durchschnitt bei 179.
v. U.: Weisen Sie denn so viel ein? Ich wüsste nicht, wann ich Kinder in die Klinik schicken musste.
Hauptmann: Nun, z.B. chirurgische Fälle.
v. U.: Richtig, das vergaß ich. Kam bei mir natürlich auch vor.
Hauptmann: Ein Teil sind z.B. auch sogenannte Selbsteinweisungen. Hauptsächlich handelt es sich dabei um Ausländerkinder. Die Eltern wissen am Wochenende meist nichts Besseres, als sich an die Klinik zu wenden, und dann werden die Kinder dabehalten. Das Sprachproblem ist hierbei das Haupthandicap. Eine homöopathische Anamnese ist bei Ausländerkindern kaum möglich, ich muss dann eine Art veterinärmedizinische Untersuchung machen.
v. U.: Ähnlich wie bei Säuglingen?
Hauptmann: Nur, dass die deutschen Mütter doch eine Menge Beobachtungen mitteilen können.
v. U.: Im Grunde haben wir völlig unbemerkt ein schlimmeres Apartheitsproblem in der BRD bekommen als es in Südafrika je gewesen ist. Ab und zu erzählen mir Lehrer, die ich behandle, von der katastrophalen Schulsituation. Die Versäumnisse gegenüber den Gastarbeitern und ihren Kindern werden wir als soziale Probleme noch zu spüren bekommen.
Wie ist denn überhaupt so Ihr Verhältnis zu den Eltern?
Hauptmann: Wir Homöopathen wissen eigentlich gar nicht immer, wie sehr Eltern und Patienten hinter uns stehen. Wenn kritische Fälle unsere ganze Kraft erfordern, dann gibt uns das auch Mut.
v. U.: Die Kraft kommt durch das Handeln zustande, da haben Sie recht, keinesfalls durch ängstliches Zögern.
Hauptmann: Aber wir müssen unserer Mittel auch sicher sein.
v. U.: Womit wieder ein Licht fällt auf unsere so oft als Placebo bezeichnete Methode.

Hauptmann: Diese Dinge sind ja nun oft genug widerlegt worden, ohne dass es zur Kenntnis genommen wurde. Es wird nur stereotyp immer wieder hervorgekramt. Andere Märchen gibt es ja auch noch. Allein der oft gehörte Satz, die Homöopathie sei eine langsame Methode, ist schon bei Infektionskrankheiten rein statistisch widerlegbar.

v. U.: Das interessiert mich. Wie sind Ihre Erfahrungen mit Masern? Neuerdings wird ja so dringend die Impfung empfohlen, was ich persönlich für sehr bedenklich halte, da doch jeder sehen kann, welchen Entwicklungssprung ein Kind macht, wenn es Gelegenheit bekommt, die Kinderkrankheiten aktiv durchzumachen. Es wird immer wieder auf die Komplikation hingewiesen. Nun habe ich in 26 Arztjahren und 22 Jahren Beschäftigung mit der Homöopathie noch nie von einer Masernkomplikation gehört. Auch meine Mutter, die nun bald 60 Jahre Ärztin ist, hat nie eine gesehen. Und ich habe in meiner Kindheit eine ganze Reihe prominenter Homöopathen in Leipzig erlebt.

Hauptmann: Masern dauern 7 Tage und ich habe in 13 Jahren homöopathischer Praxis etwa 500 Masernfälle behandelt. Komplikationen? Ein Fall von Masernpneumonie – die ging einwandfrei auf mein Konto, da habe ich das Mittel nicht gefunden – ein Fall von Otitis, da war es genauso.

v. U.: Aha. Komplikationen gibt es bei der immunstimulativen homöopathischen Therapie offensichtlich selten. Meist hat der Arzt den Fehler bei sich zu suchen.

Hauptmann: Das sehe ich auch so.

v. U.: Voriges Jahr hatte ich ein Geschwisterpaar mit Scharlach, wobei die eine Schwester wegen ihrer lebhaften Reaktion *Belladonna* C200 bekam, die andere nicht. Als das Exanthem zu sehen war, machte die zweite doch einige, für mich unbequeme Phasen durch. Vor allem die moralische Aufrüstung der Mutter war ein Kraftakt. Hinterher stellte sich dann heraus, dass das Ganze ein Interaktionsproblem war.

Die Mutter hatte eigentlich Terminangst, weil sie eine Ausbildung beginnen wollte. Inwieweit das Unbewusste der Kinder sie an ihre mütterliche Aufgabe erinnern wollte, bleibt dahingestellt. Vor 4 Jahren hatte ich ein kleines Mädchen zu behandeln, das Scharlach, der antibiotisch vorbehandelt war, zum dritten Mal durchmachte. Der Fall dauerte auch mehrere Wochen. Auch hier handelte es sich um ein Interaktionsproblem. Als ob sich das Kind an seinen Eltern für das Familiendrama rächen wollte.

Hauptmann: Sie sind Arzt für Allgemeinmedizin, da sehen Sie die Situation der gesamten Familie noch umfassender.

v. U.: Ich habe darauf zu achten gelernt. Der Umgang mit dem Ähnlichkeitsprinzip lässt auf viele Feinheiten immer besser achten. Es ist eigentlich schade, dass diese statistische Widerlegung der Vorurteile gegen die Homöopathie nicht immer in neuen Arbeiten der Öffentlichkeit vorgelegt wird. Wenn es dann immer wieder heißt, das sind doch alles Placeboerfolge, müsste doch einmal darüber nachgedacht werden, warum dann immer noch so brisante Mittel verabreicht werden, dass Therapieschäden an der Tagesordnung sind.

Hauptmann: Ein Doktorand könnte diese Statistiken jederzeit aus meiner Kartei nachweisen. Sie werden verstehen, dass ich dafür nicht die Zeit habe.

v. U.: Also brauchen wir unbedingt Institute für homöopathische Medizin als Forschungs- und Dokumentationszentren. Wie sind Sie eigentlich zur Homöopathie gekommen?

Hauptmann: Im ersten klinischen Semester hatte ich mich bei einer Bergtour übernommen – ich studierte damals in Innsbruck. Wegen einer Pectangina – die eigentlich ein Arnicaproblem war – ging ich in die interne Universitätsklinik. Als ich dann noch eine Hämaturie bekam, empfahl mir mein Studienkollege, einen Heilpraktiker aufzusuchen, weil nichts half. Das gab mir zu denken. Nach meiner Facharztausbildung habe ich dann die homöopathischen Kurse besucht, wobei ich alles kritisch geprüft habe.

v. U.: Große Dinge sind nur durch Konzentration auf eine Sache zu vollbringen.

Hauptmann: Mit dem bereits im ersten Kurs im Robert-Bosch-Krankenhaus Gelernten konnte ich vom ersten Tag an homöopathische Praxis machen. Ich hatte dann eine Begegnung mit Martin Stübler. Sie werden es mir nicht glauben, er hat mir abgeraten. „Lassen Sie es! Homöopathie ist ein zweites lebenslanges Studium, außerdem kriegen Sie Anfeindungen. Sie haben nichts davon im äußerlichen Sinne. Das große Geld verdienen Sie nicht. Sie machen sich unbeliebt bei den Kollegen." – Ich wollte aber mit ihm weitersprechen. Da sagte er: „O.K. Sie haben die Aussicht, Heilen zu lernen." Daraufhin machte ich eisern und mit immer größerer Freude meine Kurse. Ich sagte mir, du musst weiterkommen.

v. U.: Genau. Das ist alles eine Motivations- und auch Mutfrage. Und der Mut wächst uns durchs Handeln zu.

Hauptmann: Und die Erziehung – wenn man bedenkt, wie viel Gesundheitserziehung allein der homöopathisch tätige Arzt in der Praxis leistet. Das ist ja in Geldbeträgen gar nicht auszudrücken.

v. U.: Freilich, wir haben es ja bei der Kostendämpfung mit allen möglichen Folgekosten und Kostenfolgen zu tun. Neulich hörte ich, dass die Krankenkassendirektoren, die vom Sparen reden, ihr Gehalt nach der Größe ihrer Dienststelle bekommen. Sie werden letzten Endes nach der Höhe ihres Umsatzes bezahlt. Je höher der Umsatz, desto größer ihre Behörde und desto höher ihr Gehalt.

Hauptmann: Es klingt unglaublich. Aber es könnte was dran sein.

v. U.: Karl-Heinz Gebhardt sagte in Hamburg bei der Kongresseröffnung vor 4 Jahren, die Politik könne von der Homöopathie viel lernen, denn nach Rudolf Virchow sei Politik nichts anderes als Medizin im Großen. Auf die Phänomene achten lernen, das bedeutet, in sich zu reflektieren, wie muss ich jetzt mein Handeln einrichten. Freilich muss der solide arbeitende Arzt auch ständig von seiner Arbeit leben können. Das ist eine Frage der ärztlichen und allgemein menschlichen Würde. Letztendlich ist Arbeit nicht bezahlbar. Bezahlt wird nur der Lebensunterhalt. Und den kann man nicht wirklich festsetzen. Wie sagte Wladimir Lindenberg? *„Du sollst dem Ochsen, der dich verbindet, nicht das Maul verdreschen."* Insofern wird über die Gebührenordnung für die homöopathische Anamnese noch zu verhandeln sein.

Hauptmann: Das kann nicht deutlich genug gemacht werden. Es gibt übrigens noch einen ganz wichtigen Punkt. Durch unser Dreiecks-Versicherungssystem wird der Patient ja total entmündigt. Ein Sparsystem, ähnlich wie eine Gesundheitskasse, mit einer Großschadenssicherung wäre viel vernünftiger. Der Patient könnte für gesundheitliche Probleme dann frei über sein Konto verfügen, sich selber eine Kur nach Wahl bewilligen und das nicht Benötigte für seine Altersversorgung aufsparen. Es entspräche dies dem Slogan von der Mündigkeit des Bürgers, den man uns so gerne vorsingt. Freilich würde damit der Grundriss unseres Medizinbetriebes völlig verändert und die Krankenkassendirektoren müssten nach anderen Gesichtspunkten arbeiten lernen. Das wäre dem Allgemeinwohl allerdings dienlicher.

v.U.: Herr Kollege Hauptmann, ich finde es gut, dass Männer wie Sie, die sich durch und in der Homöopathie profilieren konnten, im Vorstand des Landesverbandes Bayern die Homöopathie mit nach außen vertreten. Ich danke Ihnen für dieses Gespräch.

Dr. *Horst Hauptmann schrieb das Methode vermittelnde Buch: Homöopathie in der kinderärztlichen Praxis* (Haug-Verlag).

8.3 Epilog

Gewisse Wiederholungen ließen sich nicht vermeiden. Ich bitte dafür um Vergebung. Meistens wird ein solches Buch nicht unbedingt von vorn bis hinten durchgelesen. Der moderne Leser pickt sich heraus, was ihm interessant erscheint. Oft fängt einer hinten oder in der Mitte an und kämpft sich dann tapfer nach vorn. Doch hoffe ich, in jedem Fall meinen Lesern Mut gemacht zu haben.

Die Zeitschrift *Der Hausarzt* vom 23. Mai 2012 titelt: **Deutschland braucht den Primärarzt.** Und ich kann nur sagen, wie recht hat dieser Artikel! Die Homöopathie hat als fachübergreifende und fachverbindende Wissenschaft das Zeug dazu, einen Beitrag zu leisten, dass es wieder mehr universell denkende und handelnde Ärzte geben könnte.

Ein nicht unwesentliches Moment, das unbedingt reformiert werden muss, ist unsere Kassenmedizin. Solange Krankenkassen zwischen uns und unseren Patienten stehen und uns in unseren freien Beruf hineinreden, ist das kaum möglich, weil die Ärzte sich nicht ausbeuten lassen sollten. Solange *Hausbesuche budgetiert* werden, was im Klartext heißt, sie sollen um Gotteslohn gemacht werden, *Impfungen aber nicht*, wird fleißig geimpft – ob es den Impflingen gut tut oder nicht.

Die Praxisgebühr von 10,00 € hat nicht zum eigentlichen Ziel geführt, nämlich die Patienten an den Primärarzt zu binden, damit, wie früher, alle Fäden bei ihm zusammen laufen. Sie ist vielmehr, um die Ärzte ärgern zu können, ein Teil des Honorars geworden, dem die Ärzte hinterherrennen sollen. Würdeloser geht es kaum noch.

Die menschliche Gesellschaft und damit auch die Parteien, wären gut beraten, ein spirituelles Menschentum von Mensch zu Mensch zu pflegen, anstelle der konkurrenzbetonten rein wirtschaftlichen Sicht zu frönen. **Wir Homöopathen wollen nicht nur behandeln, sondern heilen!**

9 Anhang: Scharlachfälle aus der Praxis von Dr. med. Gotthard Behnisch[5]

Hiermit sei Dr. med. Gotthard Behnisch herzlich für die Überlassung der Scharlachfälle der letzten fünf Jahre aus seiner Praxis gedankt und insbesondere Herrn Jörg Bothe, seinem Assistenzarzt, der diese Fälle tabellarisch übersichtlich zusammengestellt hat. Dadurch konnte die Studie abgerundet und weiter untermauert werden.

Johanni 1992
Dr. med. Manfred Freiherr von Ungern-Sternberg

---

[5] Die Fälle wurden tabellarisch erfasst von Jörg Bothe.

9.1 Dokumentation der Scharlachbehandlung

Der Scharlach ist eine klinisch definierte Erkrankung des vorwiegend kindlichen oder jugendlichen Organismus, bei der vor allem die Folgekrankheiten gefürchtet sind, z.B. die Nierenbeteiligung oder das rheumatische Fieber. Da aus schulmedizinischer Sicht betahämolysierende Streptokokken der Gruppe A als Ursache für diese Erkrankungen verantwortlich gemacht werden, ergibt sich daraus eine Therapie mit Antibiotika, die die Bakterien unschädlich machen und damit die Ursache ausschalten sollen. Wenn nun in der homöopathischen Praxis auf Antibiotika überwiegend verzichtet wird, stellt sich die Frage nach dem Verlauf der Erkrankung einschließlich möglicher Folgeerkrankungen unter homöopathischer Behandlung.

Da in der homöopathischen Medizin eine individuelle Therapie durchgeführt werden muss, ist es notwendig, die Patienten im Einzelnen zu betrachten. Statistische Verallgemeinerungen sind nur im begrenzten Umfang möglich.

9.2 Erfasste Daten

Neben Alter und Geschlecht eines jeden Patienten wurde versucht, die Vorbehandlung zu dokumentieren, da die Patienten häufig schon vor der akuten Erkrankung in Behandlung gewesen sind und sich aus den verordneten homöopathischen Mitteln die individuelle Entwicklung des Patienten zeigt. Der Rachenabstrich wird zum Nachweis der Streptokokken durchgeführt und dient zur Sicherung der Diagnose und Verlaufsbeurteilung. Die Diagnose wird in der Regel anhand des klinischen Bildes geführt. Die homöopathische Therapie ist vom Nachweis der Streptokokken unabhängig. Zudem ist zu berücksichtigen, dass sowohl falsch-positive als auch falsch-negative Abstrichergebnisse sowie eine nicht pathologische Dauerbesiedelung mit Streptokokken möglich ist. Soweit aus den Patientenstammdaten ersichtlich, wurden Familienkonflikte als psychosomatische Auslösefaktoren berücksichtigt.

Die Dokumentation des verordneten homöopathischen Mittels und die Potenzhöhe sowie die zur Verordnung führenden wahlanzeigenden Symptome geben einen Überblick über die Behandlung der akuten Erkrankung (▶ Tab. 9.1 bis Tab. 9.11). Für die Verlaufsbeurteilung ist wichtig, ob ein verordnetes Mittel ausgereicht hat oder ob noch ein Folgemittel verordnet werden musste. Die später verordneten Mittel sind besonders interessant im Hinblick auf die Vorbehandlung. Es wurde versucht, den klinischen Verlauf durch Parameter wie die Krankheitsdauer, möglicherweise aufgetretene Komplikationen und aus seelischer Ebene durch einen beobachteten Entwicklungssprung zu erfassen.

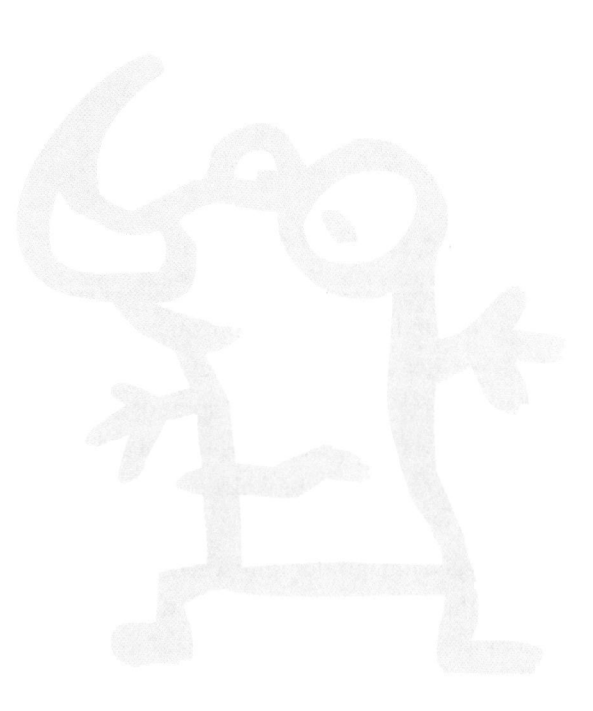

⌬ ABKÜRZUNGEN

A	Alter
G	Geschlecht
V	Vorbehandlung
Ab	Abstrich
FK	Familienkonflikt
MP	Mittel/Potenz
wS	wahlanzeigende Symptome
F	Folgemittel
spM	später verordnete Mittel
VK	Verlauf Komplikation
E	Entwicklungssprung
K	Krankheitsdauer

Anmerkung zu den verordneten Mitteln:
Sofern nicht anders angegeben, handelt es sich um C-Potenzen.

Alter (A)	3 J. 9 Mon. (32)	3 J. 9 Mon. (3)
Geschlecht (G)	M	W
Vorbehandlung (V)	Calc-c. 200 (v. 1½ J.), Phos 200 (v. ¾ J.), Kali-bi. 200 (v. 6 Mon.), Nat-m. 200 (v. 2½ Mon.), Thuj. 200 (v. 3 Wo.; Nasenpolypen)	Calc. 200 Bry. 30 (v. 1 J.; re. Otitis med., Bronchitis)
Abstrich (Ab)	Positiv	./.

Tab. 9.1: Homöopathische Scharlachbehandlung: 4-jähriges Mädchen und 4-jähriger Junge

Familien-Konflikt (Fk)	?	./.
Mittel/Potenz (MP)	Bell. 30	Bell. M
Wahlanzeigende Symptome (ws)	Halsschmerz, gerötet, 38,5 °C Temp., Erdbeerzunge, li. Wange rot, Hodenexanthem	Fieber 39,5 °C, beids. rote Wangen, heißer Kopf, kalte Füße, trinkt nicht, Tons. beid. feuerrot, re. Mundwinkel: rissig, entzündet, Otitis med. re.
Folgemittel (F)		Puls. 30: Otitis med., li. viel geschwitzt
Später verordnete Mittel (spM)	Bell. 200 (n. 3 Wo.), Phos. 200 (n. 5 Mon.), Nat-m. versch. Pot. (n. 1½ J. für 6 J.)	Sulf. 200: störr., beleidigt unverdauter Stuhl, gr. Durst Bell. 30: Fieber 40,0 °C, wenig Durst (n. 2½ Mon.) Tub-bov. 200/220
Verlauf/Komplikationen (VK)	./.	./.
Entwicklungssprung (E)	Bohrt viel in der Nase	Nach wie vor wütend
Krankheitsdauer (K)	Noch Leibschmerzen nach 2 Mon.: Otitis med. (Puls. 30)	Nach 1 Mon. o. Befund, nach 3 J.:Diarrhoe, nach 4 J.:Masern

Fortsetzung Tab. 9.1

A	3 J. 10 Mon. (1)	4 J. (25)	4 J. 6 Mon. (21)
G	W	M	M
V	Sulf. (Salmonellose) Warzen Heuschnupfen m. Konjunktivitis	Cham. 200/M (vor 4 Mon.)	Caust. 200 (v. 1½ J.), Calc. 200 (v. 2 J.)
Ab	negativ	Negativ	./.
FK	./.	./.	?
MP	Bell. 30	Bell. 30	Bell. 30
wS	Temp. 38,1 °C schlapp seit 11Std., Druckschmerzen hint. beid. Ohren, Mundwinkel bds. entzündet, gr. Durst auf kalte Getränke	Temp. 38,5 °C, Mandeln gerötet, Exanthem (Unterleib u. Genital)	Temp. 39,5 °C, Husten nachts, Ausschlag (bds.) Wange rot, Heiserkeit
F	Sulf. 12	Zinc. 200 (n. 2 T.)	Sulf. 200 (n. 1 T.) Reaktion: starkes Exanthem, mehrere Std. Schlaf, Durst nachts
spM	Sulf. M, Calc.	Stram. 200 (n. 2 Mon.) Panik i. Dunkeln, kommt zu Eltern ins Bett n. Mitternacht	Caust. 200 (n.2 Wo.) Med. 200 (n. 1 J.)
VK	./.	./.	./.
E	?	?	./.
K	Nach 3 Mon. Heuschnupfen, n. 1 J. fieberhafter Infekt, Nagelbett entzündung (Calc.)	Nach 2 Mon. kerngesund, n. ¾ J. Windpocken	Nach 2 Wo. deutliche Besserung, Warzenproblematik steht im Vordergrund

Tab. 9.2: Homöopathische Scharlachbehandlung: 4-jähriges Mädchen, zwei Jungen im Alter von 4 und 4½ Jahren

A	4 J. 6 Mon. (31)	4 J. 6 Mon. (13)	4 J. 9 Mon. (27)
G	W	W	M
V	Ing. 200 (v. 3 J.), Lac. 200 (v. 1 J.), Nat-m. 200 (v. 2 Mon. häufiges Erwachen)	Puls. 200, Carc. 200	Phos. 200 (v. 4 M.), Sulf. 200 (v. 1 M.), Acon. D8 (v. 2 Wo. Otitis), Merc. C30 (v. 1 Wo. Tons.)
Ab	./.	Positiv	Negativ
FK		Komisches Verhältnis zur Mutter Eifersucht auf kleine Schwester	./.
MP	Bell. 200	Bell. 200	Bell. 200
wS	Temp. 39,5 °C, Halsschmerzen, rot und geschwollen, Erbrechen, weinerlich, Durst auf kalte Getränke, viel Husten, Ohrenschmerzen li.	Temp. 38,4 °C, Tons. rot, re. belegt, re. stark geschwollen, Exanthem	Tons. unauff. leicht gerötet, Ohrenschmerzen re., Temp. 38,5 °C, blass, geduldig, Zunge weiß belegt, LK li. geschw., lichtempf., Ausschlag, Tons. follicularis 1 Tag nach Bell.
F	./.	./.	./.
spM	Sulf. 200 (n. 1 Mon.), Bell. 200, Calc. 200	./.	Calc. 200 (n. 1 M.), Nat-c. 200 (n. 5 M.)
VK	./.	?	?
E			
K	Nach 2 Mon.: anfallart. Husten b.z. Erbrechen Tons > Bell, 200: Nasenpolypen > Calc, 200 (n. 3 Mon.)	Nach 1 Wo. Tons. o.B., Abstrich neg., seit 2 Mon. nicht mehr in Behandlung gewesen	Urin o.B., Temp. b. 37,6 °C, aber sonst ganz gut (n. 2 Wo.), Tons. hypertr. (< li.), Mumps (n. 11 M.)

Tab. 9.3: Homöopathische Scharlachbehandlung: 4 ½-jähriges Mädchen, 4 ½- und 5-jähriger Junge

A	5 J. (6)	5 J. (29)	5 J. (30)
G		W	W
V	chron. Otitis med., Sulf. 200, Calc. 200	Sulf. (seit 2 J.), Sep. 200 (6 Tg. noch Sulf. 200), Sulf. 200 (5 Tg. nach Sepia), 2× Nat-m. 200 (3 Mon. u. 5 Wo vor Scharlach)	Merc. 200 (v. 2½ J.), Sulf. 200 (v. 2 J.) Sulf. 200 (v. 1 J.; Keuchhusten), Chel. LM6 (v. 6 Mon.), Sabad. 200 (v. 3 Mon.) Fußekzem, Heiserkeit
Ab	Positiv	./.	Positiv
FK	./.	?	Eheprobl. v. Geburt
MP	Bell. 200	Bell. 200	Bell. 200, Isocillin 5 Tg.
wS	Tons., geschwoll. u. gerötet, weiß. Bei Schluckschmerzen, Durst auf eiskalte Milch	Temp. 38,4 °C, Exanthem (Hals wenig)	V. kalte Getränke, Temp. 39,4 °C (5:00h), Halsschmerzen, Erbrechen, Haut blass, spät, rot, rote Stippchen auf Brust u. Rücken, li. Mundw. Wund, OL rissig
F	./	./	./
spM	Sulf. 200	Calc 200 (n. 17 Tg.; V:Eier, Abn. Schleim)	Sulf. M (n. 5 Wo.)
VK	./.	Rachen o. B. n. 17 Tg.	./.
E	3 Wo. Abstrich neg.	Exanthem n. 1 Wo. verschwunden, Temp. n. 2 Tg. abgefallen	n. 1 Mon.: geht gut
K	3 Wo. Abstrich neg.	Exanthem n. 1 Wo. verschwunden, Temp. n. 2 Tg. abgefallen Otitis n. 1 ½ Mon. (Ansteckung im Kindergarten)	n. 1 Mon.: geht gut, Tonsillitis n. 6 Mon. (Bell. 200)

Tab.9.4: Homöopathische Scharlachbehandlung: Mädchen und Jungen im Alter von 5 Jahren

A	5 J. 6 Mon.(10)	6 J. (14)	7 J. (22)
G	M	M	W
V	Sil. 200 (v. 1 J.), Acon. 30 Verat-alb, 30 (v. 2 Tg.; w. Erbrechen, Temp.)	Calc. 200/220, Lyc. LM6 (f. 4 Tg.) (Röteln)	Med. 200 (v. 5 Mo.), Nat-s. 200 (v. 2 W.)
Ab	Positiv	Positiv	./.
FK	Älterer Bruder	./.	?
MP	Bell. 200	Bell. 200	Bell. 200
wS	hellrot. Exanth., Erdbeerzunge, Tons. bds. geschwollen, Uvula n. li. verzogen, Mundgeruch schwach, ängstlich, schreit viel, Kältegefühl, Temp. 37,3 °C	Fieber, Frösteln, 1 x Erbrechen, Kopfschmerzen, glühende Wangen, re. Handgel./-rücken rot, juckend, kalte Finger, Tons. geschwollen	Halsweh, eitrige Tons., Hautausschlag, rote Pusteln
F	Apis 30: Tons. vergrößert, glasig mit rotem Rand	./.	./.
spM	Nat-m. 200 (n. 4 Mon.), Calc-phos. 200/220, Ign. 200/220, Staph. 200, Lyc. 200	./.	Calc. 200 (n. 1 J.), Nat-s. 200 (n. 1½ Mon.; Kopfschmerz)
VK	./.	Urin am 10. Tag o.B.	./.
E	./.	?	?

Tab. 9.5: Homöopathische Scharlachbehandlung: 5 ½- bis 7-jährige Kinder

K	Nach 1 Mon. Befinden gut, 4. Tg. kein Fieber (Abstr. pos.), v.a. Scharl. rezidiv n. 9 Mon., rez. Tonsillitiden, nach 4 Jahren Tonsillitis m. Halsphlegmonen u. Scharlachexanthem: Lyc. LM6, Temp. 30, Bell. XM, Penicillin, Sulf. LM18, Krankenhauseinweisung, antibiotische Therapie	seitdem keine Wiedervorstellung	Kopfschmerzen

Fortsetzung Tab. 9.5

A	7 J. (11)	7 J. (28)	7 J. (20)
G	M	M	M
V	Lyc. 220/220 (chron. Tonsil.), Sulf. 200 (v. 2 Wo.; Sinusitis front, li. Husten)	Sulf. 200 (v. 5 Mon.), Bell. LM6 (v. 4 Mon.), Puls. LM6 (v. 2 Mon.; Masern)	./.
Ab	Nach 1 Wo. negativ	Positiv	Negativ
FK	./.	?	./.
MP	Bell. 200	Bell. 200	Bell. 30
wS	re. Tons. rot, Eiter, Temp. 39,5 °C, alle 10 Min. wach, meint i. d. Schule dumm zu sein, die anderen wissen mehr	Temp. 39,0 °C, Schluckbeschw., Tons, stark vereitert (- re.) Uvula rot, Unruhe: Schlaf	Temp. 38,0 °C, abends Durst, Erbrechen, Tons. re. > li. geschwollen, kann nichts Festes schlucken, erstickt nachts fast – erwacht dreht sich um – schläft weiter, V: Dunkelbier, Hautausschlag, Himbeerzunge

Tab. 9.6: Homöopathische Scharlachbehandlung: 7-jährige Jungen

F	./.	./.	./.
spM	?	Calc. LM6 (n. 1 Mon.; Schnupfen) Med. (n. 1 J.)	Calc. 200 (n. 2 Wo.)
VK	?	./.	./.
E	?	?	braucht viel Zuwendung
K	1 Wo. ? Abstrich neg. s.o. nicht mehr in Behandlung gewesen		2 Wo. Tons.hypertrophie, Otitis med. n. 1 Mon.

Fortsetzung Tab. 9.6

A	7 J. (34)	7 J. 6 Mon. (4)	8 J. (24)
G	W	W	M
V	Phos. 200 (b. ½ J.), Cham. 30 (v. 1 Wo.), Ohrenschmerzen Erkältung	Neurodermitis, allerg. Asthma	Calc. M (v. 4 M.)
Ab	./.	Positiv	Positiv
FK	?	Im 3. LJ.	?
MP	Bell. 200	Bell. 30 (danach Erbrechen)	Bell. 30
wS	Temp. 37,9 °C, blass, fröhlich, viel Durst, Ohrenschmerzen, rot. Exathem am Unterarm	Asthma, Neuroderm., Fieber 38,9 °C, Ohrenschm. bds. Husten u. Schluckbeschwerden, Kälte Hals, hochrot kein Eiter	Kopfschmerzen, Temp. 40,0 °C, Schwitzen Tons. schmerzhaft re. leicht geschw. Exanthem

Tab. 9.7: Homöopathische Scharlachbehandlung: 7- bis 7 1/2-jähriges Mädchen und 8-jähriger Junge

F	?	Arg-n. 10 (n. 1 Tg.), Calc. 200 (n. 2 Tg.), enge Kleidung, Husten und Atemnot nachts	./.
spM	Nat-m. 200 – M II (n. 8 Mon. f. 5 J.)	Nat-m. XM (n. 1 Mon.), Ars-j. (n ¾ J.) Arg-n.	Sulf. LM6 (n. 1 J.)
VK	Urin o.B. (n. 2 Mon.)	Urin o.B.	Urin o.B. (n. 2 Wo.)
E	Fröhlich geworden n. 8 Mon.	?	./.
K	Exanthem n. 2 Wo. besser, keine Schuppung, Darmgrippe, acetonäm. Erbrechen (n. 3 Mon.) > Phos. 10	n. 13 Tg. wieder zur Schule Asthma, wieder Neurodermitis nach Abklingen der Scharlachsymptomatik	ca. 2 Wo. Oxyuriasis n. 1 J.

Fortsetzung Tab. 9.7

A	8 J. (35)	9 J. (5)	10 J. (18)
♂	W	M	W
V	Apis. 30 (v. 4 Tg.)	Ac-phos. 200 (v. 2 J.), Ign. 200 (v. 1 J.), Bell. 200 (v. 8 Mon.), Lyc. 200 (v. 7 Mon.), Kopfschmerzen, Leibschmerzen	Phos. 200, Lyc. 200, Sep. 200, Lyc. 200, Nat-c. 200 (innerh. 2J.), vegetative Dystonie, rez. Tons.
Ab	./.	Positiv	./.
FK	?	Im 4. LJ	?
MP	Bell. 200	Bell. 200	Bell. 200

Tab. 9.8: Homöopathische Scharlachbehandlung: 8-jähriges Mädchen, 9- und 10-jähriger Junge

wS	Tons. li. m. Eiter, Schwellung < re. m. Scharlachzunge	Fieber 40,1 °C, Schüttelfrost, Schwindel b. Aufstehen, eiskalte Füße u. Finger, roter Hals, Schmerzen beim Schlucken re., wenig Durst auf kalte Getränke	Hals-/Kopfschmerz, Temp. 39,0 °C, Ausschlag, ziehender Scheitelkopfschm.
F	./.	./.	Rhus-t. 30 (n. 5 T.), Arn-t. 30 (n. 6 Tg.) Arn-t. 200 (n 2 Wo.; eitrige Krusten im Gesicht)
SpM	./.	Sulf. LM	?
VK	./.	Urin o.B.	Urin o.B.
E	?	N. 3 Wo. ausgezeichnet	N. 3 Wo. deutlich besser, n. 4 Wo. wieder zur Schule
K	N. ½ J. rez. Scharlach > Bell. 200 (n. 2 Tg.)	Grob u. stark, ungeschickt, zittrig, Zittern d. Finger	Tons. hypertr. noch n. 1 J.

Fortsetzung Tab. 9.8

A	12 J. (26)	14 J. (19)	20 J. (2)
G	M	W	W
V	Sulf. 200 (v. 10 Mon.; purul. Exanthem), Bell. 30 u. Arg-n. 200 (v. 8 Mon.)	Phos. 200, Calc-p. 200 (v. 14 Tg.)	Ars-alb. XM (Heuschnupfen), Pityriasis vers.
Ab	./.	./.	Positiv

Tab. 9.9: Homöopathische Scharlachbehandlung bei Teenagern

FK	chron. enge Mutterbindung u. Eifersucht auf Bruder	./.	./.
MP	Bry. 200, Bell. 200 (i. Abstand von 3 Tg.)	Bell. LM6	Bell. 30
wS	Bry.: Symptom, unbek. Bell.: Temp. 38,0 °C, Pickel (Rumpf, Arm, Hals), nachts Erbrech. u. Diarrhoe, Durst, kein Appetit, Erdbeerz., Hals stark gerötet	Kalte Hand und Fuß, rote Wangen, glänzende Augen, Zunge geblich belegt, Appetitsverlust, Hals, LK Schwellung li.	Fieber 39 °C, ax. Halsschmerz stech, li. <, Schlucken <, Zunge gelb-grau, Rachenring gerötet
F	./.	Rhus-t. LM6: li. LK hart, Halsschmerz, kein Fieber, Lach. 200, Tons., blau-rot	Lach. 30 (n 3 Tg.), nasses Tuch >, Temp. 38 °C, dumpfdrückender Kopfschmerz, Bewegung <, Übelkeit n. Essen, Phyt. 200 (n. 1 T.): Zunge wie verbrannt grau
spM	Sulf. 200 (n. 2 Mon.; Tons, re.) Nux-v. 200, Ign XM/XM II Nux v M/M II/XM	Sulf. 200	Stram. Q1 (n. 3 T.), Wasser i. Gesicht< dunkel <
VK	./.	./.	./.
E	?	?	?
K	N. 1 J.: Zwangsneurose	N. 2 Wo.:total gut ./.	N. 1 J.: 3 Zähne herausop.

Fortsetzung Tab. 9.9

A	? J. (12)	3 J. 6 Mon. (7)	11 J. (8)
G	W	M	M
V	Med. 200/220	Stram. Q5	Sulf. Q1-3
Ab	Negativ	Positiv	Positiv
FK	./.	./.	./.
MP	Bell. 200	Lyc. LM6	Lyc. 200
wS	Feuerrot. Tons. Halsschmerzen, Temp. 40,0 °C, kein Exanthem	Seit 1 Wo. Konjukt. re. (rot zugeschw.), Tons. m. Eiterpocken, ständ, barfuß gelauf., zieht Strümpfe aus, Temp. 38,5 °C Nacken-LK geschwollen, Wangenexanthem, Scharlachzunge	Plötzlich heftige eitrige Tons. v. re. < n. li., Temp. 37,8 °C, lichtempfindlich, Nase verstopft, V. n. warmen Getränken
F	./.	./.	./.
spM	./.	Sulf. 30 (Windpocken) Stram. Q5	./.
VK	?	Urin o.B.	./.
E	?	?	Pubertät
K	N. 1 Mon. Sturz Clavikula-Frkt.?	2 Wo.: Abstr. neg. „Alles gut", n. 11 Tg. Erbrechen, Diarrhoe, n. 1 Mon.: Windpocken	N. 2 Mon.: li. Tons. vernarbt, Schnarchen

Tab. 9.10: Homöopathische Scharlachbehandlung: Mädchen und 4- und 11-jähriger Junge

A	8 J. (17)	4 J. (15)	6 J. (33)
G	W	M	M
V	./.	Sulf. XM, Spong. 200 (v. 2 Mon. Keuchhusten), Sulf. Q1	Nat-m. 200 (v. 3½ Mon.), Windpocken: Bell. 30 (v. 1½ Mon.), Pharyngitis: Puls. LM12 (Gastro., Husten), Sil. 200 (v. 2½ Wo.)
Ab	./.	./.	./.
FK	./.	./.	Zankt viel m. Mutter
MP	Apis. 30	Sulf. D12 (3× 3 Trpf.)	Phytol. 30
wS	Temp. 38,5 °C, glasige Tons.	Geht gut, Temp. 37,8 °C, Scharlach	Hals tiefrot, li. Tons., Eiterstippchen, Halsschmerz b. Husten, Scharlach im Kindergarten
F	Bell. 200 (n. 1 Tg.): re. Tons, stark geschwollen, gerötet, li. Eiterpocken Bell. 200 (n. 1 Wo.): rez. Scharlach	./.	Bell. 200 (n. 15 Tg.; Erdbeezunge li. Mundwinkel), Rachenscharlach
spM	Nicht bekannt	Sulf. D12 (3× 3 Tr.; n. 9 Mon. Otitis li.), Puls. 200 (n. 10 Mon.)	Calc-c. M (n. 5 Mon.)
VK	?	Nicht bekannt	./.
E	N. 1 Mon. sehr gutes Befinden	Weiß sich sehr gut durchzusetzen	?
K	–	?	Katzenallergie (n. 7 Mon.)

Tab. 9.11: Homöopathische Scharlachbehandlung: 8-jähriges Mädchen, 4- und 6-jähriger Junge

A	35 J. (16)	6 J. (9)	12 J. (23)
G	M	M	W
V	Rhus-t. (v. 3 J.)	Sil. 200, Sil. 220	Nat-m. 200/1000 (v. 6 J.), Apis. 200 (v. 1 ½ Mon.; Tons., Husten)
Ab	./.	positiv	./.
FK	./.	./.	?
MP	Rhus-t. 1000	Sil.? Abwarten	Nat-m. M
wS	Muskelkater ohne vorherige körperliche Anstrengung, kalte Füße wie Durchblutungsstörung, Einschlafstörungen	2 Tg. n. Sil. 220 Hautausschlag, kleine rote Pickel an Rumpf u. im Gesicht mit Juckreiz, Temp. 38,3 °C, Rachen gerötet, Tons. geschwollen (< li.), will warm trinken, Uvula n. re. verzogen, Mundwinkel n. re. wund	Rotes großfleck. Exanthem, später blaue Flecken < palmae, Hände brannten, Tons. o.B., Juckreiz, Ellenbogen < Wolle
F	./.	./.	./.
spM	Lyc. 200 (n. 3 Wo.) Hals-LK Schwellung re., Ohrenschmerz re.: Bell. 200 (n. 4 Wo.), Ohrenschmerz li. Urin o.B.	./.	Bry. 200 (n. 1 J.), Nat-m. XM (n. 2 J.)
VK	Urin o.B. (n. 3 Wo.)	./.	./.
E	?	N. 9 Tg.: Kindergarten Abstrich neg.	./.
K	N. 3 Wo.: ganz fit, spürt re. NL Haut pellt n. 2 Mon.	Röteln n. 2 Mon., Scharlachrez. n. 5 Mon. (Abstr. x): Sulf. 30, Tub-bov. LM6, n. 1 Wo.> (Abstrich neg.), Urin o.B.	Hände schälen sich n. 1 Wo., Fußsohlen schälen sich n. 6. Wo.

Tab. 9.12: Homöopathische Scharlachbehandlung : 35-jähriger Mann, 6-jähriger Junge, 12-jähriges Mädchen

9.3 Ergebnisse der Dokumentation

Es konnten insgesamt 35 Patienten im Alter von 3½ bis 14 Jahren sowie je einmal 20 und 35 Jahren ausgewertet werden. Der Mittelwert der Altersverteilung liegt bei 7,74 Jahren. Unter den Patienten waren 19 männliche und 16 weibliche.

Rachenabstriche wurden bei 20 der 35 Patienten durchgeführt. 14 davon mit positivem und 6 mit negativem Ergebnis. Bei 6 Patienten wurde ein Kontrollrachenabstrich gemacht, wovon 5 negativ geworden sind und einer nach einem Monat noch positiv war.

Soweit vermerkt, ließen sich folgende familiäre Konflikte als auslösendes Moment der Scharlacherkrankung finden: enge Mutterbindung (Überbehütung) zweimal, Eifersucht auf Geschwister dreimal, zankt viel mit der Mutter, Pubertät (Aggression) einmal.

Zur Behandlung der Akutsituation in der Scharlacherkrankung wurden neun verschiedene homöopathische Mittel verordnet: *Belladonna* (26 mal), *Lycopodium* (zweimal), *Apis*, *Bryonia*, *Natrium muriaticum*, *Phytolacca*, *Rhus toxicodendron*, *Silicea*, *Sulfur* je einmal. Auffällig ist die große Häufigkeit der Verordnung von *Belladonna*. In den 9 Fällen, in denen *Belladonna* nicht verordnet worden ist, wurde es dreimal als Folgemittel verordnet (nach *Phytolacca*, *Bryonia* und *Apis*), in drei Fällen war die Einzelgabe und in drei weiteren Fällen das vorher gegebene konstitutionelle Mittel ausreichend und die Verordnung eines homöopathischen Akutmittels nicht notwendig. Ein Patient erhielt Isocillin für fünf Tage (von einem anderen Arzt).

Bei 12 Patienten wurde ein Folgemittel notwendig: *Belladonna* viermal, davon einmal als Wiederholung in höherer Potenz, *Rhus toxicodendron* zweimal, *Apis*, *Argentum nitricum*, *Calcium*, *Lachesis*, *Pulsatilla*, *Phytolacca*, *Sulfur* und *Zincum* jeweils einmal.

Bei der Vorbehandlung der Patienten vor der Scharlacherkrankung sind 29 verschiedene homöopathische Mittel zur Anwendung gekommen, vier Patienten waren ohne Vorbehandlung. Teils kam nur

ein Medikament pro Patient zur Anwendung, z.T. bis zu fünf Medikamente in unterschiedlicher Reihenfolge im Verlaufe von mehreren Jahren. Häufig verwendete Medikamente waren *Sulfur* (elfmal), *Calcium* (sechsmal), *Phosphor*, *Natrium muriaticum*, *Belladonna* und *Lycopodium* (fünfmal), *Pulsatilla* und *Silicea* (dreimal).
Bei der Nachbehandlung, d.h. also nach Ausheilung der akuten Scharlacherkrankung kamen 21 verschiedene homöopathische Mittel zur Anwendung. Häufig verwendete Mittel sind *Sulfur* (neunmal), *Calcium* (achtmal), *Natrium muriaticum* (fünfmal), *Stramonium* (dreimal). Dabei fällt auf, dass *Calcium* häufiger vertreten ist als in der Vorbehandlung. Insgesamt zeigt sich auch hier, wie schon bei der Betrachtung der Vorbehandlung, die große Vielfalt der Medikamente, die für die individuelle homöopathische Behandlung kennzeichnend ist.
Im Vergleich hierzu ist die Behandlung der akuten Scharlacherkrankung weniger variationsreich, was die Beobachtung Hahnemanns im Organon § 102 bestätigt: „Alle an der betreffenden Seuche Erkrankten haben zwar eine aus ein und derselben Quelle geflossene und daher gleiche Krankheit; aber der ganze Umfang einer solchen epidemischen Krankheit und die Gesamtheit ihrer Symptome gehören zur Kenntnis zwecks Übersicht über das vollständige Krankheitsbild, um das für diesen Symptomenkomplex passendste homöopathische Heilmittel wählen zu können. Er kann nicht bei einem einzelnen Kranken wahrgenommen, sondern nur aus dem Leiden mehrerer Kranker, von verschiedener Körperbeschaffenheit, vollständig abstrahiert und entnommen werden."
Auch im § 73 schreibt er über akute Erkrankungen: „Da entstehen jedes Mal Fieber von eigener Natur und, weil die Krankheitsfälle gleichen Ursprungs sind, so versetzen sie auch stets die daran Erkrankten in einen gleichartigen Krankheitsprozess. Wenn dieser sich selbst überlassen bleibt, führt er in einem ziemlich kurzen Zeitraum zu Tod oder Genesung."

Besonderes Augenmerk sollte noch auf die drei Patienten gerichtet werden, die konstitutionell mit *Silicea, Natrium muriaticum* und *Rhus toxicodendron* behandelt worden sind, bei denen die Gabe eines Akutmittels nicht notwendig war.

Bei der Beurteilung der Krankheitsdauer ergab sich das Problem, dass in den Aufzeichnungen der Patientenkarteikarten oft keine eindeutigen Angaben zur Krankheitsdauer gemacht worden sind. Bei 11 Patienten waren keine Angaben zu eruieren, bei den übrigen Patienten basieren die Daten z.T. auf der Zeitdauer bis zum nächsten Arztbesuch, woraus sich ergibt, dass die eigentliche Erkrankungsdauer kürzer ist als angegeben.

Zur Frage, ob nach der Erkrankung ein allgemeiner Entwicklungssprung stattgefunden hat, waren häufig in den Patientendaten nur herausragende Entwicklungen aufgezeichnet und in den übrigen Fällen auf Angaben verzichtet worden. Zweimal waren Veränderungen genannt, die einen positiven Entwicklungssprung verneinen (bohrt in der Nase, nach wie vor wütend). Bei sechs Patienten findet sich eine bedeutende positive Entwicklung (Durchsetzungsvermögen, weniger Angst, ausgeglichen, selbständiger, weniger aggressiv, braucht Zuwendung, fröhlich, Verhalten im Zusammenhang mit einer vorbestehenden Zwangsneurose gebessert).

Bei einem Patienten ist das vorbestehende Asthma bronchiale und die Neurodermitis, die während der Scharlacherkrankung deutlich gebessert waren, nach Abklingen der Scharlachsymptomatik wieder deutlich hervorgetreten und mussten homöopathisch behandelt werden. Typische Komplikationen nach der Scharlacherkrankung (Niere, rheumatisches Fieber) sind **nicht** aufgetreten.

9.4 Literatur

Allen H C: Leitsymptome und Nosoden; Narayana Verlag; 2008
Buchwald G: Nützt Impfen?; Dt. J. f. Hom. 1992; 2: 124
Buchwald G: Impfen, das Geschäft mit der Angst; 8. A.; emu-Verlag; 2008
Coulter H, Fisher B: Dreifachimpfung – ein Schuß ins Dunkle.; Barthel & Barthel; 1991
Delarue F, Delarue S: Impfungen, der unglaubliche Irrtum; 8. A.; Müller & Steinicke; 2008
Delarue F, Delarue S: Impfschutz – Irrtum oder Lüge; Hirthammer; 1997
Gaublome K.: Impfungen; Dt. J. f. Hom.; 1991; 4: 331
Groddeck G: Das Buch vom Es; Fischer; 1983
Groddeck G: Die Natur heilt; tredition; 2013
Groddeck G: Nasamecu. Der gesunde und kranke Mensch gemeinverständlich dargestellt; Hirzel, 1913
Groddeck G: Psychoanalytische Schriften zur Psychosomatik; Limes Verlag; 1966
Grof S: Auf der Schwelle zum Leben. Die Geburt: Tor zur Transpersonalität und Spiritualität; Heyne; 1989
Grof S: Geburt, Tod und Transzendenz. Neue Dimensionen der Psychologie; Kösel; 1985
Hahnemann S: Organon der Heilkunst - 6. Auflage; Narayana Verlag; 1983
Hahnemann S: Hahnemanns Arzneimittellehre; Narayana Verlag; 2007
Hahnemann S: Die Chron. Krankheiten – Theorieband; Narayana Verlag; 2008
Hirte M: Impfen Pro & Contra: Das Handbuch für die individuelle Impfentscheidung; Knaur; 2012
Kienle G: Arzneimittelsicherheit und Gesellschaft. Eine kritische Untersuchung; Schattauer Verlag; 1988
McKeown T: Die Bedeutung der Medizin, Traum, Trugbild oder Nemesis. Suhrkamp; 1998
Pfeiffer H, Drescher M, Hirte M (Hrsg.): Homöopathie in der Kinder- und Jugendmedizin; 2. A.; Elsevier; 2007
Rowan J: London, auf dem Kongress "The common roots of spiritual and medical healing" veranstaltet von Prof. Arnold Graf Keyserling; Kos; 1984 (In diesem Vortrag erfolgt der Hinweis auf Laura Benjamin)
Roy C, Roy R: Selbstheilung durch Homöopathie; Lage-Roy Verlag; 2012
Roy C, Roy R: Kinder mit Homöopathie behandeln; Droemer Knaur Verlag; 2010
Shaw David M (Inst. für Biomed. Ethik Basel): The Swiss report on homeopathy. A case study of research misconduct; Swiss Med Wkly; 2012; 142:w13594
Stauffer K: Homöotherapie; Johannes Sonntag; 1965
von Weizsäcker V: Studien zur Pathogenese; Thieme; 1935
Voegeli A: Homöopathische Therapie d. Kinderkrankheiten; Haug, 1964
Walach Prof. H: Bias trotz Peer-Review. David M Shaw in der *Swiss Med Wkly (The Swiss report on homeopathy)*; CAM Media Watch Blog; 2013; http://www.cam-media-watch.de/?p=15041

9.5 Arzneimittelindex

Aconitum 178, 181
Aconitum napellus 58
Ailanthus 140
Ailanthus glandulosa 59
Ammonium carbonicum 59
Antimonium crudum 211
Antimonium tartaricum 189, 196, 211
Apis mellifica 60, 101, 185
Arnica 61
Arsenicum album 62, 105, 118, 135-136, 183
Arum triphyllum 63, 188
Aviaire 190
Barium carbonicum 63, 204
Belladonna 64, 82, 84, 86, 96, 104-106, 113, 118, 126, 178, 181, 194, 213
Bryonia 136, 182
Calcium carbonicum 103, 118, 126, 195, 197
Calcium phosphoricum 116
Capsicum 187
Carbolicum acidum 237
Carbo vegetabilis 204
Carcinosinum 139
Causticum 122, 139
Cistus canadensis 203
Coccus cacti 228
Crataegus 124
Crotalus horridus 65, 185
Cuprum 66, 186
Drosera rotundifolia 221
Euphrasia 187
Ferrum phosphoricum 182
Gelsemium 66, 125, 183
Hepar sulfuris calcareum 67, 188
Hyoscyamus 68
Ipecacuanha 183
Kalium bichromicum 88, 113, 140, 189

Lac caninum 237
Lachesis 69, 183
Lycopodium 70, 83-84, 87, 92, 96-97, 99, 101, 110-111, 116, 119, 121, 123, 128, 195, 197, 199
Marmorek 191
Mercurius cyanatus 236
Mercurius solubilis 70, 90, 117, 125, 187
Morbillinum 191
Muriaticum acidum 71, 184
Natrium muriaticum 124, 138
Nitricum acidum 72
Nux vomica 128
Okoubaka aubrevillei 244
Pertussinum 232
Phosphor 74, 94, 103, 109, 116, 118, 125-126, 179, 185, 190, 194-195
Phosphoricum acidum 73
Phytolacca 75
Podophyllum 114
Potentilla anserina 114
Pulsatilla 116-117, 178, 194, 211
Rhus toxicodendron 75, 116, 184, 211
Rumex crispus 190
Sambucus nigra 213
Sepia 103, 211
Silicea 101
Spengler 191
Spongia 188, 213
Staphisagria 120, 123
Sticta pulmonaria 190
Stramonium 76, 186
Sulfur 77, 109, 115, 181, 211
Thuja 88, 211
Tuberculinum avis 84
Zincum 78

9.6 Stichwortverzeichnis

A

Anamnesebogen 29
Anamnese, homöopathische 27
 akute Erkrankungen 27
 Anamnesebogen 29
 Frageschema 220
 ganzheitliche Aspekte 36

D

Diathese 168
 Neurodermitiker 243
Diphtherie 235
 Repertoriumsrubrik 236
Dorcsi, Mathias 242
Dreitagefieber 239

F

Fieber 37, 203
 Folgen, langfristige 39
 Organon 37
Flury, Rudolf 28

H

Hahnemann, Samuel 14, 20
Homotoxin-Lehre 22

I

Impfkomplikationen 42
Impfschaden 44
Impfungen 42
 Masern 159
 Rolle der 164

K

Keuchhusten 215
 Komplikationen 216
 Psyche 218
 Symptome 215
Keynote 28
Kinderkrankheiten 48
 Bewältigung 48
 konstitutionelle Aspekte 49
 Sinn der 14
Konstitution 49
Krankheiten
 feststständige 165
 unähnliche 177
Krankheitsbegriff, homöopathischer 20
Krupphusten 212

L

Lebenskraft 37
Leitsymptom 28
Lunge, chinesische Medizin 218

M

Masern 154
 Fallbeispiele 192
 Gefährlichkeit 165
 homöopathische Behandlung 175
 Komplikationen 155, 176
 Repertoriumsrubrik 178
 Symptome 154
 Verlaufsformen 56

Masernimpfung, Memorandum 159
Mumps 200
　Komplikationen 201
　Symptome 200

N

Neurodermitis 243
　bewährte Mittel 243

O

Organon 14, 20, 177, 250
　§§ 83–104 27

P

Pasteur, Louis 158
Pocken 239
Psora 20, 22
Psychodiagramme 220
　Coccus cacti 231
　Drosera 223

Q

Qi 49

R

Reckeweg, Hans-Heinrich 22
Repertorium 246

Röteln 206
　Komplikationen 207
　Symptome 206
Rötelnembryopathie 207

S

Sauerstoffmehrschritttherapie 26
Scharlach 52
　Allgemeinmaßnahmen 79
　Fallbeispiele 81
　homöopathische Mittel 57
　Komplikationen 53
　Repertoriumsrubrik 57
　Symptome 52
Steiner, Rudolf 158
Stoffwechselstörungen 245

U

Überwärmungsbäder 26

V

Vitalkraft 38

W

Walach, Harald 15
Wandlungsphasen, fünf 35
Windpocken 209
　Komplikationen 210
　Symptome 209

Weitere Werke im Narayana Verlag

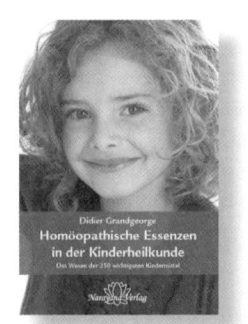

Didier Grandgeorge
Homöopathische Essenzen in der Kinderheilkunde
Das Wesen der 250 wichtigsten Kindermittel
280 Seiten, geb., € 39,-

Eine der besten Arzneimittellehren für Kinder – unübertroffen in Kürze und klinisch fundiertem Wissen.

Didier Grandgeorge ist einer unserer erfahrensten homöopathischen Kinderärzte und bekannt für seine originelle, kurze und treffende Darstellung neuer und altbewährter Mittel. Er findet auch bei schweren Akutsituationen gekonnt das richtige Mittel und löst Fälle, an denen viele verzweifelt wären.

Er ist einer der ganz wenigen Homöopathen weltweit, der aus dem Studium geheilter Fälle auch bislang unbekannte, aber entscheidende Essenzen vieler Arzneimittel destilliert hat.

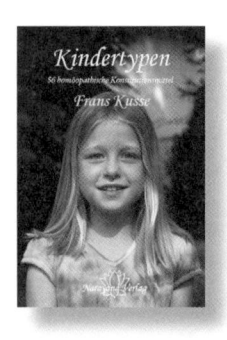

Frans Kusse
Kindertypen
56 homöopathische Konstitutionsmittel
280 Seiten, geb., € 39.-

Der liebenswürdige holländische Arzt Dr. Frans Kusse hat hier ein wunderbares neues Werk über die Typologie von 56 wichtigen homöopathischen Mitteln bei Kindern geschaffen. Mit einfachen, wohl abgewogenen Worten erfasst er auf geniale Weise die Charakterzüge dieser Mittel.

Man denkt, man kennt viele dieser Mittel schon - und ist jedes Mal überrascht, wie neu und klar sie hervortreten. Dabei schildert er auch neue Mittel, die bei Kindern sehr oft angezeigt sind und doch bisher nur in Werken über die Behandlung Erwachsener oder einzeln verstreut in Fachzeitschriften zu finden waren. Viele Mittelbeschreibungen sind durch Fotos von geheilten Kindern bereichert.

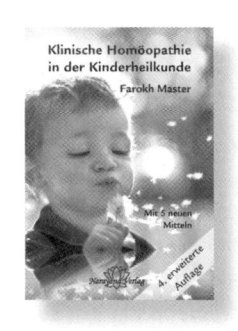

Farokh J. Master
Klinische Homöopathie in der Kinderheilkunde

4. erweiterte Auflage

848 Seiten, geb., € 85,-

„Klinische Homöopathie in der Kinderheilkunde" von Farokh Master erfreut sich seit seinem Erscheinen ungebrochener Beliebtheit und ist zu einem der großen Standardwerke der homöopathischen Behandlung von Kindern geworden.

Mit insgesamt über 180 Arzneimitteldarstellungen ist das Werk eines der umfassendsten Werke der Kinderheilkunde. Neben den „großen" Kindermitteln enthält es auch „kleinere", weniger bekannte Mittel, die sich in Farokh Masters Praxis bei Kindern besonders bewährt haben. So empfiehlt Master Equisetum als Hauptmittel bei nächtlichem Einnässen, Alcoholus bei ADHS und Sambucus bei nächtlichem Asthma.

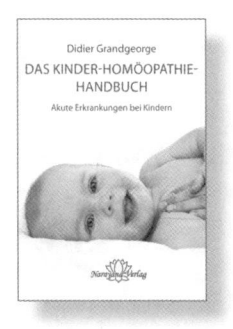

Didier Grandgeorge
Das Kinder-Homöopathie-Handbuch

Akute Erkrankungen bei Kindern

344 Seiten, geb., € 39,-

Didier Grandgeorge ist einer unserer erfahrensten homöopathischen Kinderärzte und bekannt für seine orginelle, kurze und treffende Darstellung neuer und altbewährter Mittel. Er findet auch bei schweren Akutsituationen gekonnt das richtige Mittel und löst Fälle, an denen viele verzweifelt wären. Er ist einer der ganz wenigen Homöopathen weltweit, der aus dem Studium geheilter Fälle auch bislang unbekannte, aber entscheidende Essenzen vieler Arzneimittel destilliert hat (z. B. Urtica urens „Trauer um den verstorbenen Vater", Hura brasiliensis „Trauer um ein verstorbenes Kind" oder Copaiva „Hat den leiblichen Vater nie gesehen").

In seinem Werk skizziert er meisterhaft seine bewährten Mittel bei den häufigsten Erkrankungen im Kindesalter.

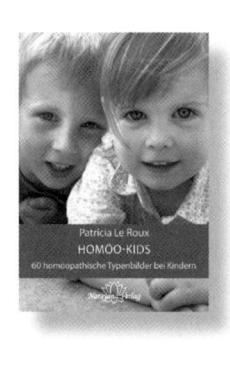

Patricia Le Roux
Homöo-Kids
60 homöopathische Typenbilder bei Säuglingen und Kindern

256 Seiten, geb., € 34,-

Eine moderne Arzneimittellehre für Kinder – von der Geburt bis zum 12. Lebensjahr. Die 60 beschriebenen Arzneimittel reichen von klassischen Polychresten zu weniger bekannten, aber bei Kindern äußerst bewährten Mitteln wie Beryllium, Helium, Lac felinum, Faucum und Aqua marina.

Aufbauend auf dem homöopathischen Klassiker der Kindertypen von Borland, unterteilt sie die 60 Mittelbilder in die vier Haupttypen „kalt, warm, langsam und unruhig".

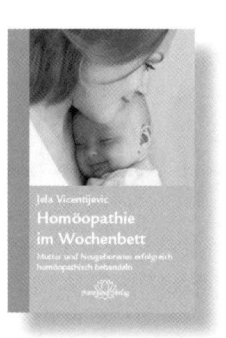

Jela Vicentijevic
Homöopathie im Wochenbett
Mutter und Neugeborenes erfolgreich homöopathisch behandeln

232 Seiten, geb., € 39,-

Die Hebamme und Kinderschwester Jela Vicentijevic verfügt über langjährige homöopathische Erfahrung auf diesem Gebiet. Sie zeigt in diesem Werk, dass auf viele medizinische Interventionen im Wochenbett verzichtet wird, wenn Homöopathie zum Einsatz kommt.

Die Beschwerden reichen von Stillproblemen bei Mastitis, Wundheit der Mamillen, Blutverlust, Milchstau und zu wenig Milch über Kreuzschmerzen und Beschwerden nach Kaiserschnitt bis zum Neugeborenen-Exanthem, Asphyxie, Trinkschwäche, Ikterus und Soor.

Jela Vicentijevic gibt beeindruckende und gut dokumentierte Fallbeispiele, welche den Verlauf genau nachvollziehen lassen. Das Buch wird abgerundet durch eine Arzneimittellehre. Eine homöopathische Schatzkiste aus erster Hand.

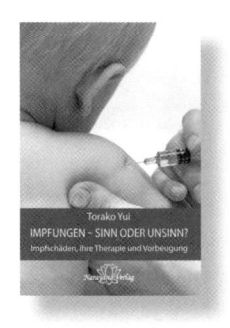

Torako Yui
Impfungen - Sinn oder Unsinn?
Impfschäden, ihre Therapie und Vorbeugung
180 Seiten, geb., € 29,-

Die japanische Homöopathin Torako Yui vermittelt in diesem Werk ihre große Erfahrung bei der Behandlung von Impfschäden und gibt klare Alternativen zur gängigen Impfpraxis.

Anhand von eindrücklichen Fallbeispielen aus ihrer Praxis zeigt sie, wie Impfschäden erfolgreich behandelt werden können. Die Erkrankungen reichen von Ekzemen über Allergien bis zu Hyperaktivität und Entwicklungsstörungen.

Detailliert erläutert Torako Yui die einzelnen Infektionskrankheiten und deren Impfungen wie z.B. Masern, Röteln, Polio, Tetanus, Influenza, Tuberkulose und Enzephalitis. Sie erklärt den natürlichen Verlauf der Infektionen, die Impfstoffe und deren Wirkung und hilft, eine bewusste Entscheidung für oder gegen die jeweilige Impfung zu fällen.

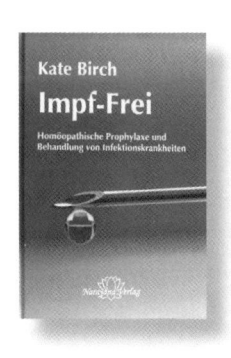

Kate Birch
Impf-Frei
Homöopathische Prophylaxe & Behandlung von Infektionskrankheiten
416 Seiten, geb., € 39,-

Ein praktischer Ratgeber für die homöopathische Behandlung und Vorbeugung von Infektionskrankheiten. Besprochen werden Windpocken, Masern, Scharlach, Mittelohrentzündung, Grippe, Pfeiffer'sches Drüsenfieber, Lungenentzündung, Herpes, Gonorrhoe, Syphilis, AIDS, Hepatitis, Tollwut, Tetanus, Diphtherie, Tuberkulose und Tropenkrankheiten.

Ein ausführlicher Teil behandelt verschiedene Formen des Fiebers und deren homöopathischer Behandlung, ein weiteres Kapitel schildert Impfschäden und deren Therapie.

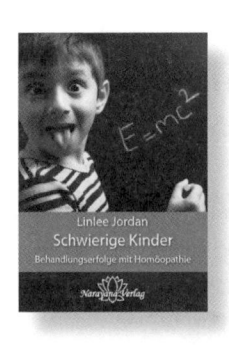

Linlee Jordan

Schwierige Kinder - Behandlungserfolge mit Homöopathie

60 homöopathische Typenbilder bei Säuglingen und Kindern

220 Seiten, geb., € 24,-

Dieses lesenswerte Buch enthält viele eindrucksvolle Fallstudien über Kinder, die wegen der verschiedensten Verhaltensstörungen und emotionalen Probleme homöopathisch behandelt wurden: ADHS, Zorn, Ängste, Autismus, Wutanfälle, Konzentrationsstörungen, Überempfindlichkeit und auch körperliche Beschwerden.

Als Leitfaden für Eltern gedacht, bietet es eine verständliche Einführung in die Homöopathie und vermittelt ein realistisches Bild, worauf man sich bei der Behandlung „schwieriger Kinder" einstellen sollte. Bei den Geschichten handelt es sich um Fallsammlungen verschiedener australischer Homöopathen, die einen guten Einblick in die alltägliche homöopathische Praxis geben, so dass die Eltern eine Vorstellung davon bekommen, wie die Fallaufnahme und die Suche nach der richtigen Arznei oder den richtigen Arzneien für ihr Kind abläuft.

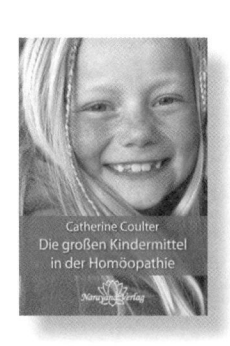

Catherine R. Coulter

Die großen Kindermittel in der Homöopathie

Treffende Typenbilder für Kinder und Jugendliche

160 Seiten, geb., € 29,-

In ihrem Klassiker über die homöopathischen Kindertypen beschreibt die weltweit bekannte Autorin Catherine Coulter 23 Mittelbilder so treffend und lebendig, dass sie einem wie gute Bekannte erscheinen und leicht zu erkennen sind.

Ihr einfühlsamer Schreibstil und die wunderschön gestalteten Abbildungen der einzelnen Mittel machen dieses Werk zu einem der beliebtesten Bücher über Kindermittel.

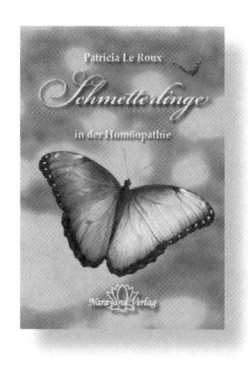

Patricia Le Roux
Schmetterlinge in der Homöopathie
13 Schmetterlinge - Prüfungen, Essenzen und Fälle
152 Seiten., geb., € 28,-

Die bekannte französische Kinderärztin Patricia Le Roux begibt sich in diesem Werk auf das fast unbekannte Territorium der Schmetterlingsmittel in der Homöopathie. Sie hat diese u. a. mit großem Erfolg bei hyperaktiven Kindern (ADHS) eingesetzt.

Das Werk enthält Arzneimittelprüfungen, Fälle und Essenzen von 13 Schmetterlingen und Faltern.

Die Arzneien sind gut differenziert und eindrücklich beschrieben. Sie bahnen den Weg für neue, vielversprechende Verschreibungen.

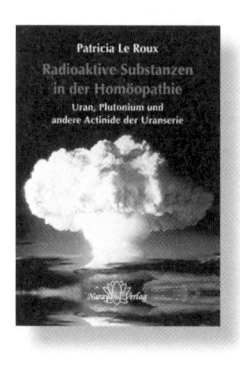

Patricia Le Roux
Radioaktive Substanzen in der Homöopathie
Uran, Plutonium und andere Actinide der Uranserie
160 Seiten, geb., € 34,-

Patricia Le Roux vermag es in ihrem Werk, in wenigen Worten die Essenz der „Actinide" auf den Punkt zu bringen. Die eindrücklichen Fallbeispiele zeigen, wie sie diese mit Erfolg eingesetzt hat.

Patienten der Uranserie verfügen über ein großes Energiepotenzial, gleichzeitig droht Zerfall und Zerstörung. Oft gibt es einschneidende Erlebnisse wie Selbstmord oder schwere Erkrankungen in der Familie oder auch Katastrophen wie Erdbeben oder atomare Unfälle. Gleichzeitig verfügen diese Patienten über eine ausgesprochene Intuition. Die Kinder sind frühreif und ihrer körperlichen Entwicklung weit voraus.

Die Fallbeispiele reichen von Ekzem, Stimmverlust und Asthma über rheumatische Erkrankungen, Krampfanfälle bis zu Depression, Hyperaktivität (ADHS) und chronischem Erbrechen nach Trauma. Dabei kommen Mittel wie Neptunium nitricum, Plutonium muriaticum und Americium nitricum zum Einsatz.

Narayana Verlag

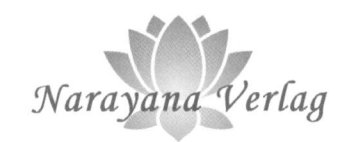

Blumenplatz 2, D-79400 Kandern
Tel: +49 7626-974970-0, Fax: +49 7626-974970-9
info@narayana-verlag.de

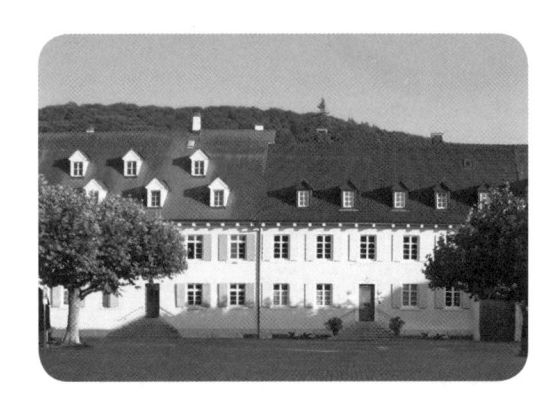

In unserer Online Buchhandlung
www.narayana-verlag.de
führen wir alle deutschen und
englischen Homöopathie-Bücher.

Es gibt zu jedem Titel aussagekräftige Leseproben.

Auf der Webseite gibt es ständig Neuigkeiten zu aktuellen Themen, Studien und Seminaren mit weltweit führenden Homöopathen, sowie einen Erfahrungsaustausch bei Krankheiten und Epidemien.

Ein Gesamtverzeichnis ist kostenlos erhältlich.